Francesco Bandello
Marco Attilio Zarbin
Rosangela Lattanzio
Ilaria Zucchiatti

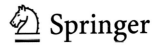

糖尿病视网膜病变的临床治疗策略

眼科医师进阶指南

第2版

Clinical Strategies in the Management of Diabetic Retinopathy
A Step-by-Step Guide for Ophthalmologists

Second Edition

主　编　〔意〕弗朗西斯科·班戴洛
　　　　〔美〕马尔科·阿蒂利奥·扎宾
　　　　〔意〕罗桑杰拉·拉坦齐奥
　　　　〔意〕伊尔里亚·胡奇亚蒂

主　审　李世迎　刘祖国
主　译　邵　毅　余　瑶　谭　钢
副主译　裴重刚　陈　倩　胡瑾瑜
　　　　石文卿　葛倩敏　陈　俊

天津出版传媒集团
天津科技翻译出版有限公司

著作权合同登记号：图字：02-2019-258

图书在版编目(CIP)数据

糖尿病视网膜病变的临床治疗策略：眼科医师进阶
指南 / (意) 弗朗西斯科·班戴洛
(Francesco Bandello) 等主编；邵毅，余瑶，谭钢主译
. — 天津：天津科技翻译出版有限公司，2023.12
　　书名原文：Clinical Strategies in the
Management of Diabetic Retinopathy：A Step-by-Step
Guide for Ophthalmologists
　　ISBN 978-7-5433-4382-5

　　Ⅰ.①糖… Ⅱ.①弗… ②邵… ③余… ④谭… Ⅲ.
①糖尿病-并发症-视网膜疾病-诊疗 Ⅳ.①R587.2
②R774.1

　　中国国家版本馆 CIP 数据核字(2023)第 149279 号

First published in English under the title
Clinical Strategies in the Management of Diabetic Retinopathy：A Step-by-Step
Guide for Ophthalmologists(2nd Ed.)
Edited by Francesco Bandello, Marco Attilio Zarbin, Rosangela Lattanzio and
llaria Zucchiatti
Copyright © Springer Nature Switzerland AG,2019
This edition has been translated and published under licence from
Springer Nature Switzerland AG.

授权单位：Springer Nature Switzerland AG.
出　　版：天津科技翻译出版有限公司
出 版 人：刘子媛
地　　址：天津市南开区白堤路 244 号
邮政编码：300192
电　　话：(022)87894896
传　　真：(022)87893237
网　　址：www.tsttpc.com
印　　刷：天津新华印务有限公司
发　　行：全国新华书店
版本记录：710mm×1000mm　16 开本　18 印张　200 千字
　　　　　　2023 年 12 月第 1 版　2023 年 12 月第 1 次印刷
　　　　　　定价：138.00 元

(如发现印装问题，可与出版社调换)

主审简介

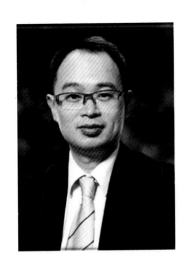

　　李世迎　教授,眼科学博士,澳大利亚悉尼大学博士后,博士研究生导师,英国伦敦莫菲尔德眼科医院访问学者,厦门大学附属翔安医院眼科副主任。

　　现为中华医学会眼科学分会视觉生理学组组长、中国医学装备协会眼科分会细胞与基因工程学组副组长、福建省中医药学会眼科分会副主任委员、厦门市医学会眼科分会副主任委员、国际临床视觉电生理学会(ISCEV)理事。担任《德国眼科学会会刊》《国际临床视觉电生理学会会刊》《中华实验眼科杂志》等编委。

　　参与制定 3 部国际临床诊疗指南及标准;主持制定 1 部中国专家共识。

　　获国际临床视觉电生理学会青年科学家奖、ISCEV 实验室访问奖学金、中华医学会眼科学分会奖、重庆市科技进步二等奖等。

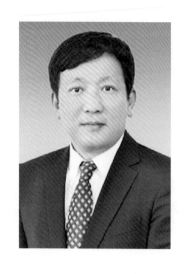

刘祖国 厦门大学眼科研究所所长及附属翔安医院眼科主任、南华大学附属第一医院院长，厦门大学校务委员会委员、学术委员会委员、临床学科建设委员会主任、医学伦理委员会主任、医学院大数据与人工智能研究所所长、干细胞研究所所长、临床教授委员会主任；长江学者特聘教授(2002年)，国家杰出青年基金获得者(2002年)，国家重点研发计划首席科学家，国家百千万人才工程国家级人才，亚太眼科学院院士，中央保健专家。兼任亚洲干眼协会主席、亚洲角膜协会理事、海峡两岸医药交流协会眼科学专业委员会主任委员及眼表泪液病学组组长、中国医师学会眼科学分会常务委员及眼表与干眼学组组长、中华医学会眼科学分会常务委员及角膜病学组副组长、中国中药协会眼保健中医药技术专业委员会主任委员、厦门市医学会副会长、眼科分会主任委员、厦门医师协会副会长。担任《中华眼科杂志》《中华实验眼科杂志》副总编辑，*Ocular Surface*等10多家杂志编委。

主编、参编教材及专著40余本。发表文章450余篇(其中SCI收录180余篇)。至今已培养博士后、博士研究生、硕士研究生120余名，国际特邀讲座50余次，国内特邀讲座700余次。

获得国家科技进步二等奖(3次)，部、省级科技进步一等奖(9次)，已获得及公开发明专利近60项，参与多部干眼国际指南的撰写，牵头制定了我国7个干眼领域的临床共识与指南。至今已获得包括国家重点研发计划、973项目、863重点项目、国家自然科学基金(9项)等50余项研究基金的资助。获得第八届中国青年科技奖、药明康德药物化学奖、中华眼科杰出成就奖、亚太眼科成就奖、吴阶平医药创新奖，为国家卫生健康委员会(原卫计委)有突出贡献的中青年专家，享受国务院特殊津贴。

主译简介

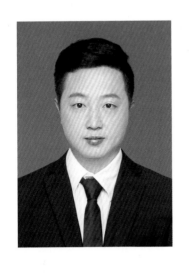

邵　毅　中山大学中山眼科中心博士,主任医师,省井冈学者,赣江学者,美国 Bascom Palmer 眼科医院访问学者,复旦大学附属眼耳鼻喉科医院及南昌大学第一附属医院硕士和博士研究生导师、博士后导师。牵头组织制定了眼科临床国家指南/共识 16 部(中文 14 部,英文 2 部),参与国家标准 2 项、行业标准 1 项、共识指南 11 部,特邀述评 29 部,主编 29 本眼科、管理、科普书籍(其中国际 2 部、国家级 14 部)。入选全球前 2%顶尖科学家(2022,2020)、中国眼科专家学术影响力百强学者(第 21 位)、全球干眼顶尖专家(第 19 位)、连续 3 年入围中国眼科专业高影响力学者(2020 第 11 位、2021 第 9 位、2022 第 2 位)、科学中国人(2023),发表 SCI 论著 300 余篇(≥5 分 82 篇,封面 20 篇,引用 8000 余次),获 25 项专利和 3 项软件著作权,主持国家课题 5 项、省级(重点)14 项,担任 12 家 SCI 杂志客座主编、副主编和编委,获省双千领军人才、省井冈学者、省百千万人才、省级杰出青年、省远航人才、赣江学者、菁英人才、中国科协科技青年领军人才等荣誉 10 余项,以第一完成人获省部级科技奖励 10 余项(人物奖 2 项,一等奖 2 项,二等奖 5 项),其成果入选 2022 中国科技成果,国际大会发言 30 余次,累计培训了 3000 余名眼科医生,并为国内外 60 家三级及以上医院数百万例患者普及并推广人工智能眼科应用、干眼、致盲眼病、继发性眼肿瘤等早期诊断与治疗技术。

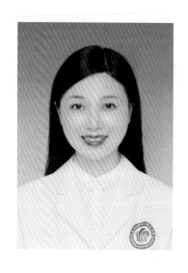

余 瑶 南昌大学第一附属医院内分泌科副主任医师。以第一作者发表 SCI 论文 10 余篇。主持江西省青年科学基金、江西省教育厅项目、江西省卫生健康委员会科技计划项目等 5 项。曾先后在意大利萨萨里大学医院、中国人民解放军中部战区总医院研修学习。

擅长糖尿病及其并发症、甲状腺疾病及骨质疏松等内分泌疾病的诊治。

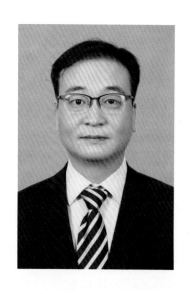

谭 钢 医学博士，主任医师，教授，硕士研究生导师，南华大学附属第一医院眼科主任，英国伦敦皇家医院访问学者。担任海峡两岸医药卫生交流协会眼科学专业委员会委员、中国医师协会眼科医师分会眼表与干眼学组委员、中国中药协会眼保健中医药技术专业委员会委员、中国医学装备协会眼科专业委员会委员。担任《中华眼科医学杂志（电子版）》《中南医学科学杂志》《眼科学报》编委。

发表眼科专业 SCI 论文及核心期刊论文 40 余篇，参编眼科专著 2 部。主持过国家自然科学基金项目、湖南省科技计划项目、湖南省教育厅优秀青年基金项目、湖南省卫生健康委员会科技计划项目。曾获湖南医学科技奖三等奖。

译校者名单

主　审　李世迎　刘祖国

主　译　邵　毅　余　瑶　谭　钢

副主译　裴重刚　陈　倩　胡瑾瑜　石文卿　葛倩敏　陈　俊

译校者　(按姓氏汉语拼音排序)

陈　程　南昌大学第一附属医院

陈　俊　江西中医药大学

陈　倩　厦门大学眼科研究所

陈　序　马斯特里赫特大学眼科学与视光学系

陈偲翊　南昌大学第一附属医院

葛倩敏　南昌大学第一附属医院

郭俞丽　厦门大学眼科研究所

何良琪　南昌大学第一附属医院

贺　佳　济宁医学院

黄　慧　宜春妇幼保健院

康　敏　南昌大学第一附属医院

康红花　厦门大学眼科研究所

康佳雨　厦门大学眼科研究所

黎　彪　萍乡市人民医院

李清坚　复旦大学附属华山医院

李秋玉　湖北省妇幼保健院

李中文　温州医科大学附属宁波眼科医院

梁荣斌　复旦大学附属金山医院

廖许琳　香港中文大学眼科学与视觉科学系

林　启　深圳市龙华区中心医院
令　倩　南昌大学第一附属医院
刘荣强　武汉大学人民医院
刘祖国　厦门大学眼科研究所
闵幼兰　武汉爱尔眼科医院
潘逸聪　南昌大学第一附属医院
裴重刚　南昌大学第一附属医院
荣如一　南昌大学第一附属医院
邵　毅　南昌大学第一附属医院
石文卿　复旦大学附属金山医院
舒会叶　南昌大学第一附属医院
苏　婷　武汉大学人民医院
谭　钢　南华大学附属第一医院
唐丽颖　厦门大学附属中山医院
佟莉杨　温州医科大学附属宁波眼科医院
王晓宇　南昌大学第一附属医院
王怡欣　英国卡迪夫大学眼科学与视觉科学系
魏　红　南昌大学第一附属医院
吴洁丽　长沙爱尔眼科医院
吴世楠　厦门大学眼科研究所
武俊怡　南昌大学第一附属医院
向楚琪　中山大学中山眼科中心
徐三华　南昌大学第一附属医院
徐晓玮　四川大学华西医院
杨启晨　四川大学华西医院
杨卫华　暨南大学附属深圳眼科中心
姚　帆　复旦大学附属中山医院
叶　蕾　三峡大学人民医院(宜昌市第一人民医院)
应　平　南昌大学第一附属医院

余　瑶　南昌大学第一附属医院

袁　晴　九江市第一人民医院

张丽娟　南昌大学第四附属医院

张艳艳　温州医科大学附属宁波眼科医院

张雨晴　重庆医科大学第二附属医院

钟　菁　中山大学中山眼科中心

朱佩文　复旦大学附属眼耳鼻喉科医院

朱欣悦　上海交通大学医学院附属第一人民医院

邹　洁　南昌大学第一附属医院

编者名单

Emanuela Aragona, MD Department of Ophthalmology, Vita-Salute University, San Raffaele Scientific Institute, Milan, Italy

Alessandro Arrigo, MD Department of Ophthalmology, Vita-Salute University, San Raffaele Scientific Institute, Milan, Italy

Francesco Bandello, MD, FEBO Department of Ophthalmology, Vita-Salute University, San Raffaele Scientific Institute, Milan, Italy

Marco Battista, MD Department of Ophthalmology, Vita-Salute University, San Raffaele Scientific Institute, Milan, Italy

Neelakshi Bhagat, MD, MPH Department of Ophthalmology, Institute of Ophthalmology and Visual Science, Rutgers-New Jersey Medical School, Newark, NJ, USA

Maria Vittoria Cicinelli, MD Department of Ophthalmology, Vita-Salute University, San Raffaele Scientific Institute, Milan, Italy

Giovanni Fogliato, MD Department of Ophthalmology, Vita-Salute University, San Raffaele Scientific Institute, Milan, Italy

Tommaso Gambato, MD Department of Medicine - Ophthalmology, University of Udine, Udine, Italy

Lorenzo Iuliano, MD, FEBO Department of Ophthalmology, Vita-Salute University, San Raffaele Scientific Institute, Milan, Italy

Paolo Lanzetta, MD Department of Medicine - Ophthalmology, University of Udine, Udine, Italy
Istituto Europeo di Microchirurgia Oculare (IEMO), Udine, Italy

Rosangela Lattanzio, MD Department of Ophthalmology, Vita-Salute University, San Raffaele Scientific Institute, Milan, Italy

Gisella Maestranzi, MD Department of Ophthalmology, Vita-Salute University, San Raffaele Scientific Institute, Milan, Italy

Alessandro Marchese, MD Department of Ophthalmology, Vita-Salute University, San Raffaele Scientific Institute, Milan, Italy

Giuseppe Querques, MD, PhD Department of Ophthalmology, Vita-Salute University, San Raffaele Scientific Institute, Milan, Italy

Francesco Samassa, MD Department of Medicine - Ophthalmology, University of Udine, Udine, Italy

Valentina Sarao, MD Department of Medicine - Ophthalmology, University of Udine, Udine, Italy

Istituto Europeo di Microchirurgia Oculare (IEMO), Udine, Italy

Daniele Veritti, MD Department of Medicine - Ophthalmology, University of Udine, Udine, Italy

Istituto Europeo di Microchirurgia Oculare (IEMO), Udine, Italy

Marco Attilio Zarbin, MD, PhD Institute of Ophthalmology and Visual Science, Rutgers-New Jersey Medical School, Rutgers University, Newark, NJ, USA

Ilaria Zucchiatti, MD Department of Ophthalmology, Vita-Salute University, San Raffaele Scientific Institute, Milan, Italy

中文版序言

很高兴能为 Francesco Bandello、Marco Attilio Zarbin、Rosangela Lattanzio 和 Ilaria Zucchiatti 教授主编，邵毅教授主译的《糖尿病视网膜病变的临床治疗策略：眼科医师进阶指南》(第 2 版)一书作序。

本书内容全面、翔实，循序渐进，还包括多个具有不同复杂程度的糖尿病视网膜病变的实际病例。本书从糖尿病视网膜病变的流行病学、病因学到检查手段、临床表现、并发症，再到治疗、随访，并配合相应的病例，一步一步地详细介绍了糖尿病视网膜病变。本书具有指导糖尿病视网膜病变诊疗的意义，是眼科医务工作者的必读之作。

本书的原作者 Francesco Bandello、Marco Attilio Zarbin、Rosangela Lattanzio 和 Ilaria Zucchiatti 教授致力于糖尿病视网膜病变的研究，他们结合自己丰富的临床经验并联合其同事共同收集了临床生涯中遇到的真实病例，记录下糖尿病视网膜病变诊疗的过程，整理汇编成本部专著《糖尿病视网膜病变的临床治疗策略：眼科医师进阶指南》(第 2 版)，旨在为更多临床眼科医师提供准确的参考。本书的主译邵毅教授是眼科疾病的专家，目前主编及主译的眼科著作 50 余部，发表了 460 余篇同行评审的眼科文章。

因此，我非常推荐眼科医务工作者，甚至想了解糖尿病视网膜病变的医务工作者将这部专著作为教科书来学习和研读。

中文版前言

糖尿病视网膜病变是糖尿病最为常见的并发症，其发病机制并未完全明确。目前认为，其主要与机体长期处于高血糖、高血压和高血脂的状态有关。糖尿病视网膜病变初期并无症状，需要借助筛查技术才能被查出。如果不治疗，其会导致视网膜神经退行性病变，继而导致失明。糖尿病视网膜病变也因此成为全世界工作人群致盲原因之一。本书主编 Francesco Bandello、Marco Attilio Zarbin、Rosangela Lattanzio 和 Ilaria Zucchiatti 教授致力于研究糖尿病视网膜病变的诊疗方法。他们联合其同事共同收集了临床生涯中遇到的大量病例，记录下糖尿病视网膜病变的治疗方案，整理汇编成本书，旨在为更多临床眼科医师提供准确的参考。本书介绍了糖尿病视网膜病变所有阶段的诊疗，其内容广泛、全面，包括理论知识及病例分析等，从而使读者全面了解糖尿病视网膜病变，是眼科临床工作人员的必读之作。

作为一位眼科临床医师，我非常推荐 Francesco Bandello、Marco Attilio Zarbin、Rosangela Lattanzio 和 Ilaria Zucchiatti 教授主编的这本书。随着糖尿病视网膜病变诊疗的发展，我国迫切需要一本全面而具有指导意义的教材，作为广大同行的参考和未来眼科医师学习的资料。我真诚地邀请了来自多地知名医院及医学院校的十余位译者，他们均有丰富的眼科临床教学经验及眼科学知识，在繁忙的工作学习之余花费了大量心力与我共同完成了本书的翻译工作，为糖尿病视网膜病变新管理策略在国内的推广与规范略尽绵薄之力。感谢他们的辛勤劳动与无私奉献！同时，我也要衷心感谢天津科技翻译出版有限公司的领导和责任编辑从选题策划、洽谈版权到组织翻译、印制出版所做出的不懈努力。

不论作为临床眼科医师，还是医学生，希望本书能为你们的工作与学习带来实际的帮助，成为你们解惑答疑并提升自我的良师益友，陪伴你们不断进步与成长。

　　由于译者水平有限，不足与错误在所难免，恳请广大读者赐教指正。

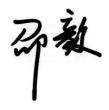

序 言

糖尿病视网膜病变的新时代已经开始。与以前的治疗方法,如旨在稳定疾病进展的激光光凝术相比,现在首次提出了恢复视力。随机临床试验结果证明,在玻璃体腔内注射抗血管内皮生长因子抗体和类固醇能有效地治疗糖尿病视网膜病变。此外,联合治疗及新的手术技术在较复杂的病例中起到了重要作用。最近推出的诊断成像技术,如光学相干断层扫描血管造影和超广角血管造影,它们不仅改变了我们对这类疾病的病理生理学认识,还能帮助医师选择最适合的治疗方法。

但是,在新获批准的治疗方法和有前景的治疗策略中,临床医师为每位患者选择最合适的治疗方案是非常困难的。

本书旨在帮助眼科医师在糖尿病视网膜病变的治疗中做出选择。本书的功能丰富,不仅基于现有的最佳证据为临床医师治疗糖尿病视网膜病变提供实用及完整的建议,还包括诊断、决策和治疗。

本书涵盖了糖尿病视网膜病变所有不同和复杂的阶段,从早期阶段开始到晚期严重病变。

本书还为糖尿病视网膜病变的治疗和手术方法提供了新的思路,并引用了更新的技术来治疗这种严重的眼病。

本书的章节有许多实用的表格和易于阅读的摘要,介绍了疾病的进展并帮助临床医师选择最佳的治疗方法。此外,本书还通过不同的方式来建议治疗方法,以帮助眼科医师完成困难的治疗决策。

本书约有100幅插图,其中包括对一些病例的随访。通过图片展示了一些临床病例的治疗及病情的演变,从最初到最后随访治疗的过程。这些病例均采用了最新的药物和外科手术治疗。病例报道也证明了本书使用的治疗方法是有效的。

《糖尿病视网膜病变的临床治疗策略：眼科医师进阶指南》一书囊括了糖尿病视网膜病变的所有阶段，同时提供了该疾病诊断和治疗方面的最新进展。

我相信本书的意义重大，并且将会得到所有参与日常治疗糖尿病视网膜病变患者的医务工作者的认可。

José Cunha-Vaz

科英布拉，葡萄牙

前　言

　　糖尿病视网膜病变仍然是全球工作人群视力受损的主要原因。约 1/3 的糖尿病患者存在糖尿病视网膜病变,约 1/3 的糖尿病视网膜病变患者存在影响视力的视网膜病变,例如,糖尿病性黄斑水肿(DME)、重度非增殖性糖尿病视网膜病变(NPDR)或增殖性糖尿病视网膜病变(PDR)。有研究表明,有效地控制糖代谢和血压可以显著降低视力丧失。然而,DME 和 PDR 仍是威胁患者视力的主要并发症,需要对其进行及时、有效的治疗。

　　近半个世纪以来,局部激光光凝术是唯一经过科学验证的有效治疗方法,可预防由 DME 引起的视力下降,而全视网膜光凝术(PRP)是治疗 PDR 的主要方法。最近,在玻璃体腔内注射抗血管内皮生长因子(抗 VEGF)抗体和类固醇进行治疗已经彻底改变了糖尿病视网膜病变的治疗策略。例如,抗 VEGF 抗体可以使糖尿病视网膜病变消退,并已获批用于该疾病的治疗。此外,与局部激光光凝术相比,抗 VEGF 抗体治疗 DME 后能获得更好的视力。玻璃体腔内注射的主要优点是,其不仅可以防止视力下降,还可以促进视力恢复。最后,在随机试验中,与 PRP 相比,玻璃体腔内注射抗 VEGF 抗体不仅可以使视力恢复得更好,还减少了外周视野灵敏度的损失,而且在治疗期间黄斑水肿的发病率更低,同时 PDR 治疗期间的平均视力更好。最近,玻璃体腔内注射抗 VEGF 抗体和激光光凝术的联合治疗被认为是改善视力更有效的治疗方法。在 DME 和晚期 PDR 的一些病例中,经睫状体扁平部玻璃体切割术和膜剥离术仍是一种重要的治疗方法。当然,这些研究结果的实际应用很复杂,涉及患者的配合、治疗费用,以及患者整体健康情况等问题。本书的目的是帮助读者将随机临床试验的结果以及丰富的个人临床经验相结合，并应用于日常的临床实践中。

目前大量证据表明了及时治疗对预防 NPDR 和 PDR 引起视力损害的必要性。然而，一些治疗方法的推行需要新的全球指南来指导糖尿病视网膜病变的所有阶段。

本书源自两大学术团体，分别位于欧洲和美国。它们在地理位置上相距遥远，但是在糖尿病视网膜病变这一复杂疾病的治疗上有着相似方法，而这些方法是通过循证医学和临床随机试验结果获得的。

本书涵盖了糖尿病视网膜病变的所有阶段，包括临床表现、影像学及治疗，从早期表现到晚期严重病变。本书旨在通过不同的方法、表格和总结向读者提供多种实用且有效的建议，并可以用于治疗糖尿病患者的各个阶段。

本书的病例图像有助于加深读者对不同治疗方法的理解，包括优势和副作用。其清楚地描述在成像和治疗方面的新观点，以展现目前领域研究的重点。

Francesco Bandello

Marco Attilio Zarbi

Rosangela Lattanzio

Ilaria Zucchiatti

目 录

第 1 章

糖尿病视网膜病变的流行病学、风险因素和病理生理学

Neelakshi Bhagat, Marco Attilio Zarbin

1.1 引言

糖尿病视网膜病变(DR)影响着 420 万 40 岁以上的美国人,其中 65.5 万人患有会影响视力的视网膜病变[1,2]。DR 属于糖尿病微血管并发症,也是美国新发法定盲的主要原因[2]。2010 年,全世界约有 9300 万人患有 DR,其中 2800 万人患有威胁视力的糖尿视网膜病变(VTDR)。糖尿病视网膜病变可能成为全球范围内视力损害的主要原因[3]。这是一种与最佳矫正视力下降有关的进行性疾病。威斯康星州糖尿病视网膜病变流行病学研究(WESDR)指出,3.6%的 1 型糖尿病(DM)和 1.6%的 2 型糖尿病患者为法定盲[4]。

1.2 流行病学

糖尿病正成为一个日益重要的公共卫生问题。2010 年,约有 2.85 亿人患有糖尿病,占世界人口的 6.4%[5]。2015 年增加到 4.15 亿[6]。国际糖尿病联合会预测,到 2030 年,糖尿病患者人数将增加到 5.52 亿,发病率达 7.7%[7]。以前,DM 被认为是富裕国家的问题,但随着全球城市化、久坐不动的生活方式、人口老龄化和肥胖的增加,DM 正在成为发展中国家的重要公共卫生问题[5,7]。在不久的将来,世界上 80%的糖尿病患者将来自低收入和中等收入的国家,其中 60%来自亚洲[8]。西方的大多数糖尿病患者都是老年人,而亚洲的糖尿病患者通常是年轻人和中年人。随着儿童肥胖的增加趋势,许多年轻人都有患 DR 的风险。

眼部疾病的 Meta 分析(META-EYE)研究[3]整理了来自美国、澳大利亚、欧洲

和亚洲的 35 项基于人群的研究中 22 986 名受试者的数据。平均年龄为 58.1 岁, 糖尿病的病程中位数为 7.9 年,HbA1c 的中位数为 8.0%(范围为 6.7%~9.9%)。 52%是女性。从种族来讲,包括 44.4%的高加索人(白人),30.9%的亚裔,13.9%的 西班牙裔和 8.9%的非洲裔美国人。在此 Meta 研究中,DR 和 VTDR 的患病率分别 为 34.6%和 10.2%[3]。威胁视力的糖尿病视网膜病变被定义为存在增殖性 DR (PDR)、重度非增殖性糖尿病视网膜病变(NPDR)或糖尿病性黄斑水肿(DME)。 DR 的患病率与性别无关。美国国家健康和营养检查调查(NHNES,2005—2008 年)报道,在糖尿病患者中患有 DR 的人数占 28.5%,VTDR 占 4.4%[1]。据报道,在 发展中国家 DR 的发病率要高得多。例如, 在中国农村,43%的糖尿病患者患有 DR,6.3%患者患有 VTDR[9]。

与 2 型糖尿病(以高血糖、胰岛素抵抗和相对胰岛素缺乏为特征的代谢紊乱) 相比,1 型糖尿病(DM 的一种,自身免疫性破坏胰腺中产生胰岛素的细胞引起)的 DR 患病率更高, 且威胁视力的视网膜病变在 1 型糖尿病中更为常见, 并且为 2 型糖尿病的 2.5 倍。这一发现与糖尿病的病程无关[10,11]。在对其他已知风险因素进 行调整后,来自 META-EYE 的 35 项研究的汇总数据显示患病超过 20 年的 1 型 糖尿病的患者发生任何 DR 的可能性比那些患有 10 年的 2 型糖尿病患者要高 出 2.7 倍。DR 的患病率随着糖尿病持续的时间、HbA1c、血压和胆固醇的升高 而增加[3]。

在工业化国家,1 型糖尿病患者 DR 的患病率和发病率可能正在下降。在一 项研究中,1986—2008 年和 1975—1985 年这两组队列的 PDR 发病率分别为 2.6%和 19.5%;严重视力丧失的发病率分别为 3.2%和 9.7%[12,13]。在 WESDR 队列 中,1 型糖尿病患者 PDR 的年发病率也有所下降,从 3.4%降至 1.4%。WESDR 研 究报道 DR 的 25 年累积改善率为 18%(95%CI:14%~21%),这被认为是改善血糖 控制或更好地获得医疗保健的结果[14]。

1.3 风险因素

DR 的发病机制是多因素和复杂的。META-EYE 研究发现,糖尿病的持续时 间、血糖控制不良和高血压是发生 DR 的主要风险因素[3,15]。其他风险因素包括血 脂异常、社会经济状况、妊娠和青春期[16]。糖尿病视网膜病变也可能与遗传因素有 关。一些基因位点与 1 型和 2 型糖尿病的发病机制有关[17,18]。

1.3.1　糖尿病的病程

糖尿病的病程与 DR 的发病和发展之间存在强烈的正相关关系。几乎所有 1 型糖尿病患者和超过 3/4 的 2 型糖尿病患者在患病 20 年后都会出现某种形式的 DR[4,19-22]。WESDR 研究显示，在年轻发病的糖尿病患者中，视网膜病变的患病率从 3 年的 8% 逐渐增加到 5 年的 25%、10 年的 60%、15 年的 80%，PDR 的患病率从 3 年的 0 增加到 5 年的 25%[10]。在 META-EYE 研究中，糖尿病持续 10 年的患者的 DR 患病率为 21.1%，10~20 年则上升为 54.2%，20 年及以上病程则为 76.3%[3]。调整已知风险因素后，1 型糖尿病持续时间少于 10 年的患者发生 DR 的相对风险为 1.38，疾病持续时间为 20 年及以上的患者上升到 2.69；在 2 型糖尿病患者中，相对风险从 1.0 增加到 2.45[3]。1 型糖尿病超过 20 年的患者 VTDR 的发病率为 2 型糖尿病患者的 8.7 倍[3]。

1.3.2　血糖控制

众所周知，慢性高血糖是 DR 发病和发展最重要的可调节风险因素（图 1.1）[10,14,20,23]。WESDR 结果表明，血糖控制不良会增加糖尿病微血管并发症的发病率和进展，且与糖尿病的类型无关[24]。

糖尿病控制和并发症试验（DCCT）表明，在胰岛素依赖型的糖尿病患者中，加强血糖控制可显著降低 54% 的 DR 进展风险（95%CI：62%~85%）和 76% 的 DR 发生风险（95%CI：62%~85%）[25]。英国前瞻性糖尿病研究（UKPDS）也表明，通过强化治疗改善血糖控制可使非胰岛素依赖性糖尿病患者的微血管并发症总体发病率降低 25%[25-27]。

国际专家委员会、世界卫生组织（WHO）和美国糖尿病协会（ADA）最近建议使用 6.5% 或更高的 HbA1c 水平作为 DM 的诊断标准[21,29]。HbA1c 的特定截止点为 6.5% 是基于 9 项研究汇总的数据而得出的，这些研究显示中度视网膜病变的患病率在 HbA1c 数值 6.5% 时增加[30]。HbA1c 和 DR 之间存在很强的关联[25,31]。

1 型糖尿病确诊 10 年后且 HbA1c 在 10.2%~11.5% 的患者中，DR 累积发病率约为 90%[32]。HbA1c 水平为 6.5%~6.9% 的患者 3 年发生 DR 的风险是 HbA1c 水平为 5.0%~5.4% 患者的 2.35 倍[33]。META-EYE 研究显示，当 HbA1c 从 ≤7.0 增加到 >9.0% 时，DR 的患病率从 18.0% 增加到 51.2%。WESDR 显示，在 1 型糖尿病中，HbA1c 每增加 1%，DR 的进展风险就增加 1.21 倍[10]。HbA1c 降低 10% 可使微血管并发症的风险降低 43%[34]。虽然一些患者血糖控制不良，但却没有发生微血管并

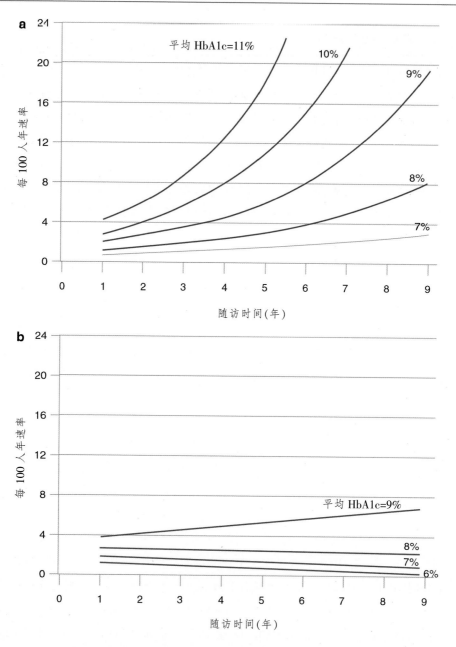

图 1.1　由绝对风险(泊松)回归模型根据研究期间更新的平均 HbA1c(百分比)和随访时间(年)计算的持续视网膜病变进展的绝对风险。(a)常规治疗组。(b)强化治疗组。

发症[35],然而这种情况非常罕见。

慢性高血糖会促进氧化应激并增加活性氧的产生。这会引发一系列反应,最终导致视网膜血管内皮细胞功能障碍,视网膜血管渗透性的增加、基底膜增厚、血管生成的增加和 DR 进展。氧化应激启动并介导强烈的炎症反应,以增加多元醇途径的通量,晚期糖基化终产物的表达,刺激细胞因子、白介素(IL-1、IL-6、IL-8)、TNF-α 和其他介质如一氧化氮和前列腺素的释放,蛋白激酶 C 的过度活化[36]。DM的动物模型显示在持续性高血糖的情况下,血管内皮生长因子(VEGF)受体增加[37]。降低慢性高血糖的方法对于减少糖尿病的微血管和神经元并发症具有重要意义。

1.3.3　高血压

高血压控制不良会使 DR 的病情恶化[26]。高血压可能是 2 型糖尿病相关的独立风险因素[28,38]。META-EYE 研究显示,将血压≤140/90mmHg(1mmHg=0.133kPa)的糖尿病患者与血压为>140/90mmHg 的糖尿病患者进行比较,DR 患病率从30.8%增加到 39.6%,VTDR 患病率从 7.60%增加到 17.63%[3]。收缩压为 125~139mmHg 发生任何 DR 的相对风险为 1.5,收缩压高于 140mmHg 的相对风险为2.8[28]。

UKPDS 显示,2 型糖尿病高血压患者的强化血压控制(<150/85mmHg)使视网膜病变评分 2 阶恶化风险显著降低 34%,ETDRS 中 VA 降低 3 行或更多,恶化风险降低了 47%[26]。然而,当研究结束后未能保持血压控制时,这种风险降低并未持续[39]。尽管在许多试验中已经显示了强化血压控制对 2 型糖尿病患者有益,但其对 1 型相关 DR 的影响尚无定论[14]。

高血压加剧 DR 的机制尚不清楚。糖尿病合并高血压患者患 DR 的风险较高。糖尿病和高血压均是内皮功能障碍的独立风险因素[40]。高血压可导致视网膜血管自动调节功能受损,尤其是在血糖升高的情况下[41]。高血压可促进糖尿病引起的损伤性氧化应激和炎症反应[40]。如果同时出现高血压,糖尿病视网膜病变似乎进展得更快[42]。调节血压的肾素-血管紧张素-醛固酮系统(含有血管紧张素Ⅱ)参与促进 DR 的微血管变化。血管紧张素Ⅱ除了是一种强大的小动脉血管收缩剂外,还能刺激 VEGF 的分泌[43,44]。

1.3.4　种族和遗传的差异

种族差异可能会影响 DR 的患病率。南亚和西班牙裔可能比白人更容易患

DR[45]。一些研究显示墨西哥裔美国人的 DR 患病率高于非西班牙裔白人[46]，但其他人种并无这种现象[47]。即使在其他风险因素受到控制的情况下，非洲裔美国人和亚洲人的 DR 患病率也高于白人[45]。

META-EYE 研究发现，任何 DR 和 VTDR 的患病率在非洲裔美国人中最高（分别为 49.6% 和 16.9%），亚洲人最低（分别为 19% 和 9.2%）[3]。然而，PDR 的患病率在白人中最高（12.0%），在南亚人中最低（1.29%）。尽管许多研究结果都指向这个因素，但目前尚不清楚这些差异是否具有遗传性[48]。

DR 可能因种族特异性遗传所不同，这些遗传多态性与疾病相关的各种生化途径有关，也可能是与不同种族的风险因素水平不同有关[3,48,49]。其他混杂因素的影响，如城市化、医疗保健和社会经济地位，可能也需要在未来的研究中进行评估[50]。促红细胞生成素和脂联素基因表达的遗传变异也可能在其中发挥作用[51,52]。

在 1 型和 2 型糖尿病的双胞胎患者中，DR 的家族聚集以及 DR 严重程度具有高度一致性。虽然遗传关联研究有限，但显示遗传率为 27%~52%[53-55]。全基因组关联研究（GWAS）尚未验证 DR 的可重复风险位点。最近，GBR2 位点的变异已经被确定与 1 型和 2 型糖尿病的 DR 有关[56]。还需要进一步的研究来阐明 DR 的遗传关联。

1.3.5 肥胖

许多研究报道较高的体重指数（BMI）是 DR 的风险因素[23,57,58]。EURODIAB 前瞻性并发症研究指出，中心性肥胖或粗腰围是 1 型糖尿病患者 DR 的独立风险因素[57]。Dirani 及其同事认为，BMI 和颈围与 DR 的存在和严重程度独立相关。肥胖可导致患 DR 的风险增加 3 倍[59]。WESDR 数据表明，肥胖（男性 BMI 31.0kg/m²，女性 BMI 32.1kg/m²）会加剧 DR 的严重程度及其进展，但这一结果并无统计学意义[60]。

肥胖与 DR 相关的病理生理学机制尚不清楚。在糖尿病动物模型中，炎症和促血管生成标志物随着肥胖程度的增加而升高[61]。肥胖还与高脂血症和高血压有关，其本身就是 DR 的风险因素。

META-EYE 研究显示，胆固醇水平 ≥4.0mmol/L 的糖尿病患者中有较高的 VTDR 患病率趋势[3]。在该项研究中，血清总胆固醇与 DME 的较高患病率相关。

非诺贝特是一种降低甘油三酯水平的药物（在许多情况下与他汀类药物联合使用）。在 FIELD 和 ACCORD-EYE 研究中，使用非诺贝特治疗的 2 型糖尿病患者的 4~6 年间，DR 进展减少了 30%~40%[62,63]。其机制尚不清楚，且其作用与血脂水平无关[57]。非诺贝特是一种过氧化物酶体增殖物激活受体（PPAR）α-激动剂，具有抗炎和抗氧化作用。它促进抗氧化酶的表达和活化,如超氧化物歧化酶和谷胱甘肽过氧化物酶[64],并抑制白细胞瘀滞和视网膜血管渗漏[65]。PPARα-激动剂也抑制 VEGF 受体 2(VEGFR2)的表达,并下调 VEGF 的表达[66,67]。

1.3.6　社会经济地位

健康水平可能与社会经济地位的差异有关。然而,社会经济地位对糖尿病的全面影响尚不清楚。诸如生活方式、健康行为和医疗保健系统是否健全等许多因素可能会造成混淆。发展中国家经济水平较高的社会群体可能导致更久坐的生活方式,并且具有更高的饮食热量,比社会经济地位较低的人更容易肥胖。这种差异可能会抵消富人拥有更好的医疗服务的优势[5,6,68]。中国和印度,高血压和高胆固醇血症的患病率逐渐上升,这会导致 DR 的患病率增加[69,70]。发达国家的肥胖人数也在增多,从而增加患有糖尿病的风险。然而,预期寿命的延长是糖尿病患病率增加的主要因素[71]。

1.3.7　其他风险因素

优化系统性风险因素非常重要。尽管 HbA1c、血压和总血清胆固醇是 DR 发展的重要可调节风险因素,但它们仅占发病风险的一小部分(约 10%)[72,73]。正如 Antonetti 等所指出[74],其他因素包括有睡眠呼吸暂停[75]、非酒精性脂肪肝[76]和血清催乳素[77]、脂联素[52]和同型半胱氨酸[78]的水平。饮食和营养在 DR 中的作用尚未确认。这方面的研究很少,也很有争议。一些人认为,水果、蔬菜和鱼类含量高的地中海饮食对 DR 的发展具有保护作用[79]。其他未知因素也可能对 DR 进展产生影响。

1.4　病理生理学

DR 的典型临床表现为视网膜血管损伤及后遗症,包括视网膜出血(图 1.2)、神经纤维层梗死(图 1.2)、视网膜水肿(图 1.3)、静脉串珠(图 1.4)、视网膜内微血管异常(图 1.4)、静脉环(图 1.5)、视网膜血管阻塞(图 1.4 和图 1.6)、视网膜新生血管(图 1.6 和图 1.7)、玻璃体积血(图 1.6 和图 1.7)和视网膜脱离(图 1.8)。在早期糖尿病视网膜病变中,临床上明显的视网膜血管病变先于血管变性过程,这些包括视网膜基底膜增厚、周细胞的丢失和内皮细胞的进行性死亡。血管失去完整性导致毛细血管变性,局部毛细血管无灌注,引起缺血,视网膜神经元氧合受损以及促血管生长因子的表达,刺激新生血管的异常生长突出视网膜前间隙[80]。

这些变化背后的病理生理学是复杂的。除微血管疾病外,还有证据表明 DR

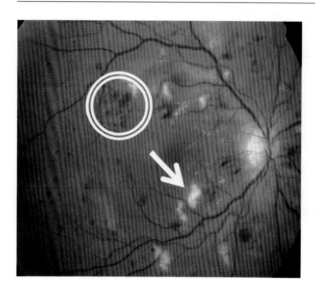

图 1.2   眼底照相显示重度非增殖性糖尿病视网膜病变的视网膜内出血(双圈)、神经纤维层梗死(箭头所示)和视网膜内脂质。

的发病和发展中存在炎症和视网膜神经退行性病变。慢性高血糖引起炎症和氧化应激,这两者都促进了许多相互关联的生物化学过程,最终导致微血管和神经元功能障碍[81]。高血糖还对神经视网膜具有一定作用,且这种作用是不依赖脉管系统的。高血糖与神经变性之间的关系尚不完全清楚:可能与视网膜小胶质细胞的炎症和活化有关[82]。在糖尿病动物模型中,显示存在炎症基因的表达增加[83]。

氧化应激可能是引发糖尿病相关微血管和神经元并发症的基本机制。高血糖可以通过激活多元醇途径诱导氧化应激(额外的葡萄糖转化为山梨醇和果糖),以增加炎症基因的表达,激活蛋白激酶 C(PKC),以及增加己糖胺途径的合成和过度活化,葡萄糖自身氧化,晚期糖基化终末产物(AGE)的累积,AGE 受体激活(RAGE)以及细胞色素 P450 单加氧酶和一氧化氮合酶的刺激[84-86]。AGE 和 RAGE在 Müller 细胞的活化和细胞因子的产生中起重要作用, 这些细胞因子参与增加细胞水平的兴奋毒性和氧化应激[87,88]。蛋白质在高血糖环境中经历连续的非酶糖化与还原糖形成 AGE。该步骤伴随着氧化的自由基生成反应[89]。AGE 与 RAGE 的结合引发了一系列导致微血管并发症发生的反应[90]。可溶性 RAGE(sRAGE)是AGE-RAGE 的抑制剂,可保护 AGE-RAGE 介导的微血管损伤[91]。

虽然糖尿病患者线粒体中活性氧生成增强的机制缓慢, 但其稳定已被阐明。葡萄糖代谢主要涉及糖酵解和柠檬酸循环,产生还原形式的烟酰胺腺嘌呤二核苷酸(NADH)和黄素腺嘌呤二核苷酸($FADH_2$)作为代谢副产物,其通过电子传递链反应产生三磷酸腺苷和超氧自由基(O_2^-)。这些自由基每天都有少量产生,并被自由基清除机制有效地破坏。然而,慢性高血糖会破坏这种平衡,导致氧化应激[36]。

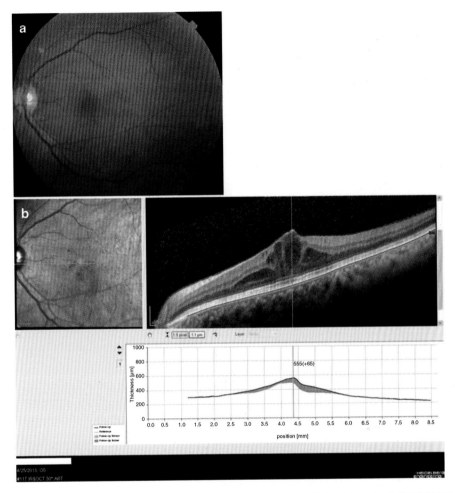

图 1.3　(a)中度非增殖性糖尿病视网膜病变伴黄斑水肿的眼底彩色照片。(b)光学相干断层扫描(OCT)显示黄斑囊样水肿。左上:无红光照片。右上:OCT 中央凹横截面图像,显示外丛状层囊样改变。下图:横截面图像中视网膜厚度的图表,在中央凹中心为 555μm。

在短期内,视网膜内层的小胶质细胞对维持组织应激(高血糖和氧化应激)时的体内平衡起着重要的适应作用。然而,糖尿病的慢性炎症激活免疫细胞,诱导其他视网膜细胞的促炎表型,并促进 Müller 神经胶质细胞产生促炎细胞因子(VEGF、TNF-α、IL-1β),由此产生炎症环境,并进一步促进 DR 的进展[92]。白细胞瘀滞,即白细胞与血管内皮黏附,是炎症的主要环节,并且被认为是糖尿病血管病变的主要促成因素。白细胞瘀滞与视网膜内皮黏附分子(细胞内黏附分子-1,I-CAM-1)和白细胞整合素的表达增加有关。白细胞瘀滞导致内皮细胞损伤和死亡,毛细血管无灌注,缺血以及血-视网膜屏障破裂伴视网膜血管渗漏。在细胞内缺乏

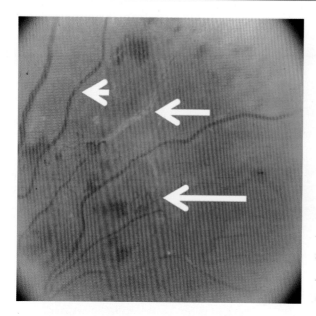

图 1.4 眼底照片显示重度非增殖性糖尿病视网膜病变的视网膜内微血管异常(长箭头所示)、视网膜小动脉闭塞(中箭头所示)和静脉串珠(短箭头所示)。

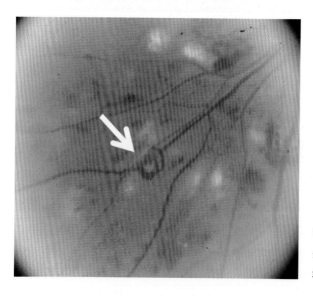

图 1.5 眼底照片显示静脉环（箭头所示）。还可见静脉串珠和神经纤维层梗死(也称为棉绒斑)。

ICAM-1 或白细胞整合素 CD18 的基因敲除小鼠中，可观察到视网膜毛细血管损伤和血管通透性降低[93]。

缺血进一步加剧了 AGE 的作用，促进了促炎因子、一氧化氮、VEGF 和血管紧张素Ⅱ的释放。VEGF 是最有效的血管活性细胞因子。它上调 ICAM-1 并导致内皮细胞紧密连接功能障碍，引起血管通透性的增加。内部和外部的血-视网膜屏障受损，促进视网膜新血管形成和 DME。PDR 可能与玻璃体中的 VEGF 水平直接

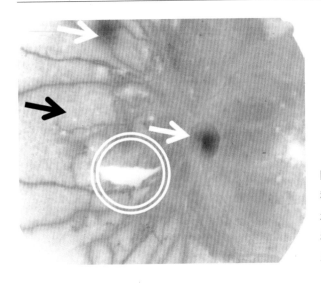

图 1.6　荧光素血管造影显示大面积视网膜血管无灌注区(黑色箭头所示)，视网膜新生血管伴荧光素染料渗漏(白色箭头所示)，玻璃体积血区(双圆圈)阻断荧光。

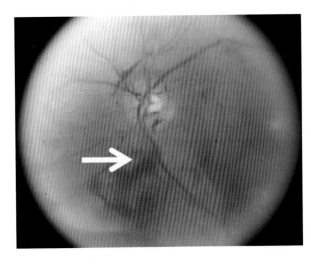

图 1.7　眼底照片显示视盘视网膜新生血管引起玻璃体积血(箭头所示)。

相关。然而，DME 可以发生在 DR 的任何阶段，并且不一定出现在每个 PDR 病例中。这一事实表明，其他途径包括炎症，可能会在一定程度上对水肿和缺血的严重程度造成影响。

糖尿病持续的低度炎症导致肿瘤坏死因子-α(TNF-α)水平升高，这也会促进白细胞瘀滞[94]。糖尿病患者的玻璃体液中 TNF-α 水平升高[95]。血浆中 TNF-α 水平与 DR 的严重程度相关[96]。阻断 TNF-α 可减少白细胞瘀滞，抑制血-视网膜屏障破坏，并降低 ICAM-1 的表达[97]。

Chan 及其同事已证实在血糖控制不良的糖尿病大鼠视网膜中，促炎介质、白介素-1b，TNF-α、ICAM-1 和血管细胞黏附分子-1 的水平升高，即使血糖控制

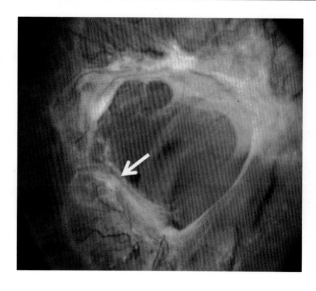

图 1.8 增殖性糖尿病视网膜病变未经治疗患者的眼底照相显示,由纤维血管增生所致的牵拉性视网膜脱离并累积黄斑(箭头所示)。注意:随着视网膜新生血管的成熟,其获得了纤维化成分和收缩特性。

良好后,上述物质也无法恢复正常水平。视网膜炎症介质的这种不可逆性与临床观察结果一致。即使血糖得到控制,DR 仍能维持活动[98]。

小胶质细胞的激活在糖尿病视网膜病变中起重要作用。氧化应激和细胞因子的释放促进小胶质细胞的活化,增殖及迁移到视网膜内层并发生形态学变化。然而,目前尚不清楚这是一种神经保护性适应还是神经毒性适应[99]。

传统上 DR 被认为是微血管疾病。然而,新证据表明视网膜神经退行性病变先于微血管改变[65]。在糖尿病患者的细胞外间隙中,视网膜中主要的兴奋性神经递质谷氨酸水平异常升高[100]。它导致"兴奋毒性",这是一种发生在突触后神经元中不受控制的细胞内钙反应,导致神经细胞,特别是视网膜神经节细胞[81,101-104]的凋亡,使得在无或轻微 DR 的情况下神经纤维层变薄[103-105]。视网膜神经节细胞是糖尿病视网膜病变中首先死亡的细胞。还有,Müller 细胞通过谷氨酸信号传导参与神经变性。Müller 细胞出现了胶质纤维酸性蛋白异常表达的反应性变化[106]。一些神经视网膜功能变化(暗适应、多焦视网膜电图和色觉缺陷)比结构性微血管变化(如微动脉瘤和斑点印迹出血)的出现要早得多。神经元和血管破坏可能同时发生。与外层视网膜相比,内层视网膜接受较少的视网膜血液供应,其主要由脉络膜循环和深视网膜毛细血管丛提供。因此,糖尿病诱导的灌注变化在很大程度上影响内层视网膜神经元。

糖尿病视网膜病变的发展伴随着(a)血-视网膜屏障的破坏导致毛细血管通透性增加,DME 和(b)毛细血管闭塞导致视网膜灌注和缺血减少。视网膜缺血刺激促血管生成介质的释放,包括促进血管生成的细胞因子和生长因子。

总结

糖尿病视网膜病变仍然是世界范围内劳动人群致盲的主要原因。DM 的患病率在世界上越来越高,特别是在亚洲,而且 VTDR 的发病率也正在增加。糖尿病的病程、血糖控制不良和高血压是影响 DR 发生的主要风险因素。DR 的病理生理学是多因素和复杂的。新的观点认为 DR 是一种涉及不同视网膜细胞类型的神经血管疾病。目前,严格的血糖控制可能是减少 DR 发病率和进展的最佳方法。

(陈俊 何良琪 康敏 李中文 令倩 荣如一 王晓宇 译　苏婷 校)

参考文献

1. Zhang X, Saaddine JB, Chou CF, et al. Prevalence of diabetic retinopathy in the United States, 2005–2008. JAMA. 2010;304:649–56.
2. Centers for Disease Control and Prevention. National diabetes fact sheet: national estimates and general information on diabetes and prediabetes in United States [article online]. 2011. Available from http://www.cdc.gov/diabetes/pubs/pdf/ndfs_2011.pdf. Accessed 1 May 2013.
3. Yau JW, Rogers SL, Kawasaki R, et al. Global prevalence and major risk factors of diabetic retinopathy. Diabetes Care. 2012;35:556–64.
4. Fong DS, Aiello L, Gardner TW, et al. Diabetic retinopathy. Diabetes Care. 2003;26:226–9.
5. Shaw JE, Sicree RA, Zimmet PZ. Global estimates of the prevalence of diabetes for 2010 and 2030. Diabetes Res Clin Pract. 2010;87:4–14.
6. Guariguata L, Whiting DR, Hambleton I, Beagley J, Linnenkamp U, Shaw JE. Global estimates of diabetes prevalence for 2013 and projections for 2035. Diabetes Res Clin Pract. 2014;103(2):137–49.
7. Whiting DR, Guariguata L, Weil C, Shaw J. IDF diabetes atlas: global estimates of the prevalence of diabetes for 2011 and 2030. Diabetes Res Clin Pract. 2011;94:311–21.
8. Chan JC, Malik V, Jia W, et al. Diabetes in Asia: epidemiology, risk factors, and pathophysiology. JAMA. 2009;301:2129–40.
9. Wang FH, Liang YB, Zhang F, et al. Prevalence of diabetic retinopathy in rural China: the Handan eye study. Ophthalmology. 2009;116:461–7.
10. Klein R, Klein BE, Moss SE, Davis MD, DeMets DL. The Wisconsin epidemiologic study of diabetic retinopathy. II. Prevalence and risk of diabetic retinopathy when age at diagnosis is less than 30 years. Arch Ophthalmol. 1984;102:520–6.
11. Roy MS, Klein R, O'Colmain BJ, Klein BE, Moss SE, Kempen JH. The prevalence of diabetic retinopathy among adult type 1 diabetic persons in the United States. Arch Ophthalmol. 2004;122:546–51.
12. Wong TY, Mwamburi M, Klein R, et al. Rates of progression in diabetic retinopathy during different time periods: a systematic review and meta-analysis. Diabetes Care. 2009;32:2307–13.
13. Zheng Y, He M, Congdon N. The worldwide epidemic of diabetic retinopathy. Indian J Ophthalmol. 2012;60:428–31.
14. Klein R, Knudtson MD, Lee KE, Gangnon R, Klein BE. The Wisconsin epidemiologic study of diabetic retinopathy: XXII the twenty-five-year progression of retinopathy in persons with type 1 diabetes. Ophthalmology. 2008;115:1859–68.
15. Tapp RJ, Shaw JE, Harper CA, et al. The prevalence of and factors associated with diabetic retinopathy in the Australian population. Diabetes Care. 2003;26:1731–7.

16. Cheung N, Mitchell P, Wong TY. Diabetic retinopathy. Lancet. 2010;376:124–36.
17. Todd JA, Walker NM, Cooper JD, et al. Robust associations of four new chromosome regions from genome-wide analyses of type 1 diabetes. Nat Genet. 2007;39:857–64.
18. Sladek R, Rocheleau G, Rung J, et al. A genome-wide association study identifies novel risk loci for type 2 diabetes. Nature. 2007;445:881–5.
19. Wild S, Roglic G, Green A, Sicree R, King H. Global prevalence of diabetes: estimates for the year 2000 and projections for 2030. Diabetes Care. 2004;27:1047–53.
20. Klein R, Klein BE, Moss SE, Davis MD, DeMets DL. The Wisconsin epidemiologic study of diabetic retinopathy. III. Prevalence and risk of diabetic retinopathy when age at diagnosis is 30 or more years. Arch Ophthalmol. 1984;102:527–32.
21. American Diabetes Association. Standards of medical care in diabetes—2010. Diabetes Care. 2010;33(Suppl 1):S11–61. [erratum in Diabetes Care 2010;33:692].
22. American Diabetes Association. Diabetic retinopathy. Diabetes Care. 2002;25(Suppl 1):s90–3. Available from http://care.diabetesjournals.org/content/25/suppl_1/s90.full. Accessed 1 May 2013.
23. Henricsson M, Nystrom L, Blohme G, et al. The incidence of retinopathy 10 years after diagnosis in young adult people with diabetes: results from the nationwide population-based diabetes incidence study in Sweden (DISS). Diabetes Care. 2003;26:349–54.
24. Klein R, Klein BE, Moss SE, Cruickshanks KJ. The Wisconsin epidemiologic study of diabetic retinopathy. XIV. Ten-year incidence and progression of diabetic retinopathy. Arch Ophthalmol. 1994;112:1217–28.
25. The Diabetes Control and Complications Trial Research Group. The effect of intensive treatment of diabetes on the development and progression of long-term complications in insulin-dependent diabetes mellitus. N Engl J Med. 1993;329:977–86.
26. Tight blood pressure control and risk of macrovascular and microvascular complications in type 2 diabetes: UKPDS 38. UK Prospective Diabetes Study Group. BMJ. 1998;317(7160):703–13.
27. Intensive blood-glucose control with sulphonylureas or insulin compared with conventional treatment and risk of complications in patients with type 2 diabetes (UKPDS 33). UK Prospective Diabetes Study (UKPDS) Group. Lancet. 1998;352:837–53.
28. Effect of intensive blood-glucose control with metformin on complications in overweight patients with type 2 diabetes (UKPDS 34). UK Prospective Diabetes Study (UKPDS) Group. Lancet. 1998;352:854–65.
29. International Expert Committee report on the role of the A1C assay in the diagnosis of diabetes. Diabetes Care. 2009;32:1327–34.
30. Colagiuri S, Lee CM, Wong TY, Balkau B, Shaw JE, Borch-Johnsen K. Glycemic thresholds for diabetes-specific retinopathy: implications for diagnostic criteria for diabetes. Diabetes Care. 2011;34:145–50.
31. Stratton IM, Kohner EM, Aldington SJ, et al. UKPDS 50: risk factors for incidence and progression of retinopathy in type II diabetes over 6 years from diagnosis. Diabetologia. 2001;44:156–63.
32. Klein RKB, Moss SE, Davis MD, DeMets DL. Glycosylated hemoglobin predicts the incidence and progression of diabetic retinopathy. JAMA. 1988;260:2864–71.
33. Tsugawa Y, Takahashi O, Meigs JB, et al. New diabetes diagnostic threshold of hemoglobin A(1c) and the 3-year incidence of retinopathy. Diabetes. 2012;61:3280–4.
34. The relationship of glycemic exposure (HbA1c) to the risk of development and progression of retinopathy in the diabetes control and complications trial. Diabetes. 1995;44(8):968–83.
35. Esteves J, da Rosa CM, Kramer CK, Osowski LE, Milano S, Canani LH. Absence of diabetic retinopathy in a patient who has had diabetes mellitus for 69 years, and inadequate glycemic control: case presentation. Diabetol Metab Syndr. 2009;1:13.
36. Behl T, Kaur I, Kotwani A. Implication of oxidative stress in progression of diabetic retinopathy. Survey Ophthalmol. 2016;61(2):187–96.
37. Mima A, Qi W, Hiraoka-Yamomoto J, et al. Retinal not systemic oxidative and inflammatory stress correlated with VEGF expression in rodent models of insulin resistance and diabetes. Invest Ophthalmol Vis Sci. 2012;53:8424–32.
38. Rani PK, Raman R, Chandrakantan A, Pal SS, Perumal GM, Sharma T. Risk factors for

diabetic retinopathy in self-reported rural population with diabetes. J Postgrad Med. 2009;55:92–6.

39. Holman RR, Paul SK, Bethel MA, Neil HA, Matthews DR. Long-term follow-up after tight control of blood pressure in type 2 diabetes. N Engl J Med. 2008;359:1565–76.

40. Mohamed IN, Soliman SA, Alhusban A, et al. Diabetes exacerbates retinal oxidative stress, inflammation, and microvascular degeneration in spontaneously hypertensive rats. Mol Vis. 2012;18:1457–66.

41. Rassam SM, Patel V, Kohner EM. The effect of experimental hypertension on retinal vascular autoregulation in humans: a mechanism for the progression of diabetic retinopathy. Exp Physiol. 1995;80:53–68.

42. Marshall G, Garg SK, Jackson WE, Holmes DL, Chase HP. Factors influencing the onset and progression of diabetic retinopathy in subjects with insulin-dependent diabetes mellitus. Ophthalmology. 1993;100:1133–9.

43. Danser AH, van den Dorpel MA, Deinum J, et al. Renin, prorenin, and immunoreactive renin in vitreous fluid from eyes with and without diabetic retinopathy. J Clin Endocrinol Metab. 1989;68:160–7.

44. Williams B, Baker AQ, Gallacher B, Lodwick D. Angiotensin II increases vascular permeability factor gene expression by human vascular smooth muscle cells. Hypertension. 1995;25:913–7.

45. Stolk RP, van Schooneveld MJ, Cruickshank JK, et al. Retinal vascular lesions in patients of Caucasian and Asian origin with type 2 diabetes: baseline results from the ADVANCE retinal measurements (AdRem) study. Diabetes Care. 2008;31:708–13.

46. Haffner SM, Fong D, Stern MP, et al. Diabetic retinopathy in Mexican Americans and non-Hispanic whites. Diabetes. 1988;37:878–84.

47. Hamman RF, Mayer EJ, Moo-Young GA, Hildebrandt W, Marshall JA, Baxter J. Prevalence and risk factors of diabetic retinopathy in non-Hispanic whites and Hispanics with NIDDM. San Luis Valley Diabetes Study Diabetes. 1989;38:1231–7.

48. Abhary S, Hewitt AW, Burdon KP, Craig JE. A systematic meta-analysis of genetic association studies for diabetic retinopathy. Diabetes. 2009;58:2137–47.

49. Haffner SM, Mitchell BD, Moss SE, et al. Is there an ethnic difference in the effect of risk factors for diabetic retinopathy? Ann Epidemiol. 1993;3:2–8.

50. Sivaprasad S, Gupta B, Crosby-Nwaobi R, Evans J. Prevalence of diabetic retinopathy in various ethnic groups: a worldwide perspective. Surv Ophthalmol. 2012;57:347–70.

51. Tong Z, Yang Z, Patel S, et al. Promoter polymorphism of the erythropoietin gene in severe diabetic eye and kidney complications. Proc Natl Acad Sci U S A. 2008;105:6998–7003.

52. Zietz B, Buechler C, Kobuch K, Neumeier M, Scholmerich J, Schaffler A. Serum levels of adiponectin are associated with diabetic retinopathy and with adiponectin gene mutations in Caucasian patients with diabetes mellitus type 2. Exp Clin Endocrinol Diabetes. 2008;116:532–6.

53. Hietala K, Forsblom C, Summanen P, Groop PH, FinnDiane Study Group. Heritability of proliferative diabetic retinopathy. Diabetes. 2008;57(8):2176–80.

54. Looker HC, Nelson RG, Chew E, Klein R, Klein BE, Knowler WC, et al. Genome-wide linkage analyses to identify loci for diabetic retinopathy. Diabetes. 2007;56(4):1160–6.

55. Sandholm N, Groop PH. Genetic basis of diabetic kidney disease and other diabetic complications. Curr Opin Genet Dev. 2018;50:17–24.

56. Burdon KP, Fogarty RD, Shen W, Abhary S, Kaidonis G, Appukuttan B, et al. Genome-wide association study for sight-threatening diabetic retinopathy reveals association with genetic variation near the GRB2 gene. Diabetologia. 2015;58(10):2288–97.

57. Chaturvedi N, Sjoelie AK, Porta M, et al. Markers of insulin resistance are strong risk factors for retinopathy incidence in type 1 diabetes. Diabetes Care. 2001;24:284–9.

58. Ballard DJ, Melton LJ 3rd, Dwyer MS, et al. Risk factors for diabetic retinopathy: a population-based study in Rochester, Minnesota. Diabetes Care. 1986;9:334–42.

59. Dirani M, Xie J, Fenwick E, et al. Are obesity and anthropometry risk factors for diabetic retinopathy? The diabetes management project. Invest Ophthalmol Vis Sci. 2011;52:4416–21.

60. Klein R, Klein BE, Moss SE. Is obesity related to microvascular and macrovascular complications in diabetes? The Wisconsin epidemiologic study of diabetic retinopathy. Arch Intern Med. 1997;157:650–6.

61. Mancini JE, Ortiz G, Croxatto JO, Gallo JE. Retinal upregulation of inflammatory and proangiogenic markers in a model of neonatal diabetic rats fed on a high-fat-diet. BMC Ophthalmol. 2013;13:14.

62. Chew EY, Ambrosius WT, Davis MD, et al. Effects of medical therapies on retinopathy progression in type 2 diabetes. N Engl J Med. 2010;363:233–44.

63. Keech AC, Mitchell P, Summanen PA, et al. Effect of fenofibrate on the need for laser treatment for diabetic retinopathy (FIELD study): a randomised controlled trial. Lancet. 2007;370:1687–97.

64. Bordet R, Ouk T, Petrault O, et al. PPAR: a new pharmacological target for neuroprotection in stroke and neurodegenerative diseases. Biochem Soc Trans. 2006;34:1341–6.

65. Chen Y, Hu Y, Lin M, et al. Therapeutic effects of PPARalpha agonists on diabetic retinopathy in type 1 diabetes models. Diabetes. 2013;62:261–72.

66. Meissner M, Stein M, Urbich C, et al. PPARalpha activators inhibit vascular endothelial growth factor receptor-2 expression by repressing Sp1-dependent DNA binding and transactivation. Circ Res. 2004;94:324–32.

67. Yokoyama Y, Xin B, Shigeto T, et al. Clofibric acid, a peroxisome proliferator-activated receptor alpha ligand, inhibits growth of human ovarian cancer. Mol Cancer Ther. 2007;6:1379–86.

68. Ramachandran A, Snehalatha C, Vijay V, King H. Impact of poverty on the prevalence of diabetes and its complications in urban southern India. Diabet Med. 2002;19:130–5.

69. Hu FB. Globalization of diabetes: the role of diet, lifestyle and genes. Diabetes Care. 2011;34(6):1249–57.

70. Ibrahim MM, Damasceno A. Hypertension in developing countries. Lancet. 2012;380 (9841):611–9.

71. Stovring H, Andersen M, Beck-Nielsen H, Green A, Vach W. Rising prevalence of diabetes: evidence from a Danish pharmaco-epidemiological database. Lancet. 2003;362(9383):537–8.

72. Hirsch IB, Brownlee M. Beyond hemoglobin A1c–need for additional markers of risk for diabetic microvascular complications. JAMA. 2010;303:2291–2.

73. Klein R. The epidemiology of diabetic retinopathy. In: Duh E, editor. Diabetic retinopathy. New York: Humana; 2008. p. 67–107.

74. Antonetti DA, Klein R, Gardner TW. Diabetic retinopathy. N Engl J Med. 2012;366:1227–39.

75. West SD, Groves DC, Lipinski HJ, et al. The prevalence of retinopathy in men with type 2 diabetes and obstructive sleep apnoea. Diabet Med. 2010;27:423–30.

76. Targher G, Bertolini L, Chonchol M, et al. Non-alcoholic fatty liver disease is independently associated with an increased prevalence of chronic kidney disease and retinopathy in type 1 diabetic patients. Diabetologia. 2010;53:1341–8.

77. Arnold E, Rivera JC, Thebault S, et al. High levels of serum prolactin protect against diabetic retinopathy by increasing ocular vasoinhibins. Diabetes. 2010;59:3192–7.

78. Nguyen TT, Alibrahim E, Islam FM, et al. Inflammatory, hemostatic, and other novel biomarkers for diabetic retinopathy: the multi-ethnic study of atherosclerosis. Diabetes Care. 2009;32:1704–9.

79. Dow C, Mancini F, Rajaobelina K, Boutron-Ruault MC, Balkau B, Bonnet F, et al. Diet and risk of diabetic retinopathy: a systemic review. Eur J Epidemiol. 2018;33(2):141–56.

80. Stitt AW, Curtis TM, Chen M, Medina RJ, McKay GJ, Jenkins A, et al. The progress in understanding and treatment of diabetic retinopathy. Prog Ret Eye Res. 2016;51:156–86.

81. Kowluru RA, Engerman RL, Case GL, Kern TS. Retinal glutamate in diabetes and effect of antioxidants. Neurochem Int. 2001;38:385–90.

82. Zeng XX, Ng YK, Ling EA. Neuronal and microglial response in the retina of streptozotocin-induced diabetic rats. Vis Neurosci. 2000;17(3):463–71.

83. Brucklacher RM, Patel KM, VanGuilder HD, et al. Whole genome assessment of the retinal response to diabetes reveals a progressive neurovascular inflammatory response. BMC Med Genet. 2008;1:26.

84. Singh PP, Mahadi F, Roy A, Sharma P. Reactive oxygen species, reactive nitrogen species and antioxidants in etiopathogenesis of diabetes mellitus type-2. Indian J Clin Biochem. 2009;24:324–42.

85. Bhagat N, Grigorian RA, Tutela A, Zarbin MA. Diabetic macular edema: pathogenesis and

treatment. Surv Ophthalmol. 2009;54:1–32.

86. Betteridge DJ. What is oxidative stress? Metabolism. 2000;49:3–8.

87. Kowluru R, Kern TS, Engerman RL. Abnormalities of retinal metabolism in diabetes or galactosemia. II. Comparison of gamma-glutamyl transpeptidase in retina and cerebral cortex, and effects of antioxidant therapy. Curr Eye Res. 1994;13:891–6.

88. Metea MR, Newman EA. Signalling within the neurovascular unit in the mammalian retina. Exp Physiol. 2007;92:635–40.

89. Kankova K, Marova I, Zahejsky J, et al. Polymorphisms 1704G/T and 2184A/G in the RAGE gene are associated with antioxidant status. Metabolism. 2001;50:1152–60.

90. Hudson BI, Hofmann M, Bucciarelli L, Wendt T, Moser B, Lu Y, et al. Glycation and diabetes: the RAGE connection. Curr Sci. 2002;83:1515–21. Accessed at http://www.iisc.ernet.in/currsci/dec252002/1515.pdf.

91. Grossin N, Wautier MP, Meas T, Guillausseau PJ, Massin P, Wautier JL. Severity of diabetic microvascular complications is associated with a low soluble RAGE level. Diabetes Metab. 2008;34:392–5.

92. Duh EJ, Sun JK, Stitt AW. Diabetic retinopathy: current understanding, mechanisms and treatment strategies. JCI Insight. 2017;2(14):93751.

93. Abcouwer SF, Antonetti DA. A role for systemic inflammation in diabetic retinopathy. Invest Ophthalmol Vis Sci. 2013;54:2384.

94. Arita R, Nakao S, Kita T, et al. A key role for ROCK in TNF-alpha-mediated diabetic microvascular damage. Invest Ophthalmol Vis Sci. 2013;54:2373–83.

95. Demircan N, Safran BG, Soylu M, Ozcan AA, Sizmaz S. Determination of vitreous interleukin-1 (IL-1) and tumour necrosis factor (TNF) levels in proliferative diabetic retinopathy. Eye (Lond). 2006;20:1366–9.

96. Doganay S, Evereklioglu C, Er H, et al. Comparison of serum NO, TNF-alpha, IL-1beta, sIL-2R, IL-6 and IL-8 levels with grades of retinopathy in patients with diabetes mellitus. Eye (Lond). 2002;16:163–70.

97. Joussen AM, Poulaki V, Mitsiades N, et al. Nonsteroidal anti-inflammatory drugs prevent early diabetic retinopathy via TNF-alpha suppression. FASEB J. 2002;16:438–40.

98. Chan PS, Kanwar M, Kowluru RA. Resistance of retinal inflammatory mediators to suppress after reinstitution of good glycemic control: novel mechanism for metabolic memory. J Diabetes Complicat. 2010;24:55–63.

99. Altmann C, Schmidt MHH. The role of microglia in diabetic retinopathy: inflammation, microvasculature defects and neurodegeneration. Int J Mol Sci. 2018;19(1):110.

100. Lieth E, LaNoue KF, Antonetti DA, Ratz M. Diabetes reduces glutamate oxidation and glutamine synthesis in the retina. The Penn State Retina Research Group. Exp Eye Res. 2000;70:723–30.

101. Barber AJ, Gardner TW, Abcouwer SF. The significance of vascular and neural apoptosis to the pathology of diabetic retinopathy. Invest Ophthalmol Vis Sci. 2011;52:1156–63.

102. Ng YK, Zeng XX, Ling EA. Expression of glutamate receptors and calcium-binding proteins in the retina of streptozotocin-induced diabetic rats. Brain Res. 2004;1018:66–72.

103. van Dijk HW, Kok PH, Garvin M, et al. Selective loss of inner retinal layer thickness in type 1 diabetic patients with minimal diabetic retinopathy. Invest Ophthalmol Vis Sci. 2009;50:3404–9.

104. van Dijk HW, Verbraak FD, Kok PH, et al. Decreased retinal ganglion cell layer thickness in patients with type 1 diabetes. Invest Ophthalmol Vis Sci. 2010;51:3660–5.

105. Lopes de Faria JM, Russ H, Costa VP. Retinal nerve fibre layer loss in patients with type 1 diabetes mellitus without retinopathy. Br J Ophthalmol. 2002;86:725–8.

106. Gerhardinger C, Costa MB, Coulombe MC, Toth I, Hoehn T, Grosu P. Expression of acute-phase response proteins in retinal Muller cells in diabetes. Invest Ophthalmol Vis Sci. 2005;46:349–57.

第 2 章

非增殖性糖尿病视网膜病变

Francesco Bandello, Rosangela Lattanzio, Emanuela Aragona,
Alessandro Marchese, Giuseppe Querques, Ilaria Zucchiatti

2.1 临床概况

2.1.1 临床表现

从传统上来说,非增殖性糖尿病视网膜病变(NPDR),或背景期视网膜病变的特征是在散瞳眼底检查中可见微血管和视网膜内变化,包括微动脉瘤、硬性渗出、棉绒斑、视网膜内微血管异常(IRMA)及静脉串珠。黄斑水肿在非增殖性和增殖性糖尿病视网膜病变中均可发生。

微动脉瘤(MA)是 DR 的典型早期征象。其主要表现为毛细血管壁向外膨出以及壁内周细胞选择性丧失区域的末梢小动脉或小静脉的扩张[1-3]。MA 通常出现于视网膜后极部,以黄斑部更为常见,直径为 25~100μm[4](图 2.1)。根据血管壁扩张的范围可分为两种类型的 MA:梭形(一侧血管壁扩张)和球形(两侧血管壁扩张)。微动脉瘤的存在通常不伴有症状出现,或者根据血糖控制水平情况可在早期的 DR 患者中检测到数量不等的微动脉瘤。散瞳眼底检查即可清楚识别 MA,使用荧光素血管造影(FA)可检测出更多的 MA[5]。近年来,光学相干断层扫描(OCT)和光学相干断层扫描血管造影(OCTA)等技术在分析微动脉瘤形态方面具有重要意义。MA 在 OCT 上可同时表现为低反射和高反射病变。最近一篇文章报道 MA 反射模式与血流有关,发现高反射 MA 比低反射 MA 更易被检测到[6](图 2.2 至图 2.5)。近期在轻度非增殖性视网膜病变中对 MA 转化(由 MA 形成和消失的总和计算)进行了研究。研究发现,较高的 MA 转化值与视网膜病变进展风险的增加有关。此外,较高的 MA 活性与黄斑中央厚度(CMT)增加有关[7]。

在不同严重程度的 NPDR 中,均可观察到视网膜内出血,其由微动脉瘤破裂

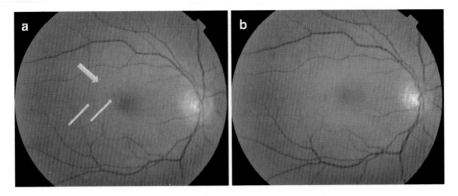

图 2.1　(a)背景期 DR:眼底彩色照相显示,微动脉瘤(大箭头所示)和小出血(小箭头所示)位于黄斑颞侧。(b)1 年后,微动脉瘤可能消失,小出血消退。在疾病的早期阶段,彩色照片有助于记录病变随时间的变化。

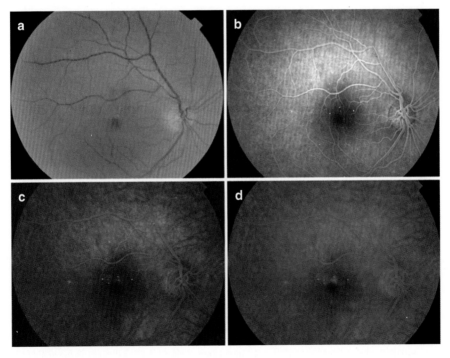

图 2.2　(a)轻度 NPDR 眼底彩色照相。(b~d)各期 FA 显示早期点状强荧光与晚期微动脉瘤血管渗漏的增加有关。

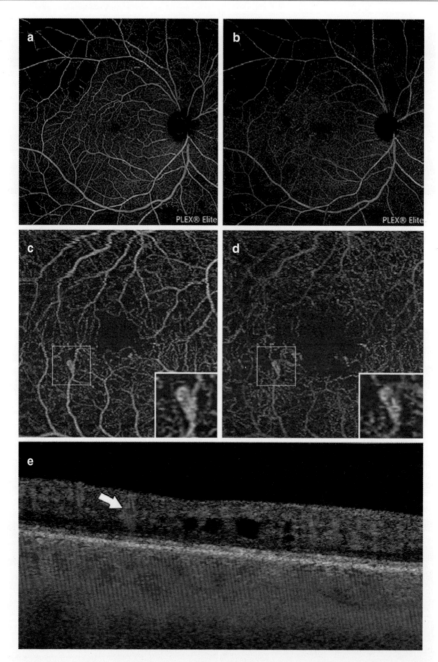

图 2.3　NPDR 中的微动脉瘤和血管环。12mm×12mm 扫描显示浅表毛细血管丛(SCP)(a)和深部毛细血管丛(DCP)(b)周边均有明显的低灌注区。清晰可见微动脉瘤和中央凹无血管区扩大，在 3mm×3mm 范围内更清晰。在 SCP 中检测到一个界限清楚的血管环(c)，其在 DCP 水平更为明显(d)(白色方格)。OCT 显示(e)，此为一圆形高反射视网膜内病变(白色箭头所示)，血管叠加显示病变内有血供。视网膜内囊肿与视网膜内外层的改变并存。(OCTA images: PLEX ⓇⓇ Elite 9000, Carl Zeiss Meditec Inc., Dublin, CA, USA.)

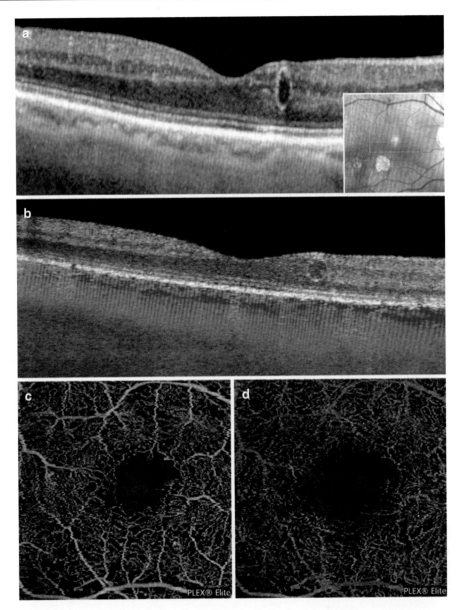

图 2.4　NPDR 的低反射性微动脉瘤。结构 OCT(a)显示了一个界限清晰的视网膜内低反射圆形病变,其被高反射边界围绕。血管叠加(b)并未突出此病变区域中存在清晰的血流。OTCA 是重建术末施在浅表毛细血管丛(c)和深部毛细血管丛(d)水平上重建这种低反射微动脉瘤。(OCTA images: PLEX® Elite 9000, Carl Zeiss Meditec Inc., Dublin, CA, USA.)

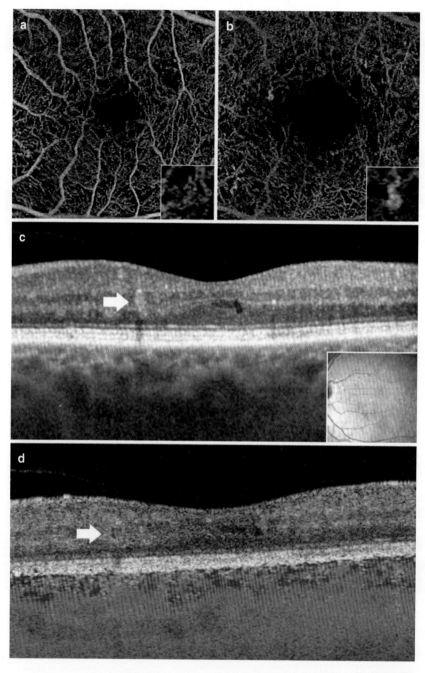

图 2.5　NPDR 中的混合反射微动脉瘤。OCTA 重建显示微动脉瘤的存在，在浅层毛细血管丛 (SCP)中不可见(a)，但在深部毛细血管丛(DCP)内定位良好(b)，且可见中央凹无血管区(FAZ) 扩大。在结构 OCT 中(c)，此微动脉瘤对应以混合反射为特征的圆形视网膜内病变(白色箭头所 示)。一些视网膜内囊肿也被发现。(d)叠加血管血流显示病变内有血流。(OCTA images: PLEX ® Elite 9000, Carl Zeiss Meditec Inc., Dublin, CA, USA.)

(视网膜内点状出血)、视网膜内微血管异常(IRMA)和毛细血管渗漏引起。视网膜内出血有两种类型：火焰状出血和点状/印记样出血。火焰状出血位于神经纤维层,点状/印迹样出血位于视网膜内核层和内、外丛状层。火焰状出血的出现与平行于视网膜表面神经纤维层的走行有关,而点状/印迹出血则位于视网膜其他层,在与视网膜垂直的空隙内延伸(图 2.6 至图 2.8)。

　　硬性渗出为黄色,视网膜脂质,常位于后极部,继发于液体积聚[8-10]。临床上,它们呈簇状排列,常表现为围绕一个或多个微动脉瘤的典型环形分布[11](图 2.9)。

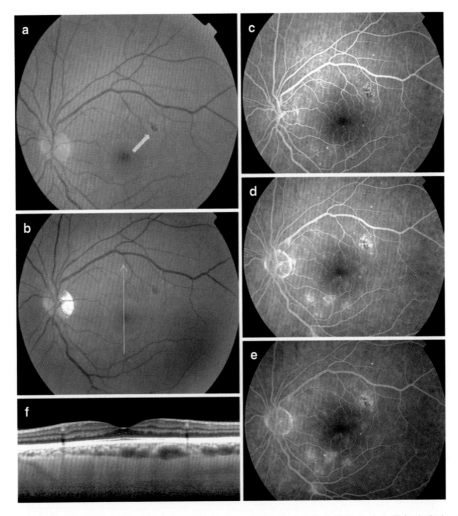

图 2.6　彩色(a)和无红光(b)照相显示轻度 NPDR,伴沿颞上血管支分布合流血管轻度膨出、少量出血和早期脂蛋白渗漏可检测为微渗出物(箭头所示)。在 FA 早期微动脉瘤为强荧光(c),在晚期发生渗漏(d,e)。(f)OCT 垂直扫描显示正常的视网膜截面。

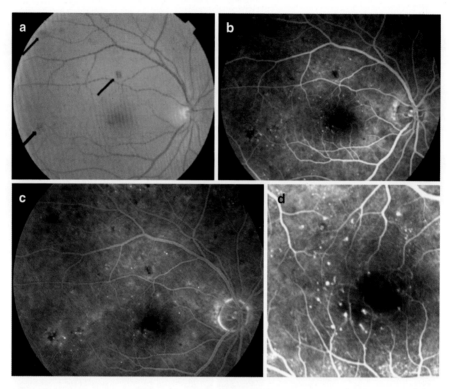

图 2.7　NPDR 深印迹小出血和数个微动脉瘤的眼底彩色照相 (a) 和 FA (早期 b 和晚期 c) 的照片。(d) 在血管造影早期，放大中心区域可以检测到一些早期的中央凹无血管区 (FAZ) 和中央凹周围血管弓的异常。

当环形渗出的位置集中于中央凹处时，呈黄斑区星芒状排列。硬性渗出通常位于视网膜增厚区域的边缘，是临床上重度糖尿病黄斑水肿的标志，因此常与视力下降有关。

棉绒斑可表现为灰色病变，其边界模糊，存在于神经纤维坏死中。它们走向与神经纤维层平行，与血管相邻 (图 2.10)。由于轴浆流的中断，细胞质碎片的累积和神经末梢肿胀的出现，从而导致棉绒斑的形成[12]。

因静脉直径大小不一被定义为静脉串珠，包括局灶性静脉扩张[13]。这可发生于重度 NPDR 的毛细血管闭塞区域和 IRMA。其他静脉直径异常包括弥漫性静脉扩张和形成静脉环[14] (图 2.11)。这些改变是对高血糖的反应和静脉自身调节的继发损害[15]。

视网膜内微血管异常 (IRMA) 是一种非特指的术语，其是指在非灌注区周围

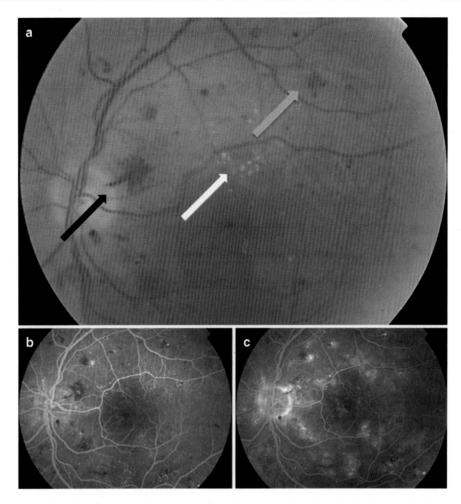

图 2.8　(a)后极部眼底彩色照相显示,表层火焰状出血(黑色箭头所示),深层点状/印迹出血(绿色箭头所示)和黄斑区上方的早期渗出(白色箭头所示)。FA 可评估大量的微动脉瘤,其在早期表现为强荧光(b),晚期出现渗漏(c)。

探测到毛细血管增宽的分流血管[16,17]。通常认为它们是生长于神经视网膜内的扩张毛细血管,与硬性渗出、渗漏和出血有关。这些分流血管的生长与缺血区的存在相关,因此检测 IRMA 可预测重度 NPDR[18,19]。

　　外周血管渗漏(PVL)作为一种相对较新的 FA 检测征象,与晚期在外周动静脉检测到的荧光素渗漏相关[20]。得益于最近推出的超广角血管造影,PVL 被定义为活动性视网膜病变时发生的超出血管壁的强荧光,其特征是周围无灌注区及新

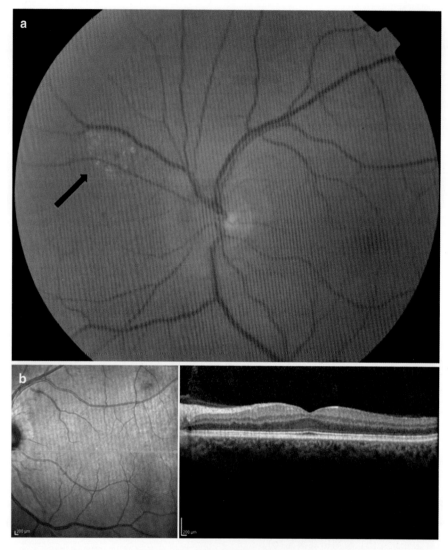

图 2.9　(a)早期 NPDR 的眼底彩色照相：散瞳可检测到鼻侧外周中部扩张血管的渗出(箭头所示)。(b)早期病变可发生在黄斑区以外，可经普通 OCT 证实。

生血管[21]。这一征象被认为是由血管通透性增加所致，与 VEGF 等生长因子的上调和外周缺血有关。基于这个原因,PVL 目前被看作是糖尿病视网膜病变活动和新生血管增殖风险增加的一个标志[22]。

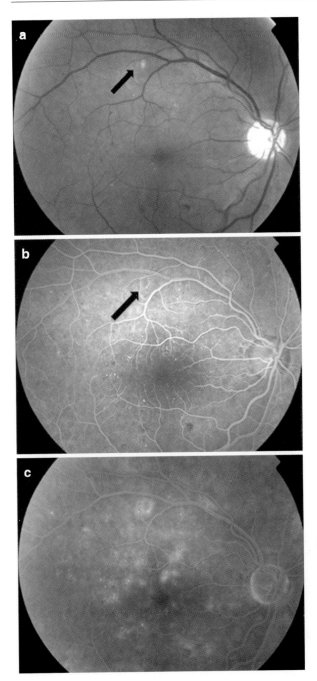

图 2.10　(a)NPDR 伴小棉绒斑 (箭头所示)或软性渗出,在无红光 照片显示为一个无清晰边界的白 色小圆点。FA 显示早期弱荧光(箭 头所示)(b)与病灶水平的急性灌 注损伤相对应:晚期存在血-视网 膜屏障的弥漫性破坏(c)。

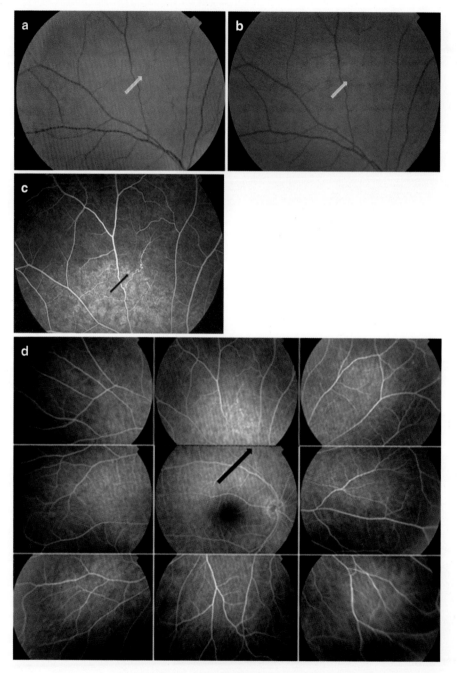

图 2.11　一名患有糖尿病的年轻女性，无其他视网膜病变，可见上方血管异常（箭头所示）。彩色
(a)和无红光(b)照片，FA 图像(c,d)显示异常血管网，无荧光素渗漏。

小结 2.1

　　NPDR 的生物显微镜表现包括微动脉瘤、出血、硬性渗出、棉绒斑、视网膜内微血管异常和静脉串珠[8-10,12-14,16,17]。外周血管渗漏是一种相对较新的荧光素血管造影征象，与晚期检测到的外周动静脉荧光素渗漏相关[20-22]。

2.1.2　NPDR 分级

　　非增殖性糖尿病视网膜病变根据其进展的严重程度可划分为不同阶段。

　　1981 年，糖尿病视网膜病变研究(DRS)小组在现有的 Airlie House 分类[24]的基础上，提出了广泛应用的 DR 分级[23]。视网膜病变的严重程度用视网膜的 7 个标准，以 30°拍照的视野进行分级。此量表基于疾病的 3 个阶段，包括无 DR、NPDR 和 PDR，使用了 11 个判定严重程度的附加标准。特别是在 NPDR 阶段，列出了 6 种不同水平的严重程度，分别为：极轻度 NPDR、轻度 NPDR、中度 NPDR（两种不同的阶段）、重度 NPDR 及极重度 NPDR（表 2.1）。糖尿病视网膜病变早期治疗研究(ETDRS)小组指出，重度 NPDR 在 1~5 年进展为高危 PDR 的可能性很大，发病率分别约为 15% 和 56%，而极重度 NPDR 在 1~5 年内进展为 PDR 的风险更高，发病率分别约为 45% 和 71%[25]。

　　上述分级标准被定为金标准，虽然十分详尽，但在日常临床实践中较为复杂且难以记忆。因此，不同国家制订了各自的简化分级，以帮助医师对 DR 的严重程度进行管理[26-28]。然而，使用多种不同分类的研究得出的数据难以进行比较。因此，有必要进一步对该疾病的严重程度进行标准化量度。

　　因此，2003 年，美国眼科学会(AAO)依据糖尿病视网膜病变研究小组的标准和威斯康星州糖尿病视网膜病变流行病学研究(WESDR)提供的数据[30,31]，提出了一种新的标准化实证的分级方法[29]。此分级在上一更新的版本中已获得确认(2017)[32]。根据此分级，基于散瞳眼底检眼镜的观察结果可将 DR 分为 5 个阶段：无明显 DR、轻度 NPDR、中度 NPDR、重度 NPDR 和 PDR。因此，在临床上，NPDR 只包含 3 个亚级别(轻度、中度和重度)，它可以向视网膜专科医师提供疾病进展的指标(表 2.2)：

- 轻度 NPDR 的定义是仅有微动脉瘤。
- 中度是介于轻度和重度之间的中间阶段。
- 最后，重度 NPDR 定义为无任何 PDR 表现，但会出现下列任一一种表现：4

表2.1 由 DRS 方案修订的 NPDR 严重程度分级标准

严重程度	散瞳眼底检查所见
极轻度 NPDR	仅有微动脉瘤
轻度 NPDR	硬性渗出、棉绒斑和(或)轻度视网膜内出血
中度 NPDR(43 级)	由以下 2 种表现进行区分
	A.4 个象限视网膜中度出血或 1 个象限重度出血
	B.1~3 个象限轻度 IRMA
中度 NPDR(47 级)	由以下 4 种表现进行区分
	A.2 个中度 NPDR(47 级)表现
	B.4 个象限轻度 IRMA
	C.2~3 个象限重度视网膜出血
	D.1 个象限静脉串珠
重度 NPDR	由以下 4 种表现进行区分
	A.≥2 个中度 NPDR(47 级)表现
	B.4 个象限重度视网膜出血
	C.≥1 个象限中至重度 IRMA
	D.≥2 个象限静脉串珠
极重度 NPDR	2 个重度 NPDR 的特征性表现

这是众所周知的标准化方案的一部分,与 NPDR 相关。视网膜病变严重程度的 DRS 分级基于视网膜的 7 个标准的 30°拍照视野,细分为几种具体的级别。

个象限存在重度视网膜内出血和微动脉瘤,2 个或多个象限有静脉串珠，至少 1 个象限有显著的 IRMA("4:2:1 法则")。

AAO 分级是规范化评估 DR 严重程度的有效工具,有助于眼科医师进行临床决策,可预测 NPDR 何时进展到更危险的 PDR 阶段。与 DRS 小组标准相比,AAO

表2.2 根据 AAO 修订的 NPDR 严重程度分级(2017 年)

严重程度	散瞳眼底检查所见
轻度 NPDR	仅有微动脉瘤
中度 NPDR	轻于重度 NPDR,但重于轻度 NPDR
重度 NPDR	无 PDR 表现,但会出现下列任一种表现(4:2:1 法则)
	4 个象限有重度视网膜内出血和微动脉瘤
	≥2 个象限有静脉串珠
	≥1 个象限有 IMRA

这是一种实用、基于证据的 NPDR 严重程度的分级,可用于日常的临床实践。此分级得到国际公认,广泛应用于研究和出版物中。

分级的主要变化是认识到 IRMA 和静脉串珠是 NPDR 向 PDR 快速发展的强有力预测因子。此前的分期认为硬性渗出和软性渗出的出现是轻度 NPDR 的重要表现。而在此后提出的标准中，医师将硬性渗出和软性渗出这一指标从评分表中移除，因为与 IRMA 和静脉串珠的预后价值相比，它们并不能可靠地预测 PDR 的演变。

目前，NPDR 的 AAO 分级是视网膜专科医师的一种实用的评估预后工具，有助于管理 DR 的生物显微镜体征，并使用标准化的方法对数据进行评估。

UWFA 是最近引进的一种增加眼底成像视野的技术。它能够提供 240° 的图像，对视网膜的最周边部进行良好检测。这项特性在评估 DR 阶段时，进一步提供了重要信息，并有助于制订 DR 分级。事实上，最近的文献数据表明，与传统的九视野 FA 相比，UWF 可显示 3.9 倍以上的非灌注和 1.9 倍以上的新生血管现象，差异具有统计学意义。而且，它比全视网膜光凝的视野拓展了 3.8 倍，从而揭示通常的激光光凝并未完全覆盖整个视网膜[21,22,33,34]（图 2.12 和图 2.13）。

DRCR.net 方案 AA 目前正在评估与 7 个标准 ETDRS 视野相比，视网膜远周部成像如何通过 UWFA 技术提高对 DR 的评估能力，以及如何评估其恶化风险。次要结果是认识 NPDR 病变的严重程度（即微动脉瘤、静脉串珠、IRMA 和出血），并依靠 UWF 成像和缺血区面积扩大的研究发现其位置[35]。

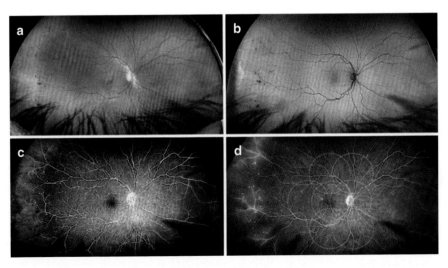

图 2.12　一名在 15 岁时就患有 DMT1 的 47 岁女性患者的眼底超广角（UWF）成像。眼底检查发现后极部微动脉瘤和颞侧外周部出血，眼底彩色照相和自发荧光（AF）可见（**a,b**）。早期和晚期超广角荧光素血管造影（UWFA）证实后极部存在 MA（**c,d**）。晚期图像比较了 ETDRS 七视野血管造影与 UWFA 的差异：UWF 提供的视野更广，可以在周边视网膜检测到更多的 MA 和在颞侧检测到外周血管渗漏（PVL）。还可检测到缺血区域。

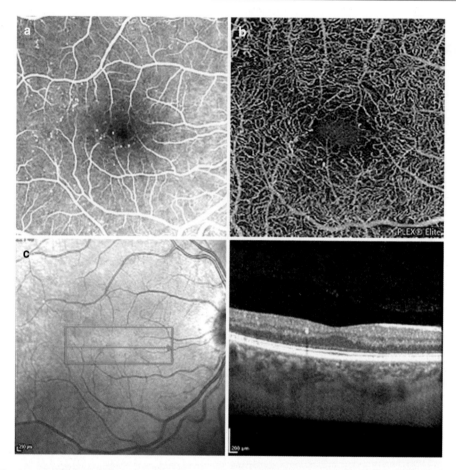

图 2.13　(a,b)超广角荧光素血管造影和光学相干断层扫描血管造影展示上一病例的后极部细节。虽然超广角荧光素血管造影可检测到大部分动脉瘤,但光学相干断层扫描血管造影可清楚辨认深部毛细血管丛中的微动脉瘤。(c)OCT 显示微动脉瘤为局限于内核层水平的高反射椭圆形病变。

2.1.3　非典型 NPDR

1971 年 Lubow 和 Makley 首次对糖尿病视盘病变(DP)进行了定义,并报道了 3 名 1 型糖尿病患者患有双侧视盘水肿[36]。之后其他作者也使用了同样的定义描述暂时性视盘水肿的病例报道,其中大多数病例伴有轻微的视力损害且可自行吸收[37-39]。目前,DP 一词定义了 1 型糖尿病和 2 型糖尿病患者的单侧或双侧急性视盘水肿,通常无症状,伴轻微或无明显视盘功能障碍,一般能够自行吸收,且视力预后良好。DP 的典型体征包括充血性视盘肿胀、视盘边界不清和浅表放射状扩张的毛细血管(图 2.14 和图 2.15)。传统意义上,DP 与小的杯盘比有关,具有可变的糖尿病视网膜病变阶段,在某些情况下,与黄斑水肿有关[40]。

　　DP 的发病机制尚不清楚,目前仍是一个有争议的话题。一些作者认为 DP 是视盘缺血的一种形式,类似于前部缺血性视神经病变(AION),并假设 DP 可能代

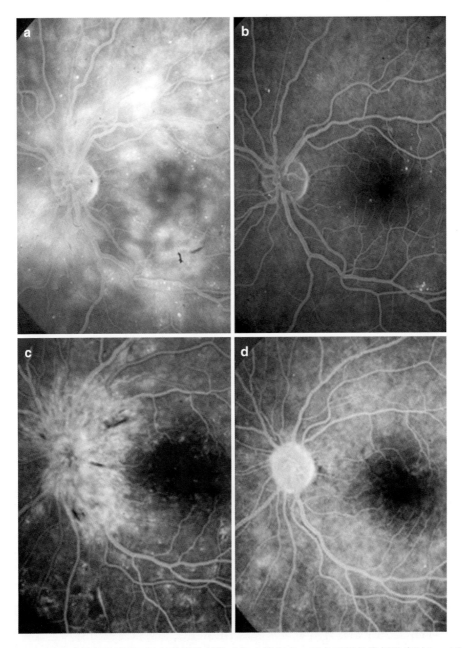

图 2.14　糖尿病性视盘病变:视盘周围放射状毛细血管病变。两名不同的病例发病时 (a,c) 以及系统控制血糖后病变自然消退 (b,d) 的血管荧光素造影。

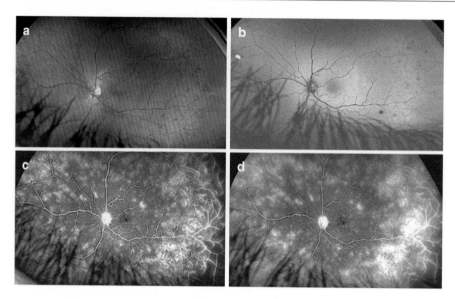

图 2.15 一位转到我院门诊进行随访的年轻糖尿病患者的超广角(UWF)照相。患者近期怀孕;在怀孕前只表现出轻微的 NPDR 征象(很少的微动脉瘤)。(a,b)彩色眼底照相和自发荧光显示沿颞侧血管弓有出血。(c,d)UWFA 的早期和晚期表现出强荧光,其特征是视盘边界不清,可归因于糖尿病性视盘病变。

表 AION 的前驱期,并不会演变为任何一种确切的疾病。另外一些人认为 DP 可被看作是视盘周围出现放射状毛细血管的血管病变[37,38,45-47]。根据这一理论,DP 的发病机制与视盘和视盘周围放射状毛细血管最浅层的局灶性视盘微血管病变相关。事实上,有证据表明,因为放射状毛细血管特殊的解剖特性,它对血流减少很敏感,可导致局部无灌注、急性血管内皮失代偿和水肿性毛细血管病变(EC)[46]。放射状毛细血管比其他视网膜毛细血管网长,而且它们直接与大直径动脉和大静脉主干连接,没有吻合支(图 2.16)。这种特殊的形态可以解释他们对不同血管损害的高度敏感性,例如糖代谢失调或高血压损伤[47]。作为示范,棉绒斑和扩张的毛细血管的分布重现了视盘周围放射状血管网的地形图[48](图 2.17)。

DP 和 EC 的治疗主要是预防, 例如规范地控制血糖和避免任何方法的快速降糖。通常情况下,DP 和 EC 是自限性疾病,能够自行痊愈,因此不需要特殊治疗。由于曲安奈德和倍他米松具有抗水肿和抑制血管增生的作用,因此玻璃体内注射这两种药物可改善视功能和视盘肿胀[49,50]。玻璃体腔注射雷珠单抗(IVR)和贝伐单抗(IVB)已用于治疗伴有黄斑水肿的 DP 和 EC,其对恢复视力有一定效果[51-55](图 2.18)。

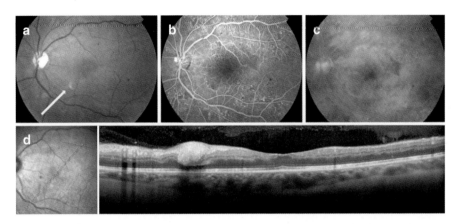

图 2.16 弥漫性水肿性毛细血管病变是 DR 的一种非典型形式,多见于长期依赖胰岛素的糖尿病年轻女性患者。(a)无红光照相显示后极部存在棉绒斑(白色箭头所示)。FA 早期(b)显示与血管灌注减少相对应的弱荧光区的存在。这种 DR 的一种典型特征是弥漫性血-视网膜屏障(BRB)破坏,在 FA 晚期出现全视网膜弥漫性强荧光表现(c)。这一表现是由于视网膜血管的炎症对更好的糖代谢控制做出反应所致。(d)无红光照相中的棉绒斑可作为缺血状态的表现,在相应的 OCT 截面中,缺血水肿的存在进一步证明了这一点。

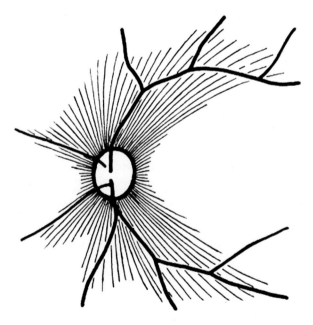

图 2.17 视盘周围放射状毛细血管示意图。(Modified from Henkind.[31])

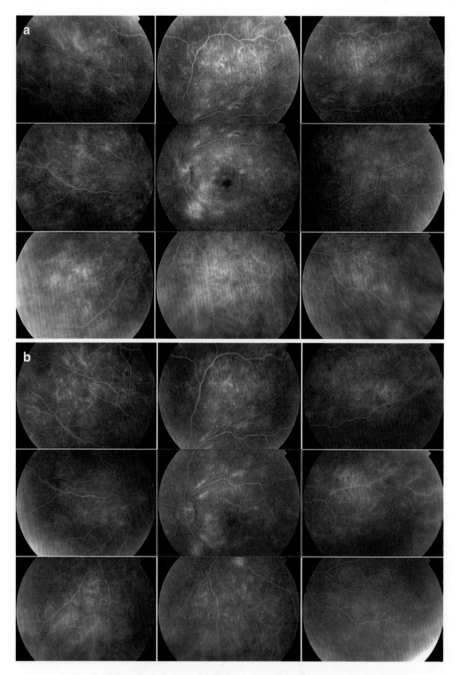

图 2.18　FA 照片显示,在弥漫性水肿性毛细血管病变患者前期(a)和玻璃体腔注射雷珠单抗 1 个月后(b)BRB 破坏减少;控制好糖代谢以减少视网膜病变复发和进展的风险是必要的。(待续)

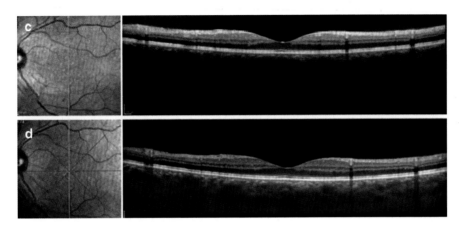

图 2.18(续) 静脉注射治疗前(c),注射后(d)OCT 显示黄斑区正常。

小结 2.2

　　根据 ETDRS 和 AAO 分级,NPDR 目前可被分为不同阶段。ETDRS 显示,极重度 NPDR 为 1~5 年进展成为 PDR 的风险增加, 分别约为 45% 和 71%[23,25]。AAO 分级显示 3 种级别的 NPDR:轻度、中度和重度[29,32]。UWF 成像进一步提供了视网膜的周边部细节,使得 NPDR 分级更为准确[21,22,33,34]。NPDR 的不典型表现为糖尿病视盘病变、水肿性毛细血管病变。DP 的特点是在荧光素血管造影中表现为边缘模糊的强荧光。DP 通常预后良好[36-39]。EC 是由于急性内皮失代偿所致[46,47]。

2.2 诊断工具

　　通常,在 NPDR 中,散瞳眼底检查本身足以诊断疾病的不同程度及其向更严重的方向进展的情况。患者应进行常规评估,以便早期发现 DR 并及时管理。尽管如此,远程医疗、眼底照相、FA、OCT、OCTA 和超声成像依然是日常临床实践中常用的重要诊断工具。

2.2.1 远程医疗

　　筛查计划是降低工作年龄失明风险的一种具有成本效益的解决方案[56]。最近全球引入了远程医疗用于筛查 DR,尤其是增加了获得医疗服务的机会,可及时评估 DR,并降低了健康成本[57-60]。此外,这些新技术还可以最大限度地促进眼科医师与其他医疗保健专家(如糖尿病专家或儿科医师)之间的合作。散瞳和非散瞳眼底照相机的开发用于整合多学科护理团队,以帮助糖尿病患者管理这种疾病。非散瞳视网膜照相机具有使用红外光通过未经散大的瞳孔进行检测的优点,这种检查对患者来说更舒适。不同类型的视网膜数码相机已逐步引入非眼科设备,并由非眼科专业人员常规操作[61,62]。即使一些相机需要专业的摄影师来拍摄图片,新的非散瞳仪器已开发,可由没有经验的技术人员获取图像。数据由评分中心或在某些情况下,由专业的眼科医师进行分析,以便能够检测 DR 的早期表现,并且还可以对 DR 的严重程度进行分级。在发现 DR 的情况下,患者将立即进行完整的眼科评估,包括散瞳眼底检查。一些研究证实,远程医疗表现出良好的灵敏度和特异性,目前被认为是一种首选的筛查方法[63]。然而,医师应该记住,远程医疗不能代替完整的眼科检查。此外,还需要专业人员分析结果,并在某些情况下进行筛查。

2.2.2　眼底照相

自 1976 年以来,眼底照相已常规应用于多中心临床试验中,以记录 DR 的发生和发展,并使用标准化方法对不同程度的疾病进行分级[64]。数字照片使用相关的新技术替代了既往的胶片图像,在临床活动和研究领域都发挥了重要作用。使用立体和非立体技术并通过不同的广角视野(例如,30°或 60°视野)可以获得眼底彩色照片。传统上,标准方案是采用七视野技术以获取周边约 75°视野的图像。为了获得更宽视野的成像效果,引入了新的数码相机以通过一次拍摄而获取一张超大角度(200°)的视网膜图像[65,66]。

可以监测所有阶段的 DR 自然发展过程,并与下一次就诊时进行比较,尤其是处于早期 NPDR 的过程中,不需要治疗,只需要更密切的随访和适当的全身情况控制(图 2.19 和图 2.20)。

2.2.3　荧光素血管造影

荧光素血管造影是一种众所周知的诊断 DR 的工具,它可以识别和随访视网膜无灌注区和新生血管以及血管通透性的异常(图 2.21 和图 2.22)。

- 在轻度和中度 NPDR 中,通常不需要 FA 检查,因为散瞳眼底照相被认为是其标准。然而如果进行 FA 检查,与生物显微镜和眼底彩色照相相比,其可以轻松检测到更多的微动脉瘤[67,68](图 2.23)。如糖尿病控制和并发症试验(DCCT)研究

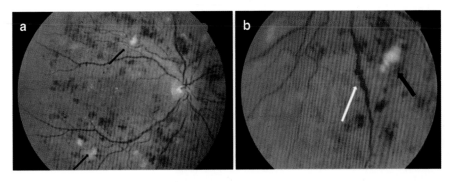

图 2.19　重度 NPDR（或增殖前 DR）的彩色照片，主要血管弓内外出现多处广泛出血，后极部 (a) 和周边部 (b) 出现棉绒斑（黑色箭头所示），由于流速减慢（静脉串珠）而出现血管直径增大和血管壁扭曲（白色箭头所示）。

小组所示，与眼底照相相比，FA 不能用于检测和管理 DR 的早期变化[69]。

· 在重度 NPDR 的情况下，FA 可以记录血管直径的改变、IRMA 的存在以及外周缺血的发生（图 2.24 和图 2.25），它可以用于识别和随访进展的且向威胁视力方向发展的 PDR。尽管早期治疗糖尿病视网膜病变研究小组显示重度 NPDR 进展为高风险 PDR 的风险增加，但随机临床试验的结果确认 FA 不能明确显示重度 NPDR 的情况，而 DR 的这个阶段可以仅通过眼底彩色照相清楚的显现[25,70]。

· 因此，在 PDR、DME 和缺血性黄斑病变的情况下，FA 仍然是必要的。

2.2.4　超声

超声检查用于因大量屈光介质混浊导致眼底部分或完全不可见的情况，例如致密的白内障或玻璃体积血，以便确认视网膜的状态。彩色多普勒成像是另一种通过使用超声波对眼眶血管进行血流动力学评估的方法。其可对球后血管进行评估以获取不同的参数，如血管阻力、血流速度、收缩和舒张速度[71]。

2.2.5　光学相干断层扫描

OCT 是一种非侵入性检测，广泛用于黄斑和视神经病变的诊断和随访。频域 OCT（SD-OCT）和扫频 OCT（SS-OCT）是新型的成像工具，可以对视网膜的内层和外层进行详细检查，包括光感受器的完整性和脉络膜。

· DR 视网膜形态学认知的新进展来自 FA 和 SD-OCT 之间的同时相关性（图 2.26 和图 2.27）。在最近的一项研究中已经进行了 OCT 和 FA 相关性的检测，

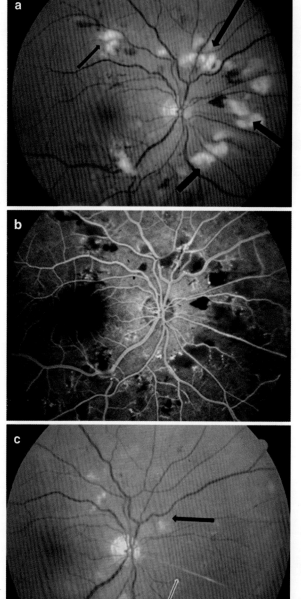

图 2.20　一名重度 NPDR 患者。在基线时，(a) 彩色照片显示视盘周围的数个棉绒斑（黑色箭头所示），提示视网膜组织的急性梗死，而在 FA 图像 (b) 中，弱荧光区域是由于弥漫性灌注损伤。(c) 几个月后，病变消退（黑色箭头所示），生物显微镜下可见视网膜缺血，鼻侧一条主要血管阻塞，该血管透明而呈现出白色（白色箭头所示）。

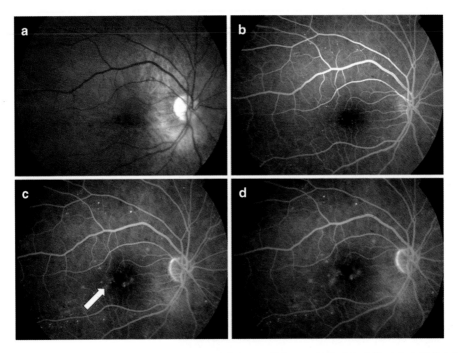

图 2.21　NPDR 的无红光(a),FA 早期(b)和晚期(c,d)图像。一些微动脉瘤位于中央凹旁血管弓周围。它们在早期为强荧光,且其为晚期荧光素渗漏的原因。渗漏区域对应导致初始黄斑囊样水肿(白色箭头所示)的视网膜内液体的存在。患者主诉初始视力损害和视物变形。

并且研究了微动脉瘤的结构和位置[72]。

- OCT 在 DR 中的最大效用是识别 DME 和监测治疗,评估中央视网膜厚度(CRT)测量(图 2.28 至图 2.30)。

- 高反射病灶(HRF)为散在点,OCT 在扫描时可能出现在所有视网膜层中。常见于多种视网膜疾病中,如视网膜静脉阻塞、后葡萄膜炎和年龄相关性黄斑变性(AMD)。在 DR 中,它与 DME 有关,可推测预后价值[73,74]。此外,最近认为 HRF 也存在于没有 NPDR 临床症状的糖尿病患者中。其与风险因素相关,如代谢控制不良和高血压,因此,HRF 被认为是进展风险的可能标志[75]。

- 最近的文献报道了一些没有 NPDR 临床症状的糖尿病患者的 OCT 显著表现。证据显示内层视网膜厚度减少,特别是内丛状层(IPL),神经节细胞层(GCL)和神经纤维层(NFL),与健康的人对照相比,它们显得更薄。这被解释为神经变性的早期征兆(并与糖尿病外周神经病变相关,类似于角膜神经纤维变化的表现)[76–80]。

- 脉络膜厚度测量是一种能够对脉络膜进行评估的影像学手段。最近的论文

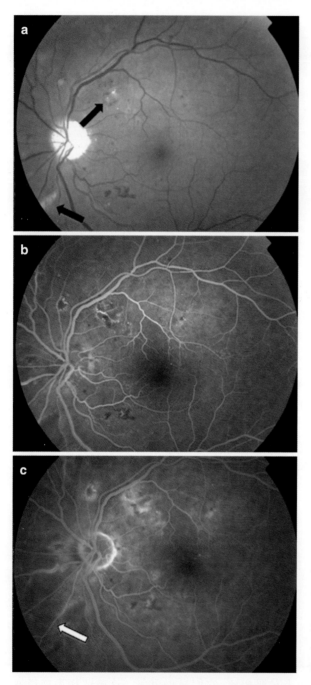

图 2.22　NPDR 伴棉绒斑的无红光图像 (a)（黑色箭头所示）和 FA 各期持续弱荧光的鼻侧视网膜无灌注区 (b,c)（白色箭头所示）。

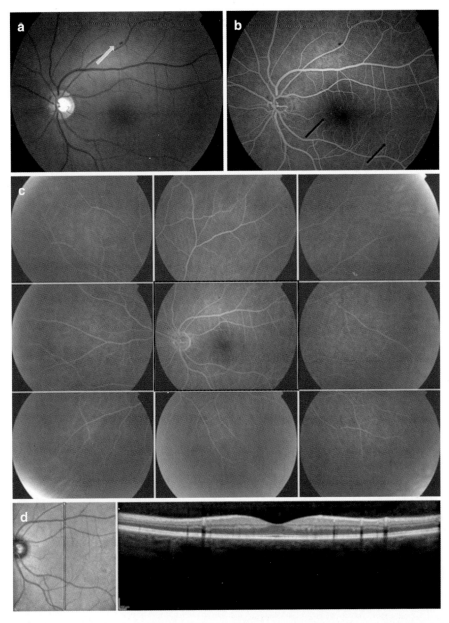

图 2.23　(a)由无红光照片记录的初始 DR 伴少量微动脉瘤(黑色箭头所示)和后极部的少量出血(白色箭头所示)。(b)FA 图像显示由于出血的遮蔽效应导致的弱荧光和扩张血管的强荧光。(c)全视网膜 FA 未检测到进一步的病变。扩瞳生物显微镜检查中未发现更多病变时,应避免行 FA 检查,并保留至 DR 的更严重阶段。(d)SD-OCT 垂直扫描显示视网膜血管的低反射性阴影锥。

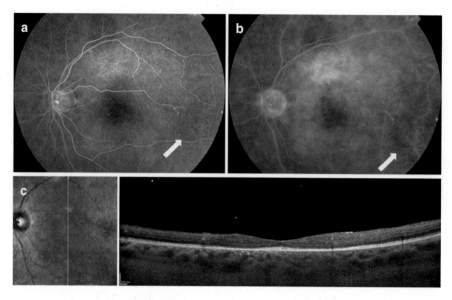

图 2.24　(a)早期 FA 图像检测到 IRMA(白色箭头所示)、较大 FAZ(中央凹无血管区)和视网膜无灌注区。在(b)晚期 FA,可检测到继发于血–视网膜屏障破坏的弥漫性强荧光,与(c)OCT 垂直扫描中的黄斑水肿无关,相反,其显示由于黄斑缺血导致视网膜变薄。增强深度 OCT(EDI–OCT)还可以观察到脉络膜的新生血管。

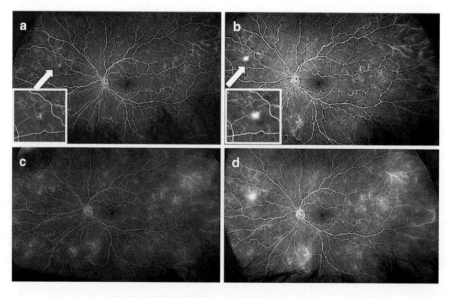

图 2.25　自 9 岁起患 DMT1 的 40 岁女性的超广角血管造影(UWFA)。早期(a)有明显的微动脉瘤、外周血管渗漏、血–视网膜屏障破坏和局部血管异常(白色箭头所示),这是由于视网膜内微血管异常(IRMA),其也存在于晚期(c)。两年后随访。(b)和(d)显示 DR 进展,在之前 IRMA 的位置存在可疑的强荧光(白色箭头所示),提示形成新生血管。

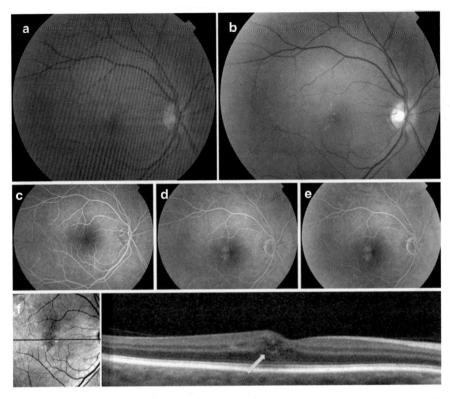

图 2.26　彩色(a)和无红光(b)图像显示在中央凹旁区域的扩张性病变。各期 FA(c~e)确定这些病变的定位,OCT 水平扫描(f)突出显示中央凹颞侧视网膜内液体的存在(白色箭头所示)。

显示,使用不同的仪器成功检查了患有不同程度 DR 的糖尿病患者的脉络膜。在文献中,关于糖尿病视网膜病变中脉络膜厚度如何变化尚无统一的共识。NPDR 患者与非糖尿病对照组的中央凹下脉络膜厚度未发现显著差异[81,82],但在 DME 和玻璃体腔(IV)注射抗 VEGF 药物后发现脉络膜厚度变薄。在重复注射后,脉络膜变薄更为显著[83]。

2.2.6　光学相干断层扫描血管造影

OCTA 是传统 OCT 的一种相对较新的演变。通过在视网膜的相同位置处重复执行连续 OCT B 扫描检测诸如红细胞的散射颗粒的运动,软件重建视网膜和脉络膜内微脉管系统的灌注图。后者包括浅表毛细血管丛(SCP)、深部毛细血管丛(DCP)和脉络膜毛细血管层(CC)[84]。OCTA 能够获取黄斑区域的详细图像(通过 3mm×3mm 和 6mm×6mm)以及更广泛区域的图像。最先进的技术可通过 12mm×12mm 采集的拼贴系统提供 70°的视野,以评估整个后极部以及血管弓外的区域

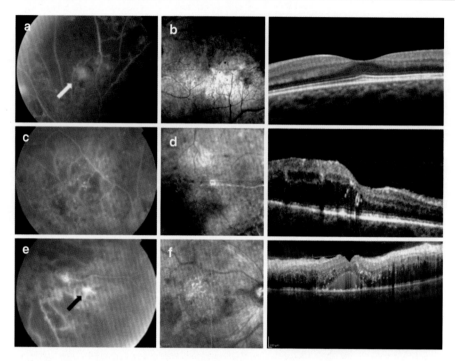

图 2.27　糖尿病患者视网膜缺血的 FA 图像(a,c,e)显示，继发于早期视网膜前新生血管的点状强荧光(箭头所示)，与相应黄斑情况的 OCT(b,d,f)。

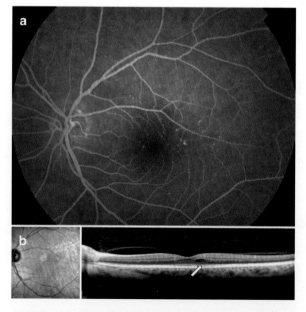

图 2.28　轻度 NPDR 的 FA 图像(a)。黄斑颞侧有更多的微动脉瘤，它们是 OCT 水平扫描中清晰可见的视网膜内微囊进展的原因(b,箭头所示)。

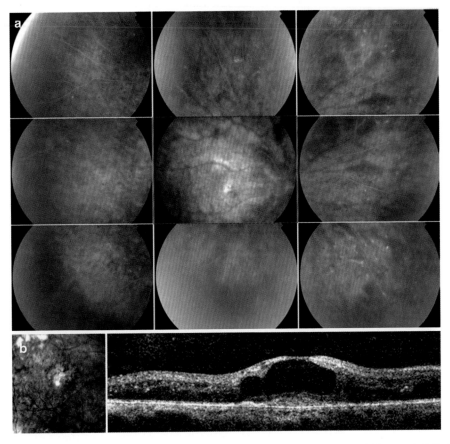

图 2.29 (a)全视网膜 FA 图像显示,视网膜周边区域视网膜血管损伤、中度缺血和弥漫性血–视网膜屏障破坏。(b)OCT 水平扫描检测到大的中央视网膜内囊肿的存在和视网膜内层厚度的减少。

(图 2.31)。

　　OCTA 能够详细显示 NPDR 中常见的典型变化,如 IRMA、微动脉瘤、硬性渗出、棉绒斑和黄斑水肿[85,86]。此外,通过 OCTA 检查,NPDR 患者可能会经常检测到 SCP 和 DCP 中 FAZ 明显扩大,并被解释为灌注改变的早期征兆[87](图 2.32)。最近的一项研究测试了 OCTA 自动检测不同 DR 阶段典型血管改变的潜力。OCTA 被认为是 DR 血管变化检测的一种灵敏可靠的工具,特别是考虑到更深层结构的异常[88]。关于后一方面,值得一提的是 OCTA 在评估深部血管结构时能够胜过 FA,因为 FA 检测受到染料渗漏遮蔽效应的限制[89]。尽管 OCTA 为评估视网膜血管网络损伤的比较有前途的工具,但它仍然是受到许多限制[90]。尤其是对微动脉瘤的

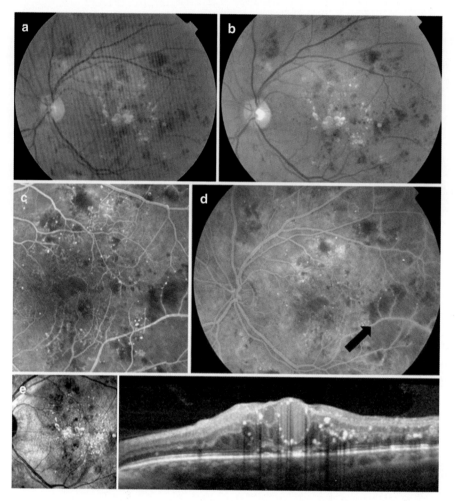

图 2.30   严重渗出水肿性糖尿病黄斑病变的彩色(a)和无红光(b)照片,OCT 扫描(e)证实存在增殖期前 DR 伴有棉绒斑和后极部缺血(箭头所示)。在血管造影早期(c),FAZ(中央凹无血管区)扩大明显;在晚期(d),灌注受损区域持续弱荧光。

检测,OCTA 受到血流速度变化的影响，使得微动脉瘤的重建难以实现并且通常不可靠[5,90]。

然而,最近 OCTA 可以检测无 NPDR 临床症状的糖尿病眼中存在的微血管异常。这些可通过深部毛细血管丛的改变来表现[91-94]。Cao 及其同事也描述了在检眼镜检查表现出现之前,可检测出脉络膜毛细血管层的减少和 MA 的存在。他们建议在类似病例中引入术语"临床前 DR",其中影像学技术可以使得尽早识别视网膜病变的体征,以免其进展只在散瞳眼底检查中才发现[94]。

无 DR 的糖尿病眼的 OCT 和 OCTA 可阐明其部分发病机制。目前的假说认

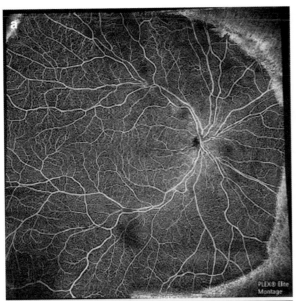

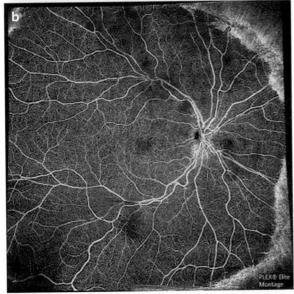

图 2.31　中年糖尿病女性患者右眼的光学相干断层扫描血管造影（OCTA）。现代技术使用宽视野扫描（例如，12mm×12mm）的拼接以获取浅表（a）和深部（b）血管丛的细节。在该患者中，浅表血管丛可见中央凹无血管区（FAZ）改变，而在深部可见 FAZ 扩大。此外，它还显示外周上部的缺血区域。FAZ 扩大和缺血区域都是微血管病变的征兆。最后，在血管弓外的圆形高反射线是近视造成的伪影。（OCTA images: PLEX® Elite 9000, Carl Zeiss Meditec Inc., Dublin, CA, USA.）

为 DR 由两部分构成：微血管异常和神经退行性改变。高血糖对血管组织的影响是众所周知的：主要包括内皮细胞损伤、周细胞丢失和血-视网膜屏障破坏。因此导致缺血恶性循环和 VEGF 的产生，使得视网膜病变进展到更严重的阶段。神经视网膜的退化与这种机制一起参与 DR 的发病机制。目前有两个关于神经层细胞丢失的假设。第一个是血-视网膜屏障破坏将在细胞死亡中发挥作用，因为它会引起细胞外液组分的改变和水肿；第二个假设认为高血糖对神经细胞起直接作用，

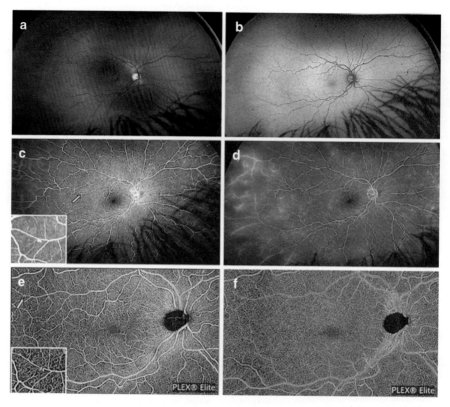

图 2.32   自 30 岁患 DMT1 的 39 岁患者的超广角(UWF)成像。(a,b)眼底彩色照相和自发荧光显示中度 NPDR,伴有后极和外周部微动脉瘤、出血和硬性渗出。(c)UWFA 能清楚显示早期颞上支微动脉瘤和血管扩张;在后期(d),仍然可识别微动脉瘤以及弥漫性血–视网膜屏障破坏和外周血管渗漏。在宽视野 OCTA 采集(15mm×9mm)中,无论是在浅表还是深部毛细血管丛(e,f),都可以检测到 FAZ 增大和血管稀疏。在图 c 和 d 中,箭头所示血管扩张,在正方形中更容易观察到。(OCTA images: PLEX® Elite 9000, Carl Zeiss Meditec Inc., Dublin, CA, USA.)

因为它会诱导细胞凋亡[95]。

2.2.7   自适应光学扫描激光检眼镜

自适应光学扫描激光检眼镜(AOSLO)是一种新的无创成像系统,可实现人体视网膜的高分辨率成像。最近使用 AOSLO 对 NPDR 的微观变化进行了分析[96]。成像系统能够识别光感受器的结构完整性、毛细血管的变化以及微动脉瘤的发展和进展。

2.2.8　多焦视网膜电图

多焦视网膜电图(mfERG)目前用于检测糖尿病患者早期的功能变化,即使是没有临床表现的 DR。最近的研究报道了 NPDR 患者和无 DR 的糖尿病患者的早期功能异常[97]。

特别是 mfERG 的潜时延迟、振幅改变与光感受器层、神经细胞层的损伤相关,尤其是 Müller 细胞和双极细胞的损伤。随着视网膜病变的恶化,mfERG 的异常会更加明显[98-100]。研究还发现,由于在无 DR 的 1 型和 2 型糖尿病年轻患者中发现潜时延迟增加,因此上述改变是提前出现的[101-103]。mfERG 异常与 NPDR 和无 DR 糖尿病眼的色觉缺失有关[104]。这些功能评估进一步证明神经退行性病变与视网膜病变发病机制中的微血管损伤有关[100]。

2.2.9　模式视觉诱发电位

模式视觉诱发电位(P-VEP)已在有 NPDR 和无任何视网膜病变的糖尿病患者中进行了检测,发现潜伏期增加是视网膜神经节细胞损伤的早期征象[105]。

2.2.10　其他诊断工具

在 NPDR 中进行了其他检查以评估早期糖尿病视网膜病变,包括倍频技术、对比敏感度和暗适应。结果显示,即使视力正常,NPDR 患者的早期功能也发生了变化[106]。

小结 2.3

近年来,远程医疗在全球范围内发展,在 DR 的筛查中发挥了关键作用[57-63]。眼底彩色照相仍然是监测 NPDR 进展的推荐工具[64-66]。FA、OCT 和 OCTA 在更晚期和糖尿病性黄斑病变中起主导作用[67,68,72,84-86]。

2.3　目前的治疗方法

世界上约有 3.66 亿人患有糖尿病,这是一个全球性的健康问题,其发病率正在迅速增长[107]。高达 25% 的糖尿病患者患有糖尿病网膜病变[108];其是一种最终可能导致失明的慢性微血管并发症。病程长以及代谢控制不良的患者发展为糖尿病视网膜病变的可能性最高。由于没有治疗方法可以预防糖尿病视网膜病变的发病,应建议患者通过改变生活方式和保持最佳血糖来控制风险因素。尽管如此,糖尿病视网膜病变还是可以在患者的整个生命过程中继续发展。

预防性治疗有助于降低糖尿病视网膜病变的风险,包括严格控制血糖、血压和血脂的水平。一些临床试验证明糖尿病视网膜病变的发病率和进展可以通过控制血糖来降低;视力下降和视网膜病变的进展也可因抗高血压治疗而减缓。此外,最近的研究报道,患糖尿病视网膜病变的风险与血清脂质和血脂异常的升高有直接关系。因此,降脂药也有助于减少视网膜病变的进展[109]。

现在许多信号通路被认为与 DR 的发展有关;因此,侧重于病理生理学的次级策略已经被开发。我们将在本章中研究其中一部分,例如,阻断肾素–血管紧张素系统(RAS)和使用蛋白激酶 C(PKC)抑制剂。

2.3.1 主要干预措施

2.3.1.1 控制血糖

血液中的葡萄糖水平可能是糖尿病视网膜病变发展的最重要的预测因素。不同的随机临床试验证实了这一假设,表明严格的控制血糖可以降低糖尿病并发症的发病率和进展,如视网膜病变[110]。在两项多中心,试验中研究了控制血糖水平与糖尿病微观并发症发生之间的关系,即糖尿病控制和并发症试验(DCCT)[111-114]和英国前瞻性糖尿病研究(UKPDS)[115,116]。

在 DCCT 中,1441 名 1 型糖尿病患者被随机分配接受常规或强化胰岛素治疗。随访 6 年后,与接受常规治疗的患者(HbA1c 的中位数为 9.1%)相比,接受强化治疗的患者(HbA1c 的中位数为 7.2%)糖尿病视网膜病变的发病率和进展减少(分别为 76% 和 54%)[114]。

其他一些分析 2 型糖尿病控制血糖水平重要性的研究显示了相似的结果。在 UKPDS 中,3867 名新诊断的患者被随机分配接受常规或强化治疗。第二组显示微血管终点减少 25%,激光光凝治疗需求减少 29%[115,116]。

在糖尿病干预和并发症流行病学的研究中,作者对 DCCT 研究的参与者在其研究结束后进行了随访,并分析了他们的长期观察数据。结果显示,尽管 HbA1c 值逐步均等,但在接受强化治疗的患者组中,糖尿病视网膜病变进展率低于常规治疗组[118,119]。该数据强调了从疾病开始就保持严格控制血糖的重要性。

虽然从这些研究中发现了严格控制血糖的优势,但是这种方法也可能产生严重的副作用,例如糖尿病视网膜病变早期恶化(EWDR)。在 DCCT 中,该风险的发病率在强化治疗患者中为 13.1%,而传统胰岛素治疗患者中为 7.6%[120]。然而,这种影响在 18 个月内消失了,没有造成严重的视力下降。最近的一项研究强调了通过强化治疗避免代谢控制突然改善的重要性。初期患者患有 1 型和 2 型糖尿病且未行治疗,随后进行强化药物治疗、胰腺移植或减肥手术。EWDR 在 3~6 个月发生,见于初期 HbA1c 水平较高且突然降低的患者。虽然 EWDR 在该项研究中初期检查时患有轻度 NPDR 的大多数患者中是短暂的,但是对于那些在初期具有严重 NPDR 的患者,EWDR 可引起进展,并导致并发症[121](图 2.33)。因此,选择一种专注于缓慢降低血糖水平的治疗策略非常重要。

DCCT 和其他临床试验的荟萃分析结果表明,与强化胰岛素治疗相关的另外两个危险的风险是低血糖和糖尿病酮症酸中毒[122]。

如今,糖尿病治疗的目标可归纳为"目标血糖控制"。

糖尿病的治疗包括改变生活方式、体育锻炼以及医疗或营养治疗,所有这些方法可以一起用于实现个人的血糖目标。

目前对 1 型糖尿病(T1DM)的治疗是基于正常胰岛素分泌的复制。通过胰岛素泵连续皮下注射胰岛素或每日多次注射胰岛素来实现对疾病的最佳控制。患者还应经常控制自己的血糖水平,并根据食物摄入量和身体活动计算正确的胰岛素剂量。在 2 型糖尿病(T2DM)的患者中,如果仅通过改变生活方式无法使血糖水平正常时,则需要药物治疗。治疗方法包括逐步添加不同类别的药物,以实现控制最佳的血糖目标。

如今有许多种药物可用于治疗糖尿病。对于胰岛素治疗,糖尿病患者可以使用速效胰岛素类似物以替代生理性餐后胰岛素分泌和长效胰岛素,旨在调节的基础控制血糖。对于 2 型糖尿病患者,通常使用的抗糖尿病药物是二甲双胍,即一种双胍类药物,它可以减少肝脏葡萄糖的产生;其他类型的胰岛素增敏剂有格列酮类,可使得葡萄糖利用率增加。其他重要的药物是磺酰脲类和格列奈类,它们可起胰岛素促分泌剂的作用。还有 α-葡萄糖苷酶抑制剂和胆汁酸螯合剂,它们可以延缓胃肠道对葡萄糖的吸收。最后,还有两类新药,即肠促胰岛素类似物和肠促胰岛素增强剂,它们可促进肠促胰岛素 GLP-1 和 GIP 的作用,这是两种关键的葡萄糖调节激素[123]。

具有不同作用机制的多种药物的优点是它们可以各种组合使用,以便为每个患者获得最佳的治疗方案。

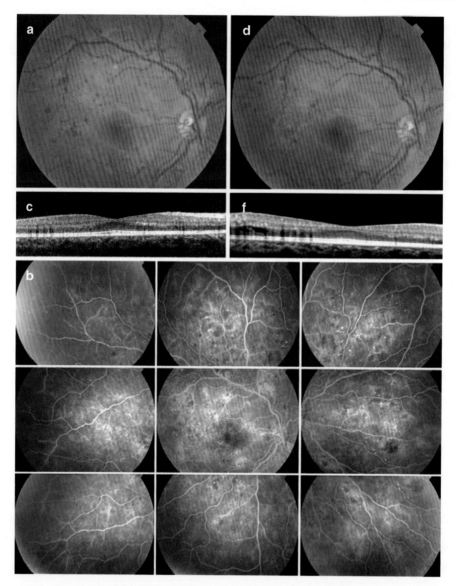

图 2.33　从 NPDR 到 PDR 的进展。一名具有未治疗 IDDM 病史的年轻女性患者的生物显微镜照片、FA 和 OCT 图像，在初期(a~c)和 4 个月后(d~f)控制血糖过快改善(HbA1c 从初期时的 11.2%降至 7.5%)。(待续)

2.3.1.2　控制血压

　　高血压是糖尿病患者常见的共存疾病，并且长期以来一直被认为是不同机制的糖尿病视网膜病变的风险因素。血压升高应被视为视网膜血管自动调节受损的

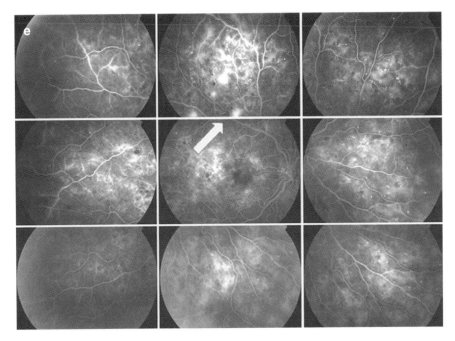

图 2.33(续) (e)FA 图像中的箭头表示存在新生血管所致的强荧光。

主要原因,这可能导致内皮损伤。高血压还引起糖尿病患者血管内皮生长因子(VEGF)及其受体表达的增加。

许多随机临床试验表明,控制血压是糖尿病视网膜病变发生和进展的一个可变因素。在 UKPDS[116]中,1048 名高血压患者被随机分配到严格控制血压组(<150mmHg/<85mmHg)或常规控制组(<180mmHg/<105mmHg)。随访 9 年后,与常规治疗组相比,严格控制血压组患者 DR 的进展减少 34%,视力恶化减少 47%,需要激光光凝治疗减少 35%。在这项研究中,通过更严格的控制血压获得的益处超过了严格控制血糖所带来的益处。

在预防视网膜病变的新方法中,有证据表明肾素-血管紧张素系统(RAS)可能在 DR 的发病机制中起决定性作用[124]。科学研究证实,有一种局部 RAS 在眼睛中起作用,并且在活动性视网膜病变中上调。特别是,最近的试验表明,血管紧张素 II 导致视网膜血管渗出增加[125,126],其通过上调 VEGF 和其他生长因子来促进新血管的形成。此外,动物模型研究表明,RAS 的阻断应与视网膜的保护作用相关[127,128]。

由于这些原因,最新的研究方向是寻找可以阻断 RAS 系统的药物,以便对视网膜产生预防作用,而不依赖抗高血压作用。

在 EURODIAB 胰岛素依赖型糖尿病赖诺普利的对照试验(EUCLID)中[129],为了评估 ACE 抑制剂对 DR 进展的影响,正常血压和正常白蛋白尿 T1DM 患者用赖诺普利治疗两年。该治疗没有改变 DR 的发病率,但是 DR 的进展减少了 50%,并且从 NPDR 到 PDR 的进展减少了 80%。由于患者在初期血压正常,因此本项研究表明 ACE 抑制剂的有效性是与其他致病机制有关, 而与血压降低无关。EUCLID 研究的限制是随访时间过短(仅两年),以及两个研究组之间血糖水平存在差异,治疗组的 HbA1c 水平较低。

糖尿病视网膜病变坎地沙坦试验(DIRECT)[130,131]纳入了 5231 名患者,包括 3 项安慰剂对照试验。这项大型研究的重点是确定血管紧张素受体阻滞剂(ARB)坎地沙坦对 1 型或 2 型糖尿病患者 DR 发病率和进展的影响。在为期 4 年的随访期间,T1DM 患者 DR 的发病率和进展减少;相反,仅患有 T2DM 的患者中 DR 进展减少。

DIRECT 试验的 3 个组成部分包括 DIRECT-Prevent 1 的 1421 名 T1DM 正常血压患者,初期无糖尿病视网膜病变;DIRECT-Protect 1 的 1905 名 T1DM 正常血压患者,初期仅有轻度至中度的 NPDR;DIRECT-Protect 2 的 1905 名 T2DM 正常血压或轻度高血压治疗的患者,初期轻度至中度 NPDR。

本项试验有两个重要的终点:

• 在 ETDRS 量表上,发病率增加两阶,进展增加三阶。

• 初期视网膜病变的消退,意味着在任何一次随访中减少三阶,或者一年内在两次不同的就诊中减少两阶。

Prevent 1 数据显示坎地沙坦具有积极作用,视网膜病变发病率从 31% 降至 25%;析因分析还表明,DR 加重(ETDRS 量表上的三阶)的概率从 16% 降至 10.5%。

在 Protect 1 亚组中,坎地沙坦的使用没有改变糖尿病视网膜病变的进展速度;Protect 2 也未能显示已存在的 DR 的进展中的任何显著变化,但之前 DR 出现重要回退(34%)。

视网膜病变的回退仅见于开始时的轻度患者,糖尿病视网膜病变存在"不可恢复点"的假设被支持。

即使 DIRECT 没有达到其主要终点,在所有 3 项试验中,使用坎地沙坦治疗的患者在研究结束时显示与安慰剂组相比,ETDRS 水平有所改善。这种优势在 1 型和 2 型 DM 中均有显示, 并提示该治疗对疾病的过程有生物学效应。DIRECT 试验没有调查坎地沙坦明显积极作用的确切机制;它可能部分与血压降低有关,另一个重要的影响是阻断 RAS 眼部特异性系统。

肾素-血管紧张素系统研究(RASS)分析了 1 型糖尿病患者,以寻找阻断 RAS

系统后视网膜病变进展缓慢的证据[132]。这项研究进一步支持了阻断 RAS 系统对治疗糖尿病视网膜病变的优势。

在 RASS 中，223 名血压正常的患者被分配到 3 个不同的组，每日接受 ACE 抑制剂依那普利 20mg/d、ARB 氯沙坦 100mg/d 或安慰剂。初期 34% 的患者没有视网膜病变的表现，58% 的患者有极小/早期 NPDR，只有 9% 有中度/重度 NPDR。这项研究的重点是 ETDRS 严重程度量表上两到三阶或更多的视网膜病变进展。随访 5 年后，疾病进展见于 25% 依那普利治疗的患者，21% 氯沙坦治疗的患者和 38% 安慰剂治疗的患者。

总之，这些研究表明，对于有糖尿病病程超过 6 年的 T1DM 患者，应考虑使用 RAS 抑制剂，如坎地沙坦，特别是如果有 RAS 阻滞的迹象，如高血压或存在蛋白尿等糖尿病肾病体征。在 T2DM 患者中，对于视网膜病变早期阶段的患者，应考虑使用 RAS 抑制剂，尤其是如果提示有 RAS 阻滞。

糖尿病成人治疗的目的是将血压降低至收缩压<130mmHg 和舒张压<80mmHg，并维持血压。在儿童中，主要目标是将血压降低到相应的年龄水平的第 90 百分位数值。

关于在糖尿病患者中正确选择抗高血压药物存在一些争议。从之前讨论的临床试验结果的证据来看，很多作者支持 ACE 抑制剂和 ARB 的有益作用，特别是在 DR 进展、肾功能和心血管并发症方面。

2.3.1.3　降脂治疗

有许多证据表明，血脂异常在糖尿病患者视网膜病变和黄斑水肿的发生中起重要作用。

ETDRS 分析了 2709 名患者的血脂水平，并显示高水平的甘油三酯、LDL 和 VLDL 与硬性渗出和视力丧失的风险增加存在明显的相关性[133,134]。

多项研究调查了他汀类药物和非诺贝特治疗对糖尿病视网膜病变的影响[135-137]。在联合阿托伐他汀糖尿病研究（CARDS）[138]中纳入了 2830 名 T2DM 患者，每日接受 10mg 阿托伐他汀或安慰剂。这项试验未显示 DR 进展显著减少。尽管如此，该项研究证明他汀类药物治疗组的激光光凝治疗有所减少。CARDS 有一些重要的局限性：首先，只有 65% 的患者在初期描述有视网膜病变的状态；其次，缺少 DR 的分级照片。因此，他汀类药物对糖尿病视网膜病变的作用现在仍有争议。如果他汀类药物有效，可能这个剂量较小[139]，需要其他证据证明大剂量他汀类药物的效果。

非诺贝特干预和糖尿病事件降低（FIELD）研究最近证明，降脂治疗可以预防或减少与 DR 相关的视力下降。

在这项临床试验中纳入了 9795 名 T2DM 血脂异常的患者，在初期未接受他汀类药物治疗，研究非诺贝特 200mg/d 对视网膜血管改变的影响[140]。

该项试验的主要终点是严格的心血管结果，减少心肌梗死或冠心病死亡。

眼科亚组研究表明，在 1012 名患者的 5 年随访中，与安慰剂相比，非诺贝特组视网膜病变激光光凝治疗的需要率从 5.2% 降至 3.6%[141]。这个结果指出非诺贝特如何减少激光光凝治疗的需要，并减缓患有视网膜病变患者的疾病进展。

ACCORD 眼科研究[142]的另一个证据显示了脂质控制的重要作用。作者探讨了 ACCORD 研究中心血管风险增加的 2856 名 T2DM 患者亚组[143,144]。在该项试验中不仅分析了强化血糖和控制血压的影响与常规治疗对照比较，还分析了在所有患者中使用辛伐他汀进行良好血糖控制的情况下，每天给予 160mg 非诺贝特或安慰剂进行脂质控制。

在眼睛亚组[142]中，经过 4 年的随访分析了不同治疗方法的效果。

总之，研究结束时的结果显示在接受强化控制血糖治疗组和非诺贝特组中，DR 进展率降低；另一方面，强化控制血压组没有显著差异。

FIELD 和 ACCORD 眼科研究均证实了基于非诺贝特和他汀类药物联合治疗糖尿病视网膜病变的新型降脂治疗方法的疗效[145]。值得注意的是，与单用辛伐他汀相比，使用非诺贝特治疗 4 年后 DR 进展和激光光凝治疗减少 40%。在 ACCORD 眼科研究中，非诺贝特治疗的直接效果是 HDL 胆固醇增加和血清甘油三酯水平降低；这种效应出现在治疗的第一年并持续到研究结束。相反，FIELD 研究认为，非诺贝特的疗效可能与降脂治疗无关，因为激光需要与否的患者，他们之间的脂质水平没有差异[145]。无论如何，重要的是要注意在两项研究中非诺贝特治疗的优势不依赖于控制血糖。

即使许多科学研究显示其作为过氧化物酶体增殖物激活受体（PPAR）抑制剂的主要作用，非诺贝特在减少 DR 进展中的确切作用机制仍不清楚。PPAR 已成为糖尿病血管损伤的新治疗靶点[146]。

非诺贝特可能还具有抗炎作用，可通过磷酸腺苷活化蛋白激酶（AMPK）信号转导通路预防糖尿病视网膜病变中常见的细胞凋亡[147,148]。

血脂异常是心血管疾病的重要风险因素。糖尿病患者应保持其 LDL-C 血清水平<100mg/dL，HDL-C 水平>40mg/dL（女性>50mg/dL），甘油三酯水平<150mg/dL[149]。为此，重要的是考虑在患有血脂异常的高风险糖尿病患者中使用贝特类和降低 LDL 的药物进行联合治疗。

美国糖尿病协会建议,应该在所有患有心血管疾病(CVD)的血脂异常糖尿病患者或无心血管疾病但超过 40 岁且有一种或多种 CVD 风险因素的患者中开始使用他汀类药物。重要的是通过降脂治疗达到 LDL-C 水平<100mg/dL;在有明显 CVD 的高风险患者中, 需要使用高剂量他汀类药物使 LDL-C 水平<70mg/dL[149]。

2.3.2　二级干预

2.3.2.1　蛋白激酶 C 抑制剂

糖尿病患者中高血糖水平的存在引起许多代谢途径的激活,导致氧化应激和多元醇途径通量的增加,产生晚期糖基化终末产物(AGE)和甘油二酯。这些改变的生物学效应之一是蛋白激酶 C(PKC)的直接激活,PKC 是一种在许多组织中存在不同亚型的酶[150,151]。特别是研究表明,糖尿病的组织中存在更高的 PKC 激活,例如视网膜、外周神经系统、肾脏和心脏。如一些研究所报道的,在糖尿病早期由高血糖诱导的甘油二酯的合成,会增加引起 β 型 PKC(PKC-β)的活化,特别是在眼部组织中[152,153]。研究表明,这种酶的慢性激活在决定糖尿病视网膜病变的进展中具有重要作用。由于上述原因,现在分析 PKC 抑制剂在糖尿病视网膜病变中可能的治疗应用越来越受到关注。最近的两项Ⅲ期临床试验研究了选择性 PKC-β 抑制剂鲁伯斯塔(RBX)的疗效。

在 PKC-糖尿病视网膜病变的研究[154]中,252 名在初期为中度至重度 NPDR 的糖尿病患者随机接受口服鲁伯斯塔(8mg、16mg 或 32mg)或安慰剂。

经过 3 年的随访,该项临床试验未能证明这种治疗方法在改善 DR 进展方面的作用,但它清楚的显示口服 32mg 鲁伯斯塔治疗组患者中度视力下降(MVL)的风险降低。

PKC-DRS2 试验[155]纳入了 685 名初期患有中度至重度 NPDR 的糖尿病患者,并且至少一只眼睛未行全视网膜激光光凝术(PRP)。这些患者接受了 32mg/d 的鲁伯斯塔治疗,经过 3 年的随访,该项研究显示发生中度视力下降的风险降低 40%;数据显示中度视力下降仅发生在 5.5%鲁伯斯塔治疗的患者,而安慰剂对照组为 9.1%。

这项大型研究指出使用鲁伯斯塔相关的许多优点:首先,鲁伯斯塔治疗患者的视力改善率为 4.9%,而安慰剂组为 2.4%;这也与视力下降频率的降低有关(治疗组为 6.7%, 安慰剂组为 9.9%)。此外, 鲁伯斯塔还显示出减少黄斑水肿进展

(68%对50%)和激光光凝治疗需要(鲁伯斯塔治疗组中减少26%)方面的积极作用。至少,即使在随访期间需要行局部/栅格样激光以治疗黄斑水肿,该项研究显示接受鲁伯斯塔的患者的严重和中度视力下降比安慰剂治疗组低,尽管患者接受了激光光凝治疗。

在这两项研究中,鲁伯斯塔均表现出极佳的安全性[156]:患者耐受性良好,仅有少量副作用,如轻度的肠胃症状。

因此,口服鲁伯斯塔对非增殖性糖尿病视网膜病变患者的积极作用包括:减少视力下降和黄斑水肿的进展以及激光光凝治疗的需求,同时增加改善视力的机会。

在一项PKC-DRS2的开放性延长期(OLE)试验中[157],一些作者研究了鲁伯斯塔对6年后视力下降的影响:此时,在安慰剂对照试验的3年随访中,所有患者1年均未经任何治疗,然后用鲁伯斯塔同等治疗2年。该分析显示,与接受较短鲁伯斯塔治疗(仅2年)的患者相比,鲁伯斯塔使用时间较长(5年)的患者重度和中度视力下降率有所降低。

鲁伯斯塔被美国食品药品监督管理局(FDA)命名为Arxxant(礼来公司)。2006年8月,礼来公司宣布收到FDA的批准函,建议该公司在考虑批准该分子之前,需要进行另一项Ⅲ期研究的疗效数据。2007年3月13日,礼来公司正式通知人用医疗产品委员会(CHMP),希望撤销其申请Arxxant用于治疗中度至重度NPDR成人患者的上市许可。

> **小结 2.4**
>
> 糖尿病视网膜病变现如今仍然是可预防性失明最常见的原因,这包括处于工作年龄的患者[107,108]。有许多预防和二级干预措施可用于减少视力丧失。一项高质量的研究表明,轻微控制血糖水平、高血压和血脂异常可以显著延缓NPDR的发生并减慢其发展过程[109-117,133-138]。

2.4 进展算法

2.4.1 筛查

在DR的发生和发展的早期检查中,眼部评估筛查的作用价值早已被证实[158]

（图 2.34 至图 2.37）。然而，如今约 50% 的糖尿病患者没有进行常规的扩瞳眼底检查，仍有 50% 的糖尿病患者直到失明也未予以任何治疗[159-161]。美国眼科学会、美国糖尿病学会和美国视光协会的建议是由眼科专业人员对所有糖尿病患者每年进行一次扩瞳眼底检查。其他的研究表明，每年一次的检查过于昂贵，较低频率的检查（如每两年评估一次）能降低成本。然而，每年一次的检查似乎能降低依从性差的风险，这种做法得到了支持，因为糖尿病患者往往伴有其他眼部并发症[163,164]。依据患者的年龄、糖尿病类型、病程时间、控制血糖情况及其他情况如怀孕，时间策略已提出。

在儿童糖尿病的患者中，常见的并发症是 NPDR，而 DR 增殖型并发症鲜有报道[165]。几项研究报道公布的数据显示，儿童背景期糖尿病视网膜病变的发病率从法国的 4.5% 到坦桑尼亚的 22%[166-168]。根据以上信息，国际儿童青少年糖尿病协会建议对年龄大于 11 岁且糖尿病病程 2 年以及年龄大于 9 岁且糖尿病病程 5 年的儿童进行每年一次筛查（表 2.3）。其他的研究建议依据首诊时间来确定眼底常规检查的不同时间频率，还有一些研究建议每两年一次的频率即可[63,169]。因此，儿童糖尿病患者必须定期进行生物显微镜结果监测、咨询以及生活方式教育[170]。

2 型糖尿病的成年患者应在疾病确诊后立即进行首次筛查，若未发现 DR 体征则应保证每年检查一次[158]。在确诊 DR 的情况下，可由眼科医师决定下次随访的时间。

妊娠会导致 DR 的进展。计划妊娠的女性应在妊娠前进行筛查评估[171]。在妊娠期间，如果没有 DR，糖尿病女性应每 3 个月进行一次扩瞳眼底检查；若检测到 DR 的出现，则应每月进行一次检查[158]。如果出现任何新的症状，患有糖尿病的孕妇应立即进行检查[172]。

小结 2.5

国际上建议由眼科专业人员对糖尿病儿童和成人每年进行一次扩瞳眼底检查。在妊娠期间，无 DR 情况下，糖尿病女性应该每 3 个月进行一次生物显微镜检查；若有 DR，应每个月进行一次检查。

2.4.2　激光光凝治疗

糖尿病视网膜病变研究发表了第一项随机多中心临床试验结果，该项试验评估了激光光凝治疗对 1742 名重度 NPDR 或 PDR 糖尿病患者的效果[173]。纳入的患

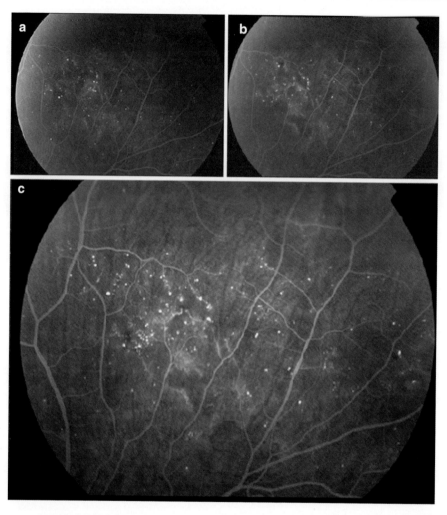

图 2.34　初期糖尿病患者周围视网膜(a),18 个月(b)和 24 个月后(c)的 FA 图像。可以清楚检测到灌注缺陷和微血管的异常进展。

者每只眼视力为 20/100 或更好,并且随机选取一只眼睛进行直接散点激光光凝治疗。在高危 PDR 中,散点激光光凝治疗能使严重视力丧失的风险降低 50%(定义为连续两次或多次检查视力<5/200),治疗组和对照组 2 年的报道率分别为 26% 和 11%[64]。这些比率在重度 NPDR 的眼睛中显著降低。视野缺损、视力下降 1 行、暗适应能力下降以及夜间驾驶困难均被报道。这项大型试验的结果并没有清楚地证明激光光凝治疗是否对疾病早期的患者有益,例如重度 NPDR 患者。

糖尿病视网膜病变早期治疗研究分析了早期激光光凝治疗是否对 DR 治疗有效[174];纳入了 3711 名轻度 NPDR 至早期 PDR 的患者,视力为 20/200 或更好,

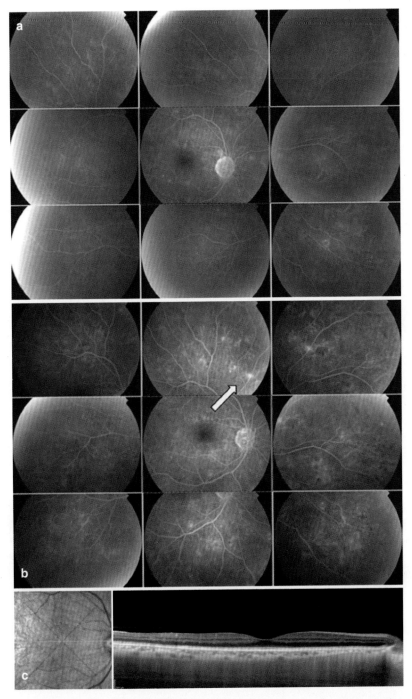

图 2.35　一名轻度 NPDR 且长期糖尿病控制欠佳的年轻女性患者的全视网膜 FA 图像（a，初期）。无灌注区存在周围血管渗漏。(b)2 年后全视网膜 FA 图像显示视网膜缺血以及 PDR 进展，伴有视网膜前新生血管的形成(白色箭头所示)。(c)在随访中，OCT 显示正常的视网膜轮廓，无任何黄斑受累。

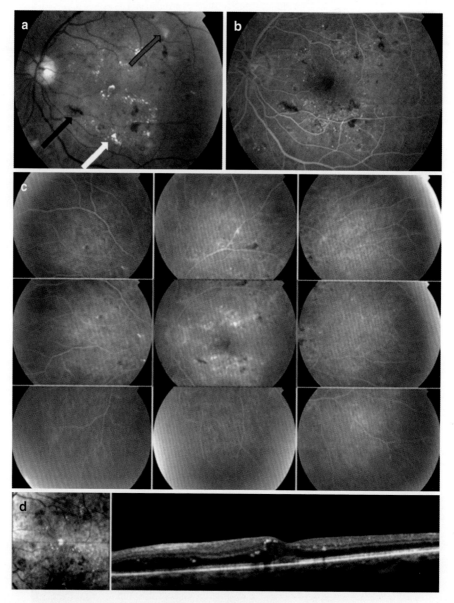

图 2.36 一名糖尿病伴 NPDR 男性患者的初期图像(a~d)。尽管在先前无红光图像(a)中可检测到的出血(黑色箭头所示,a)、硬性渗出(白色箭头所示,b)和棉绒斑(灰色箭头所示,a)在后续图像中有所减退(e),OCT 水平扫描显示水肿增加(d,h)。(待续)

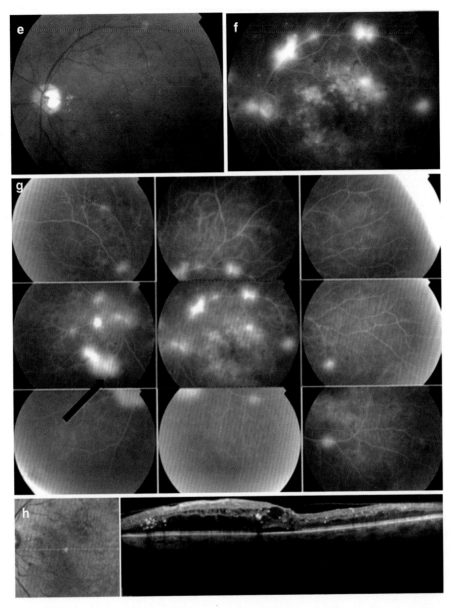

图 2.36 (续) 30 个月后进展成为 PDR (e~h) , 伴视盘新生血管 (NVD) 及其他部位新生血管 (NVE) (黑色箭头所示 , g) 。

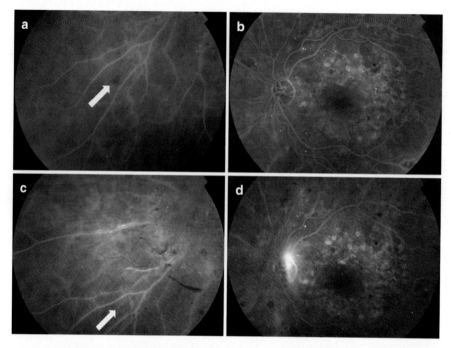

图2.37　一名糖尿病患者在初期(a,b)和8个月(c,d)后视网膜周边部的后极部和鼻下区域的 FA图像,显示鼻下区域缺血面积增加(白色箭头所示,a,c),以及视盘新生血管(d)。几年前进行了黄斑"栅格样"激光光凝治疗(b,d)。

表2.3　根据糖尿病的不同类型、年龄、病程时间和可能的妊娠情况进行筛查的频率

年龄(岁)	糖尿病类型	第一次检查时间	无DR时检查频率	NRDP时检查频率
>9岁	1	DM 5年后	每年	由眼科医师决定
>11岁	1	DM 2年后	每年	由眼科医师决定
成年人	2	一经诊断时	每年	由眼科医师决定
计划妊娠女性	1或2	妊娠前	不适用	不适用
妊娠女性	1或2	一经诊断为妊娠时	每隔3个月或新症状出现时立刻检查	每个月或新症状出现时立刻检查

修订自国际儿童青少年糖尿病学会、美国眼科学会、美国糖尿病学会和美国视光协会。

被随机分配至激光光凝治疗(散点或局部)或观察。结果显示,早期散点激光光凝治疗能使早期治疗中严重视力丧失的风险小幅下降;5 年时, 治疗组和未治疗组的发病率分别为 2.6% 和 3.7%[25]。在轻度至中度 NPDR 中,病变进展率甚至更低。因此,早期激光光凝治疗带来的益处不足以补偿继发副作用,而且激光光凝治疗不适用于轻度至中度 NPDR。然而,在重度 NPDR 或早期 PDR 的情况下,益处与副作用相比而言,更倾向于建议在进展为高风险 PDR 之前进行散点光凝治疗。对 ETDRS 研究提供的数据进行额外分析表明,早期散点激光光凝治疗可有效降低严重视力丧失的风险,尤其是患有重度 NPDR 或早期 PDR 的 2 型糖尿病患者[175]。

UWFA 成像的出现提高了对远端周边缺血区域的识别,并促进了靶向视网膜光凝治疗(TRP)的发展[176]。该技术能够以选择性的方式治疗无灌注区,同时仍保留灌注区,从而在控制糖尿病视网膜病变的同时确保与 PRP 结果相同。最近的文献也证明,与 PRP 相比,TRP 在中央黄斑厚度和视野方面结果更好[177]。

此外,如今有可能将激光光凝治疗与玻璃体腔注射抗血管生成药物联合用于黄斑水肿的患者。这种可能的联合治疗是一个重要的工具,并且在一组特定的糖尿病患者中是有作用的(图 2.38 至图 2.40)。

> **小结 2.6**
>
> ETDRS 发现早期散点激光光凝治疗不适用于轻度至中度 NPDR 患者。在重度 NPDR 或早期 PDR 的情况下, 建议在高风险 PDR 出现之前进行散点激光光凝治疗,尤其是在老年 2 型糖尿病的患者中[174,175]。靶向视网膜激光光凝治疗可选择性治疗无灌注区域,从而避免 PRP 的一些副作用[176,177]。目前,联合激光治疗和玻璃体腔注射是控制视网膜病变的重要方法。

2.4.3　玻璃体腔注射

玻璃体腔注射极大地改变了 DR 的治疗。在 NPDR 的情况下,玻璃体腔注射在 DME 患者的形态学和功能恢复方面发挥重要作用,并且由于治疗效果发生从更严重到更轻微 NPDR 阶段的回退。

考虑到 DME 的功能结果(由 BCVA 评分进行评估)严格依赖于水肿消退和正常视网膜结构恢复期间的治疗效果[178]。抗 VEGF 的使用有利于 DME 的良好控制,并且能够显著提高 BCVA 和黄斑中央厚度(CMT),之后的随访中能很好地预防进一步视力下降[179,180]。抗 VEGF 对大多数 DR 患者维持好的生活质量是有所帮助

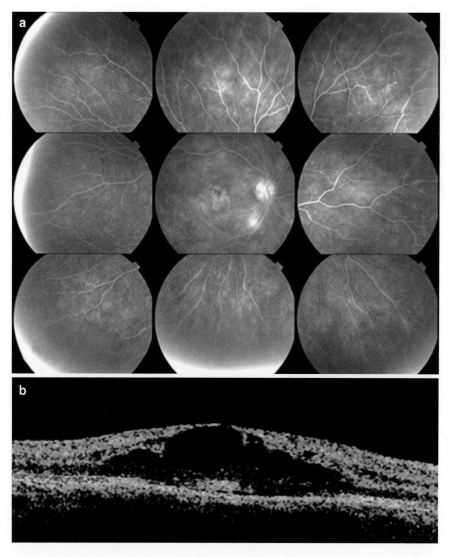

图 2.38 (a~c)患有 IDDM 的 22 岁女性患者,其长期血糖控制不良(HbA1c:11.5%),初期右眼的全视网膜 FA 图像(a)、OCT 图像(b)和视网膜厚度地形图(c);BCVA 为 7/10。FA 图像(a)显示弥漫性血-视网膜屏障破坏,OCT 图像(b)显示存在有临床意义的黄斑水肿。(d~f)第一次玻璃体腔注射雷珠单抗和更好的糖代谢控制后 1 个月,视网膜显示出解剖学改善,血-视网膜屏障完整性恢复(FA 图像,d),黄斑水肿消退(OCT,e),CRT 正常化(中央黄斑厚度,地形图 f)。此时 BCVA 为 10/10。(g~i)3 个月后,由于部分区域黄斑水肿复发,FA 后期的图像(g)可见血-视网膜屏障破坏,OCT(h)中存在视网膜内液体。地形图中(i)CRT 持续低于 300μm。HbA1c 降至 9.5%。没有进行进一步的玻璃体腔注射,患者全身性疾病控制良好。(j~l)36 个月后,HbA1c 变为 7.4%;生物显微镜彩色照片(j)、无红光照片(k)和最后一次随访 OCT(l)显示先前病变完全消退。BCVA 最终稳定在 10/10。(待续)

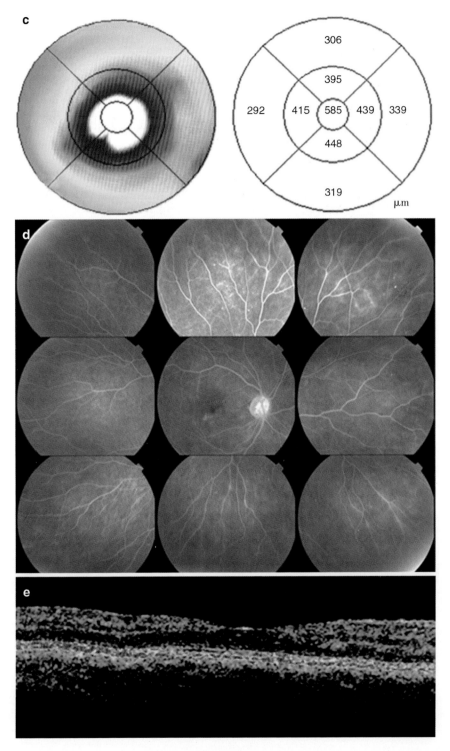

图 2.38（续）。

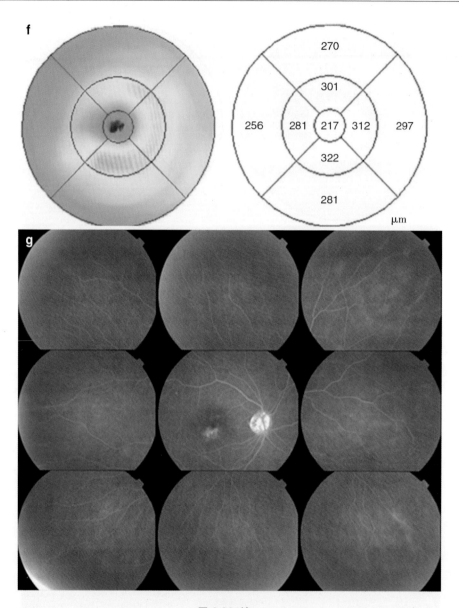

图 2.38(续)。

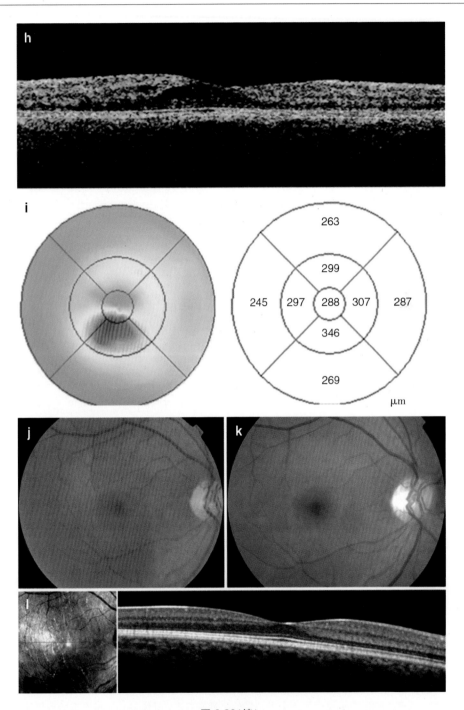

图 2.38(续)。

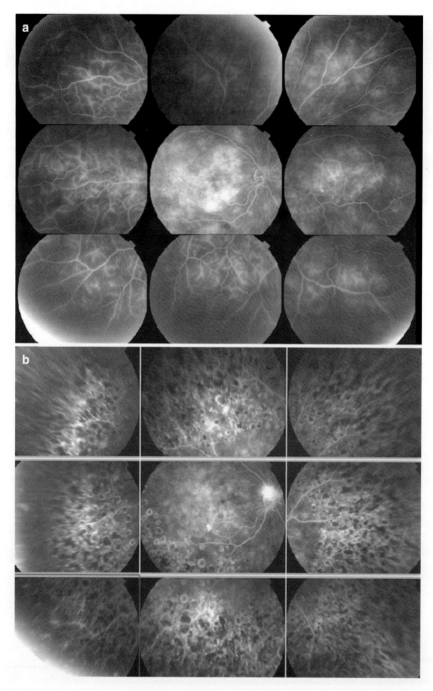

图 2.39　重度 NPDR 的年轻糖尿病患者初期的全视网膜 FA 图像(a)，显示严重的外周缺血和弥漫性血–视网膜屏障破坏，提示存在有临床意义的黄斑水肿。(b)全视网膜激光光凝术(PRP)和玻璃体腔(IV)注射贝伐单抗的联合治疗有助于控制从重度 NPDR 到高风险 PDR 的转变，但是视盘仍有新生血管形成。

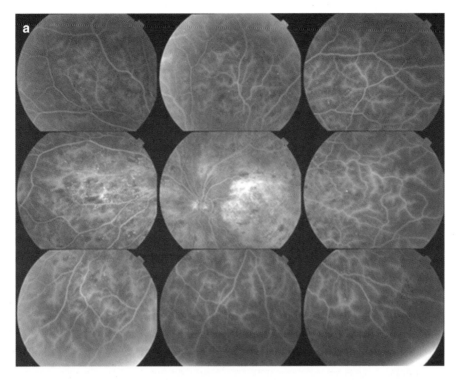

图 2.40　自 4 岁起患有 IDDM 的 22 岁女性,血糖控制不良(HbA1c:10.8%),左眼全视网膜 FA 图像和 OCT。初期 BCVA 为 4/10。FA 图像(a)显示存在弥漫性视网膜缺血,OCT 显示存在中央黄斑囊样水肿。(待续)

的,例如获得驾驶资格[181]。

玻璃体腔注射与激光光凝治疗的联合使用可进一步改善这些患者的视力[182,183]。更多详尽信息在有关 DME 的章节中进一步说明。

研究发现,当 NPDR 进展到更严重的阶段时,抗 VEGF 注射和类固醇植入都有降低其风险的作用。DRCR.net 方案 B 评估了玻璃体腔注射 1mg 或 4mg 曲安奈德与局部/栅格样激光对比的治疗效果。结果显示,在 3 年时间的恶化中,类固醇植入可以降低恶化的风险[184]。同样,DRCR.net 方案 I 研究分析了不同组的 538 只 NPDR 眼恶化的累积概率:①安慰剂+局部栅格样激光;②玻璃体腔注射 0.5mg 雷珠单抗+即刻或延迟(≥24 周)激光;③玻璃体腔注射 4mg 曲安奈德+即刻激光。结果显示接受雷珠单抗或曲安奈德注射的组似乎不太可能发生进展[185]。PANORAMA 研究是一项正在进行的为期两年的 3 期研究,评估阿柏普西用于改善中等严重至重度 NPDR 的效果,402 名受试者被分至 3 组, 其中两组予以不同的给药方案,1 组予

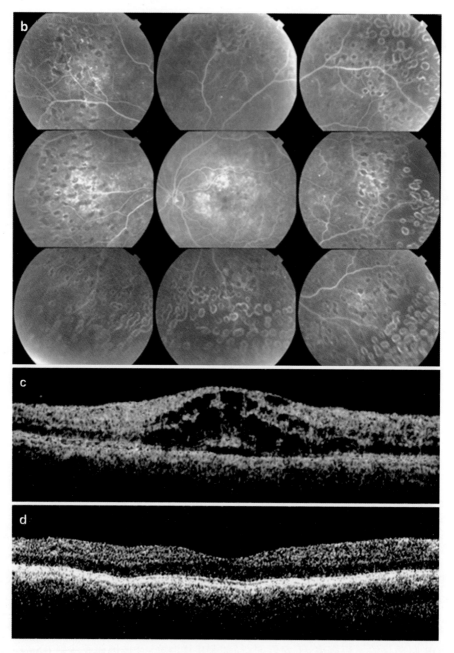

图 2.40(续)　(b~d)PRP 和第一次 IV 注射雷珠单抗后 1 个月,患者仍然代谢控制较差,但BCVA为 6/10,并且 OCT(d)显示黄斑水肿消退。(待续)

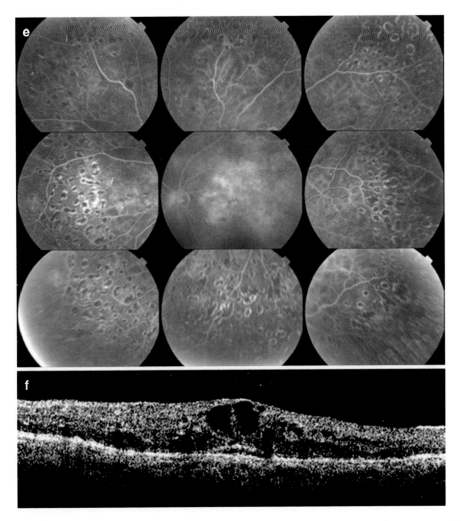

图 2.40（续）　（e,f）6 个月后，全身控制情况仍然不良（HbA1c：10.3%），BCVA 降至 3/10。FA 图像（e）显示后极部中血-视网膜屏障被破坏，OCT（f）显示囊样黄斑水肿复发。（待续）

以安慰剂。主要的结果指标是从初期到第 24 周和第 52 周 DRSS 评分改善两阶或更多。次要结果是发生威胁视力的并发症或累及中央的 DME 的患者比例和发展时间，需要 PRP 患者的比例，以及从初期到第 100 周 BCVA 的变化。研究预计完成日期是 2019 年 1 月[186]。

　　此外，应用玻璃体腔类固醇药物可改善外周缺血，表现在缺血指数（ISI）、DME 和 BCVA 上[187]。炎症作用共同参与微血管变化从而导致 NPDR。DR 患者眼部的玻璃体液被认为富含促炎分子，如细胞因子、趋化因子、促血管生成因子和黏附分

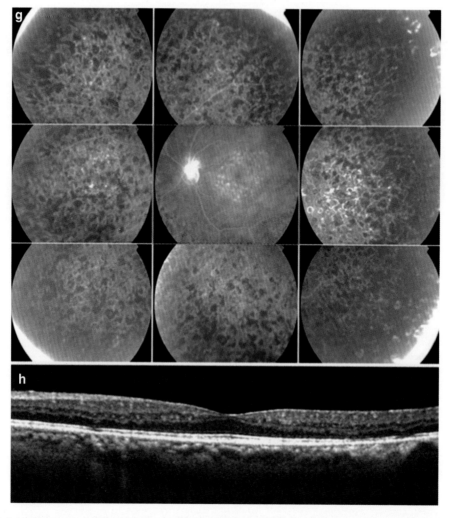

图 2.40(续) (g,h)最终,42 个月后,联合治疗(PRP,另外 3 次 IV 雷珠单抗,"栅格样"激光,白内障摘除+后房人工晶状体植入)以及糖代谢控制改善后(HbA1c:7.6%),最终患者的 BCVA 为 4/10。FA 图像(g)显示激光光凝治疗的结果及血-视网膜屏障破坏减少,OCT(h)显示无黄斑水肿。

子。免疫细胞调节异常已被发现具有致病作用,因为活化的小胶质细胞释放 TNF 因子导致白细胞瘀滞及中性粒细胞活化。激活的免疫细胞会导致活性氧的形成,从而改变血管通透性的调节。这些现象导致血-视网膜屏障破坏和组织水肿。这些致病机制是玻璃体腔使用皮质类固醇的基本原理[188-190]。

小结 2.7

　　玻璃体腔药物注射是控制 DME 和 NPDR 恶化的重要方法[178-180]。抗 VEGF 药物通过降低 VEGF 的效果起作用,从而降低进展到更严重阶段或 PDR 的风险[184-186]。类固醇在平衡糖尿病组织释放的促炎分子的作用方面发挥作用[187-190]。

2.5　新进展

　　在 DR 的早期阶段已存在涉及与神经血管单元相关的不同类型的细胞的神经功能障碍,这导致微循环异常。在糖尿病患者视网膜的体外试验中已经发现神经变性的典型表现,例如神经胶质细胞的活化和凋亡,但却没有 DR 的任何生物显微镜特征[191,192]。最近的研究进展在探究 DR 的病理生理学机制方面着重于神经保护的主要作用,以预防或阻止 NPDR 的进展。基于神经保护的新治疗分子正在研究中[193]。

　　欧洲糖尿病视网膜病变早期治疗联盟(EUROCONDOR)研究是一项多中心前瞻双盲 Ⅱ~Ⅲ 期随机对照试验,该项试验评估了两种神经保护药物,即溴莫尼定和生长抑素(局部给药)对抑制或减缓 NPDR 进展的作用[194]。溴莫尼定是一种 α-2-肾上腺素能激动剂,具有降低眼压的作用,目前用于治疗青光眼。一些研究表明,其还有一项保护神经活动的额外功能[195]。生长抑素是负责抑制垂体释放生长激素的下丘脑因子。既往的临床试验证明了生长抑素 Ⅰ 在糖尿病视网膜中的局部效应,包括神经调节通路、血管抑制机制和离子转运系统[196-199]。该项试验评估了受试患者视网膜血管直径与神经退行性变之间的相关性。在这项研究中,受试者没有表现出 DR 征象或仅表现为轻微 DR,主要结果是眼底评估和眼底照片,黄斑视网膜厚度,SD-OCT 时的视盘上黄斑 GCL 厚度和 RNFL 厚度,mfERG 以及通过视网膜中央动脉(CRAE)和静脉等效物(CRVE)分析的视网膜血管直径。在初步研究中发现 CRAE 与黄斑 GCL 厚度、CRVE 和视盘 RNFL 厚度之间存在相关性。该项研究受试者的小静脉损伤早于小动脉,这被认为是神经退行性变的标志[194]。

　　最近,EUROCONDOR 研究的横断面分析已经发表。该项研究使用 mfERG 和 SD-OCT 分析了 DR 初始阶段神经退行性变的功能和结构体征。研究者发现,SD-OCT 和 mfERG 表现之间存在联系,在微血管损伤的情况下更为明显,即使在 GCL

厚度和 mfERG 测量值正常的患者中比例也很大。研究者得出结论,在大多数 2 型糖尿病患者中神经退行性变可能在 DR 的发病机制中发挥重要作用[200]。

包括激素在内的其他药物在 NPDR 的作用已经进行了调查,即使这些研究的结果显示出一些争议或尚未公布。

醋酸奥曲肽是生长抑素的一种合成类似物,能够阻断生长激素,一项小型随机临床试验的结果显示,其可使得 DR 的严重程度降低[201]。在另一项小型研究中,皮下注射奥曲肽未发现任何显著益处[202]。在一项多中心随机延长期开放的临床试验中,对中度或重度 NPDR 或低风险 PDR 患者予以每 4 周一次奥曲肽微球,持续 2 年[203,204]。该项试验已经报道了非决定性的结果,包括一系列副作用,如腹泻、低血糖发作和胆石症[205]。

两项为期 24 个月的随机临床试验评估了多西环素(一种可促进病毒载体中转基因表达的四环素衍生物)与安慰剂相比的效果。这项研究使用不同检查以评估重度 NPDR 或早期 PDR[206]和轻度至中度 NPDR 患者[207]对视网膜恶化的缓解或增加视网膜功能的情况。

十六酰胺乙醇(PEA)是内源性脂质酰胺,属于 N-酰基-乙醇胺家族。最近的一项研究通过免疫组化分析研究了其对糖尿病诱导的小鼠视网膜炎症的影响。经过两个月的治疗,PEA 被证实可以减少视网膜组织中 VEGF、ICAM-1 和炎症细胞梗死等炎症标志物[208]。

DiVfuSS 对膳食补充剂进行了研究,评估了每日两次予以多组分配方(叶黄素抗氧化剂和植物提取物)与安慰剂相比的变化。包括功能(对比敏感度、颜色辨别、5-2 黄斑阈值视野检查)和解剖学(中央凹和视网膜神经纤维层厚度和黄斑色素光密度评估)及血清指标的变化,如糖化血红蛋白、血清脂质、25-OH-维生素 D、肿瘤坏死因子-α(TNF-α)、高敏感性 C 反应蛋白(hsCRP),此外,也评估了周围神经病变症状在起始和治疗 6 个月后的情况。结果发现,该饮食配方对视觉功能、血脂水平和神经病变的症状均有效果[209]。

AKB-9778 是一种新型的可溶性血管内皮酪氨酸激酶受体(Tie 2)通路的激活剂。如果被血管生成素 1 结合,那么 Tie 2 对血管稳定性具有保护作用[210]。AKB-9778 还受到 VE-PTP 的调节,VE-PTP 是一种内源性分子,其功能是降低 Tie 2 的作用;糖尿病视网膜病变患者的血管中 VE-PTP 显著增加[211]。AKB-9778 结合 VE-PTP,导致 Tie 2 通路的激活,从而降低血管通透性。TIME-2 研究评估了 AKB-9778 在减少 DME 中的作用,评价结果主要以中央分区厚度和 BCVA 为主。144 例受试者分成 3 组:①皮下注射 AKB-9778 单药治疗;②皮下注射 AKB-9778+

玻璃体腔注射雷珠单抗联合治疗;③雷珠单抗治疗。结果显示,联合治疗在改善主要结果和减少 DME 方面效果最好[212]。目前,正在进行的 TIME-2b 研究正在评估该分子在中度至重度 NPDR 中,ETDRS 改善两阶或以上的效果[213]。

最近一项随机双盲Ⅱa 期安慰剂对照临床试验评估了抗氧化治疗在改善 NPDR 方面的作用。3 组予以不同的治疗方法:①泛醌(辅酶 Q10);②联合抗氧化治疗(CAT);③安慰剂。结果显示与健康的受试者相比,试验组在初期脂质过氧化(LPO)产物和亚硝酸盐/硝酸盐的血清水平更高。辅酶 Q10 和 CAT 组 6 个月后,这些标志物在接受治疗的患者的血清中低于对照组[214]。这些治疗的实际功效以及它们对 NPDR 控制方面所能提供的益处还需要进一步研究。

小结 2.8

在 DR 的病理生理学方面取得的最新进展强调了神经保护在预防或阻止 NPDR 进展中的主要作用[191-193]。疾病早期阶段的新治疗分子正在研究当中[194-214]。

(陈序　郭俞丽　黄慧　李清坚　廖许琳　舒会叶　吴洁丽　吴世楠　徐晓玮　向楚琪
袁晴　张雨晴　译　邵毅　苏婷　校)

参考文献

1. Speiser P, Gittelsohn AM, Patz A. Studies on diabetic retinopathy: III. Influence of diabetes on intramural pericytes. Arch Ophthalmol. 1968;80:332–7.
2. Eiken HM, Diéguez-Hurtado R, Schmidt I, et al. Pericytes regulate VEGF induced endothelial sprouting through VEGFR1. Nat Commun. 2017;8(1):1574.
3. Stefánsson E, Chan YK, Bek T, et al. Laws of physics help explain capillary non-perfusion in diabetic retinopathy. Eye. 2018;32(2):210–2.
4. Cogan DG, Toussaint D, Kuwabara T. Retinal vascular patterns. IV. Diabetic retinopathy. Arch Ophthalmol. 1961;66:366–78.
5. Hamada M, Ohkoshi K, Inagaki K, et al. Visualization of microaneurysms using optical coherence tomography angiography: comparison of OCTA en face, OCT B-scan, OCT en face, FA, and IA images. Jpn J Ophthalmol. 2018;62(2):168–75.
6. Parravano M, De Geronimo D, Scarinci F, et al. Diabetic microaneurysms internal reflectivity on spectral-domain optical coherence tomography and optical coherence tomography angiography detection. Am J Ophthalmol. 2017;179:90–6. https://doi.org/10.1016/j.ajo.2017.04.021. Epub 2017 May 5.
7. Ribeiro L, Bandello F, Tejerina AN, et al.; Evicr Net Study Group. Characterization of retinal disease progression in a 1-year longitudinal study of eyes with mild nonproliferative retinopathy in diabetes type 2. Invest Ophthalmol Vis Sci. 2015;56(9):5698–5705.
8. Green WR. Retina. In: Spencer W, editor. Ophthalmic pathology. Philadelphia: W.B. Saunders; 1996.
9. Zhitao X, Xinpeng Z, Lei G, et al. Automatic non-proliferative diabetic retinopathy screening system based on color fundus image. Biomed Eng Online. 2017;16(1):122.

10. Pierro L, Rabiolo A. Emerging issues for optical coherence tomography. Dev Ophthalmol. 2017;60:28–37.

11. Chew EY, Ferris FL III. Retina. In: Ryan SJ, Schachat AP, editors. Medical retina, vol. 2. St. Louis: Mosby; 2001.

12. Ashton N. Pathological and ultrastructural aspect of the cotton-wool spots. Proc R Soc Med. 1969;62:1271–6.

13. Laren HW. Diabetic retinopathy. Acta Ophthalmol. 1960;60:1–89.

14. Hersh PS, Green WR, Thoms JJV. Tractional venous loops in diabetic retinopathy. Am J Ophthalmol. 1981;92:661–71.

15. Ernest JT, Goldstick TK, Engerman RL. Hyperglycemia impairs retinal oxygen autoregulation in normal and diabetic dogs. Invest Ophthalmol Vis Sci. 1983;24:985–9.

16. Muraoka K, Shimizu K. Intraretinal neovascularization in diabetic retinopathy. Ophthalmology. 1984;91:1440–6.

17. Engerman RL. Pathogenesis of diabetic retinopathy. Diabetes. 1989;38:1203–6.

18. Early Treatment Diabetic Retinopathy Study Research Group. Early treatment diabetic retinopathy study. Ophthalmology. 1991;98:739–840.

19. Lee CS, Lee AY, Baughman D, et al.; UK DR EMR Users Group. The United Kingdom Diabetic Retinopathy Electronic Medical Record Users Group: Report 3: Baseline retinopathy and clinical features predict progression of diabetic retinopathy. Am J Ophthalmol. 2017;180:64–71.

20. Manivannan A, Plskova J, Farrow A, et al. Ultra-wide-field fluorescein angiography of the ocular fundus. Am J Ophthalmol. 2005;140(3):525–7.

21. Rabiolo A, Parravano M, Querques L, et al. Ultra-wide-field fluorescein angiography in diabetic retinopathy: a narrative review. Clin Ophthalmol. 2017;27(11):803–7.

22. Oliver SC, Schwartz SD. Peripheral vessel leakage (PVL): a new angiographic finding in diabetic retinopathy identified with ultra wide-field fluorescein angiography. Semin Ophthalmol. 2010;25(1-2):27–33.

23. Diabetic Retinopathy Study Research Group. A modification of the Airlie House classification of diabetic retinopathy. Report 7. Invest Ophthalmol Vis Sci. 1981;21:210–26.

24. Davis MD, Norton EWD, Myers FL. The Airlie classification of diabetic retinopathy. In: Goldberg MF, Fine SL, editors. Symposium on the treatment of diabetic retinopathy (Public Health Service publication no. 1890). Washington, DC: US Government Printing Office; 1969.

25. Early Treatment Diabetic Retinopathy Study Research Group. Early photocoagulation for diabetic retinopathy. ETDRS report number 9. Ophthalmology. 1991;98:766–85.

26. Fukuda M. Clinical arrangement of classification of diabetic retinopathy. Tohoku J Exp Med. 1983;141:331–5.

27. National Health and Medical Research Council. Management of diabetic retinopathy: clinical practice guidelines. Canberra: National Health and Medical Research Council; 1997.

28. Verdaguer TJ. Screening para retinopatia en latin America. Rev Soc Brasil Retina Vitreo. 2001;4:14–5.

29. Wilkinson CP, Ferris FL III, Klein RE, et al. Proposed international clinical diabetic retinopathy and diabetic macular edema disease severity scales. Ophthalmology. 2003;110:1677–82.

30. Klein RE, Klein BE, Moss SE, et al. The Wisconsin epidemiologic study of diabetic retinopathy. IX. Four-year incidence and progression of diabetic retinopathy when age at diagnosis is less than 30 years. Arch Ophthalmol. 1989;107:237–43.

31. Klein RE, Klein BE, Moss SE, et al. The Wisconsin epidemiologic study of diabetic retinopathy. X. Four-year incidence and progression of diabetic retinopathy when age at diagnosis is 30 years or more. Arch Ophthalmol. 1989;107:244–9.

32. American Academy of Ophthalmology Retina/Vitreous Panel. Preferred practice pattern® guidelines. Diabetic retinopathy. San Francisco: American Academy of Ophthalmology; 2017.

33. Wessel MM, Aaker GD, Parlitsis G. Ultra-wide-field angiography improves the detection and classification of diabetic retinopathy. Retina. 2012;32(4):785–91.

34. Falavarjani KG, Wang K, Khadamy J, Sadda SR. Ultra-wide-field imaging in diabetic retinopathy; an overview. J Curr Ophthalmol. 2016;28(2):57–60.

35. Peripheral Diabetic Retinopathy (DR) lesions on Ultrawide-field Fundus images and risk of

DR worsening over time. 2018. Available at http://drcrnet.jaeb.org. Accessed on Mar 2018.

36. Lubow M, Makley TA Jr. Pseudopapilledema of juvenile diabetes mellitus. Arch Ophthalmol. 1971;85:417–22.

37. Appen RE, Chandra SR, Klein R, et al. Diabetic papillopathy. Am J Ophthalmol. 1980;90:203–9.

38. Pavan PR, Aiello LM, Wafai MZ, et al. Optic disc edema in juvenile-onset diabetes. Arch Ophthalmol. 1980;98:2193–5.

39. Barr CC, Glaser JS, Blankership G. Acute disc swelling in juvenile diabetes. Clinical profile and natural history of 12 cases. Arch Ophthalmol. 1980;98:2185–92.

40. Wallace IR, Mulholland DA, Lindsay JR. Diabetic papillopathy: an uncommon cause of bilateral optic disc swelling. QJM. 2012;105(6):583–4.

41. Hayreh SS, Zahoruk RM. Anterior ischemic optic neuropathy. VI. In juvenile diabetics. Ophthalmologica. 1981;182:13–28.

42. Heller SR, Tattersall RB. Optic disc swelling in young diabetic patients: a diagnostic dilemma. Diabet Med. 1987;4:260–4.

43. Almog Y, Goldstein M. Visual outcome in eyes with asymptomatic optic disc edema. J Neuroophthalmol. 2003;23:204–7.

44. Mallika PS, Aziz S, Asok T, et al. Severe diabetic papillopathy mimicking non-arteritic anterior ischemic optic neuropathy (NAION) in a young patient. Med J Malaysia. 2012;67(2):228–30.

45. Bonnet M, Bensoussan B, Grange JD, et al. Acute panendothelial retinal leakage in juvenile diabetes. J Fr Ophtalmol. 1982;5:303–16.

46. Brancato R, Menchini U, Bandello F. Diabetic papillopathy: fluorangiographic aspects. Metab Pediatr Syst Ophthalmol. 1986;9:57–61.

47. Bandello F, Menchini F. Diabetic papillopathy as a risk factor for progression of diabetic retinopathy. Retina. 2004;24:183–4.

48. Henkind P. Radial peripapillary capillaries of the retina. I. Anatomy: human and comparative. Br J Ophthalmol. 1967;51:115–23.

49. Al-Haddad CE, Jurdi FA, Bashshur ZF. Intravitreal triamcinolone acetonide for the management of diabetic papillopathy. Am J Ophthalmol. 2004;137:1151–3.

50. Mansour AM, El-Dairi MA, Shahab MA. Periocular corticosteroids in diabetic papillopathy. Eye. 2005;19:45–51.

51. Ornek K, Ogurel T. Intravitreal bevacizumab for diabetic papillopathy. J Ocul Pharmacol Ther. 2010;26:217–8.

52. Willerslev A, Munch IC, Larsen M. Resolution of diabetic papillopathy after a single intravitreal injection of ranibizumab. Acta Ophthalmol. 2012;90(5):e407–9.

53. Al-Hinai AS. Diabetic papillopathy with macular edema treated with intravitreal bevacizumab. Oman J Ophthalmol. 2012;5:138–9.

54. Kim M, Lee JH, Lee SJ. Diabetic papillopathy with macular edema treated with intravitreal ranibizumab. Clin Ophthalmol. 2013;7:2257–60.

55. Yildirim M, Kilic D, Dursun ME, Dursun B. Diabetic papillopathy treated with intravitreal ranibizumab. Int Med Case Rep J. 2017;10:99–103.

56. The Diabetic Retinopathy Study Research Group. Four risk factors for severe visual loss in diabetic retinopathy. The third report from the Diabetic Retinopathy Study. Arch Ophthalmol. 1979;97:654–5.

57. Bashshur RL, Mandil SH, Shannon GW. Telemedicine/telehealth: an international perspective. Executive summary. Telemed J E Health. 2002;8:95–107.

58. Shi L, Wu H, Dong J, et al. Telemedicine for detecting diabetic retinopathy: a systematic review and meta-analysis. Br J Ophthalmol. 2015;99(6):823–31.

59. Zimmer-Galler IE, Kimura AE, Gupta S. Diabetic retinopathy screening and the use of telemedicine. Curr Opin Ophthalmol. 2015;26(3):167–72.

60. Salongcay RP, Silva PS. The role of teleophthalmology in the management of diabetic retinopathy. Asia Pac J Ophthalmol. 2018;7(1):17–21.

61. Moss S, Klein R, Kessler S, et al. Comparison between ophthalmoscopy and fundus photography in determining severity of diabetic eye disease. Ophthalmology. 1985;92:62–7.

62. Ahmed J, Ward TP, Bursell SE, et al. The sensitivity and specificity of non mydriatic digital stereoscopic retinal imaging in detecting diabetic retinopathy. Diabetes Care. 2006;29:2205–9.

63. Maguire A, Chan A, Cusumano J, et al. The case for biennial retinopathy screening in children and adolescents. Diabetes Care. 2005;28:509–13.
64. The Diabetic Retinopathy Study Research Group. Preliminary report on effects of photocoagulation therapy. Am J Ophthalmol. 1976;81:383–96.
65. Csutak A, Lengyel I, Jonasson F, et al. Agreement between image grading of conventional (45°) and ultra wide-angle (200°) digital images in the macula in the Reykjavik eye study. Eye. 2010;24:1568–75.
66. Silva PS, Cavallerano JD, Sun JK, et al. Peripheral lesions identified by mydriatic ultra-wide field imaging: distribution and potential impact on diabetic retinopathy severity. Ophthalmology. 2013;120(12):2587–95.
67. Hellstedt T, Vesti E, Immonen I. Identification of individual microaneurysms: a comparison between fluorescein angiograms and red-free and colour photographs. Graefes Arch Clin Exp Ophthalmol. 1996;234:S13–7.
68. Seo EJ, Kim JG. Analysis of the normal peripheral retinal vascular pattern and its correlation with microvascular abnormalities using ultra-widefield fluorescein angiography. Retina. 2017. (Epub ahead of print).
69. Diabetes Control and Complications Trial Research Group. Color photography versus fluorescein angiography in the detection of diabetic retinopathy in the Diabetes Control and Complications Trial. Arch Ophthalmol. 1987;105:1344–51.
70. Early Treatment Diabetic Retinopathy Study Research Group. Fundus photographic risk factors for progression of diabetic retinopathy. ETDRS report number 12. Ophthalmology. 1991;98:823–33.
71. Dimitrova G, Kato S. Color Doppler imaging of retinal diseases. Surv Ophthalmol. 2010;55:193–214.
72. Wang H, Chhablani J, Freeman WR, et al. Characterization of diabetic microaneurysms by simultaneous fluorescein angiography and spectral-domain optical coherence tomography. Am J Ophthalmol. 2012;153:861–7.
73. Bolz M, Schmidt-Erfurth U, Deak G, et al. Optical coherence tomographic hyperreflective foci: a morphologic sign of lipid extravasation in diabetic macular edema. Ophthalmology. 2009;116:914–20.
74. Kang JW, Chung H, Chan Kim H. Correlation of optical coherence tomographic hyperreflective foci with visual outcomes in different patterns of diabetic macular edema. Retina. 2016;36(9):1630–9.
75. De Benedetto U, Sacconi R, Pierro L, et al. Optical coherence tomographic hyperreflective foci in early stages of diabetic retinopathy. Retina. 2015;35(3):449–53.
76. van Dijk HW, Verbraak FD, Kok PH, et al. Early neurodegeneration in the retina of type 2 diabetic patients. Invest Ophthalmol Vis Sci. 2012;14:2715–9.
77. De Clerck EE, Schouten JS, Berendschot TT, et al. New ophthalmologic imaging techniques for detection and monitoring of neurodegenerative changes in diabetes: a systematic review. Lancet Diabetes Endocrinol. 2015;3:653–63.
78. Vujosevic S, Muraca A, Alkabes M, et al. Early microvascular and neural changes in patients with type 1 and type 2 diabetes mellitus without clinical signs of diabetic retinopathy. Retina. 2017. (Epub ahead of print).
79. Pierro L, Iuliano L, Cicinelli MV, et al. Retinal neurovascular changes appear earlier in type 2 diabetic patients. Eur J Ophthalmol. 2017;27:346–51.
80. Scarinci F, Picconi F, Virgili G, et al. Single retinal layer evaluation in patients with type 1 diabetes with no or early signs of diabetic retinopathy: the first hint of neurovascular crosstalk damage between neurons and capillaries? Ophthalmologica. 2017;237:223–31.
81. Regatieri CV, Branchini L, Carmody J, et al. Choroidal thickness in patients with diabetic retinopathy analyzed by spectral-domain optical coherence tomography. Retina. 2012;32:563–8.
82. Querques G, Lattanzio R, Querques L, et al. Enhanced depth imaging optical coherence tomography in type 2 diabetes. Invest Ophthalmol Vis Sci. 2012;53:6017–24.
83. Abadia B, Suñen I, Calvo P, et al. Choroidal thickness measured using swept-source optical coherence tomography is reduced in patients with type 2 diabetes. PLoS One. 2018;13(2):e0191977.
84. Spaide RF, Fujimoto JG, Waheed NK, Sadda SR, Staurenghi G. Optical coherence tomogra-

phy angiography. Prog Retin Eye Res. 2018;64:1–55.

85. Bandello F, Corbelli E, Carnevali A, Pierro L, Querques G. Optical Coherence Tomography Angiography of Diabetic Retinopathy. In: Bandello F, Souied EH, Querques G, editors. OCT Angiography in Retinal and Macular Diseases. Dev Ophthalmol, vol. 56. Basel: Karger; 2016. p. 107–12.

86. Schaal KB, Munk MR, Wyssmueller I, et al. Vascular abnormalities in diabetic retinopathy assessed with swept-source optical coherence tomography angiography widefield imaging. Retina. 2017. (Epub ahead of print).

87. La Mantia A, Kurt RA, Mejor S, et al. Comparing fundus fluorescein angiography and swept-source optical coherence tomography angiography in the evaluation of diabetic macular perfusion. Retina. 2018. (Epub ahead of print).

88. Sandhu HS, Eladawi N, Elmogy M, et al. Automated diabetic retinopathy detection using optical coherence tomography angiography: a pilot study. Br J Ophthalmol. 2018. (Epub ahead of print).

89. Hamada M, Ohkoshi K, Inagaki K, Ebihara N, Murakami A. Visualization of microaneurysms using optical coherence tomography angiography: comparison of OCTA en face, OCT B-scan, OCT en face, FA, and IA images. Jpn J Ophthalmol. 2018;62(2):168–75.

90. Spaide RF, Fujimoto JG, Waheed NK. Image artifacts in optical coherence tomography angiography. Retina. 2015;35(11):2163–80.

91. Scarinci F, Picconi F, Giorno P, et al. Deep capillary plexus impairment in patients with type 1 diabetes mellitus with no signs of diabetic retinopathy revealed using optical coherence tomography angiography. Acta Ophthalmol. 2017;96(2):e264–5.

92. Simonett JM, Scarinci F, Picconi F, et al. Early microvascular retinal changes in optical coherence tomography angiography in patients with type 1 diabetes mellitus. Acta Ophthalmol. 2017;95(8):e751–5.

93. Carnevali A, Sacconi R, Corbelli E, et al. Optical coherence tomography angiography analysis of retinal vascular plexuses and choriocapillaris in patients with type 1 diabetes without diabetic retinopathy. Acta Diabetol. 2017;54(7):695–702.

94. Cao D, Yang D, Huang Z. Optical coherence tomography angiography discerns preclinical diabetic retinopathy in eyes of patients with type 2 diabetes without clinical diabetic retinopathy. Acta Diabetol. 2018;55(5):469–77.

95. Midena E, Pilotto E. Emerging Insights into Pathogenesis. In: Bandello F, Zarbin MA, Lattanzio R, Zucchiatti I, editors. Management of Diabetic Retinopathy. Dev Ophthalmol, vol. 60. Basel: Karger; 2017. p. 16–27.

96. Tam J, Dhamdhere KP, Tiruveedhula P, et al. Subclinical capillary changes in non-proliferative diabetic retinopathy. Optom Vis Sci. 2012;89:E692–703.

97. Lung JC, Swann PG, Chan HH. Early local functional changes in the human diabetic retina: a global flash multifocal electroretinogram study. Graefes Arch Clin Exp Ophthalmol. 2012;250:1745–54.

98. Hood DC, Bach M, Brigell M, et al. ISCEV standard for clinical multifocal electroretinography (mfERG) (2011 edition). Doc Ophthalmol. 2012;124:1–13.

99. Simo R, Hernandez C. Neurodegeneration in the diabetic eye: new insights and therapeutic perspectives. Trends Endocrinol Metab. 2014;25:23–33.

100. Jonsson KB, Frydkjaer-Olsen U, Grauslund J. Vascular Changes and Neurodegeneration in the Early Stages of Diabetic Retinopathy: Which Comes First? Ophthalmic Res. 2016;56(1):1–9.

101. Bronson-Castain KW, Bearse MA Jr, Neuville J, et al. Adolescents with type 2 diabetes: early indications of focal retinal neuropathy, retinal thinning, and venular dilation. Retina. 2009;29:618–26.

102. Bronson-Castain KW, Bearse MA Jr, Neuville J, et al. Early neural and vascular changes in the adolescent type 1 and type 2 diabetic retina. Retina. 2012;32:92–102.

103. Tan W, Wright T, Dupuis A, et al. Localizing functional damage in the neural retina of adolescents and young adults with type 1 diabetes. Invest Ophthalmol Vis Sci. 2014;55: 2432–41.

104. Wolff BE, Bearse MA Jr, Schneck ME, et al. Color vision and neuroretinal function in diabetes. Doc Ophthalmol. 2015;130(2):131–9.

105. Heravian J, Ehvaei A, Shoeibi N, et al. Pattern visual evoked potentials in patients with type

II diabetes mellitus. J Ophthalmic Vis Res. 2012;7:225–30.

106. Jackson GR, Scott IU, Quillen DA, et al. Inner retinal visual dysfunction is a sensitive marker of non-proliferative diabetic retinopathy. Br J Ophthalmol. 2012;96:699–703.

107. Wild S, Roglic G, Green A, et al. Global prevalence of diabetes: estimates for the year 2000 and projection for 2030. Diabetes Care. 2004;27:1047–53.

108. Zheng Y, He M, Congdon N. The worldwide epidemic of diabetic retinopathy. Indian J Ophthalmol. 2012;60:428–31.

109. Beaser RS, Turell WA, Howson A. Strategies to improve prevention and management in diabetic retinopathy: Qualitative insights from a mixed-methods study. Diabetes Spectr. 2018;31(1):65–74.

110. The Kroc Collaborative Study Group. Blood glucose control and the evolution of diabetic retinopathy and albuminuria. A preliminary multicenter trial. N Engl J Med. 1984;311:365–72.

111. The Diabetes Control and Complications Trial Research Group. The effect of intensive treatment of diabetes on the development and progression of long-term complications in insulin-dependent diabetes mellitus. N Engl J Med. 1993;329:977–86.

112. The Diabetes Control and Complications Trial. The effect of intensive diabetes treatment on the progression of diabetic retinopathy in insulin-dependent diabetes mellitus. Arch Ophthalmol. 1995;113:36–51.

113. The Diabetes Control and Complications Trial Research Group. Progression of retinopathy with intensive versus conventional treatment in the diabetes control and complications trial. Ophthalmology. 1995;102:647–61.

114. The Diabetes Control and Complications Trial Research Group. The relationship of glycemic exposure (HbA1c) to the risk of development and progression of retinopathy in the diabetes control and complications trial. Diabetes. 1995;44:968–83.

115. UK Prospective Diabetes Study (UKPDS) Group. Intensive blood-glucose control with sulphonylureas or insulin compared with conventional treatment and risk of complications in patients with type 2 diabetes (UKPDS 33). Lancet. 1998;352:837–53.

116. UK Prospective Diabetes Study (UKPDS) Group. Tight blood pressure control and risk of macrovascular and microvascular complications in type 2 diabetes: UKPDS 38. Br Med J. 1998;317:703–13.

117. Gedebjerg A, Almdal TP, Berencsi K, et al. Prevalence of micro- and macrovascular diabetes complications at time of type 2 diabetes diagnosis and associated clinical characteristics: A cross-sectional baseline study of 6958 patients in the Danish DD2 cohort. J Diabetes Complications. 2018;32(1):34–40.

118. The Diabetes Control and Complications Trial/Epidemiology of Diabetes Interventions and Complications Research Group. Retinopathy and nephropathy in patients with type 1 diabetes four years after a trial of intensive therapy. N Engl J Med. 2000;342:381–9.

119. Diabetes Control and Complications Trial/Epidemiology of Diabetes Interventions and Complications Research Group. Effect of intensive therapy on the microvascular complications of type 1 diabetes mellitus. JAMA. 2002;287:2563–9.

120. The Diabetes Control and Complications Trial Research Group. Early worsening of diabetic retinopathy in the diabetes control and complications trial. Arch Ophthalmol. 1998;116:874–86.

121. Feldman-Billard S, Larger É, Massin P, Standards for screening and surveillance of ocular complications in people with diabetes SFD study group. Early worsening of diabetic retinopathy after rapid improvement of blood glucose control in patients with diabetes. Diabetes Metab. 2017;44(1):4–14.

122. Wang PH, Lau J, Chalmers TC. Meta-analysis of effects of intensive blood-glucose control on late complications of type I diabetes. Lancet. 1993;341:1306–9.

123. Baruah MP, Kalra S. The novel use of GLP-1 and insulin combination in type 2 diabetes mellitus. Recent Pat Endocr Metab Immune Drug Discov. 2012;6:129–35.

124. Choudhary R, Kapoor MS, Singh A, Bodakhe SH. Therapeutic targets of renin-angiotensin system in ocular disorders. J Curr Ophthalmol. 2016;29(1):7–16.

125. Aiello LP, Avery RL, Arrigg PG, et al. Vascular endothelial growth factor in ocular fluid of patients with diabetic retinopathy and other retinal disorders. N Engl J Med. 1994;331:1480–7.

126. Behl T, Kotwani A. Potential of angiotensin II receptor blockers in the treatment of diabetic retinopathy. Life Sci. 2017;1:176:1–9.

127. Sjolie AK, Chaturvedi N. The retinal renin-angiotensin system: implications for therapy in diabetic retinopathy. J Hum Hypertens. 2002;16:2–6.

128. Wilkinson-Berka JL. Angiotensin and diabetic retinopathy. Int J Biochem Cell Biol. 2006;38:752–65.

129. Chaturvedi N, Sjolie AK, Stephenson JM, et al. Effect of lisinopril on progression of retinopathy in normotensive people with type 1 diabetes. The EUCLID Study Group. EURODIAB Controlled Trial of Lisinopril in Insulin-Dependent Diabetes Mellitus. Lancet. 1998;351:28–31.

130. Chaturvedi N, Porta M, Klein R, et al. Effect of candesartan on prevention (DIRECT-Prevent 1) and progression (DIRECT-Protect 1) of retinopathy in type 1 diabetes: randomised, placebo-controlled trials. Lancet. 2008;372:1394–402.

131. Sjolie AK, Klein R, Porta M, et al. Effect of candesartan on progression and regression of retinopathy in type 2 diabetes (DIRECT-Protect 2): a randomised placebo-controlled trial. Lancet. 2008;372:1385–93.

132. Mauer M, Zinman B, Gardiner R, et al. Renal and retinal effects of enalapril and losartan in type 1 diabetes. N Engl J Med. 2009;361:40–51.

133. Chew EY, Klein ML, Ferris FL, et al. Association of elevated serum lipid levels with retinal hard exudate in diabetic retinopathy. Early Treatment Diabetic Retinopathy Study (ETDRS) Report 22. Arch Ophthalmol. 1996;114:1079–84.

134. Zhang XZ, Tu WJ, Wang H, et al. Circulating serum fatty acid binding protein 4 levels predict the development of the diabetic retinopathy in type 2 diabetic patients. Am J Ophthalmol. 2018;187:71–9.

135. Chatziralli IP. The role of Dyslipidemia control in the progression of Diabetic Retinopathy in patients with Type 2 Diabetes Mellitus. Diabetes Ther. 2017;8(2):209–12.

136. Mozetic V, Freitas CG, Riera R. Statins and Fibrates for Diabetic Retinopathy: protocol for a systematic review. JMIR Res Protoc. 2017;6(2):e30.

137. Ioannidou E, Tseriotis VS, Tziomalos K. Role of lipid-lowering agents in the management of diabetic retinopathy. World J Diabetes. 2017;8(1):1–6.

138. Colhoun HM, Bettridge DJ, Durrington PN, et al. Primary prevention of cardiovascular disease with atorvastatin in type 2 diabetes in the Collaborative Atorvastatin Diabetes Study (CARDS): multicenter randomised placebo-controlled trial. Lancet. 2004;364:685–96.

139. Dodson PM. Medical treatment for diabetic retinopathy: do the FIELD microvascular study results support a role for lipid lowering? Pract Diabetes Int. 2008;25:76–9.

140. Keech A, Simes RJ, Barter P, et al. Effects of long-term fenofibrate therapy on cardiovascular events in 9795 people with type 2 diabetes mellitus (the FIELD study): randomised controlled trial. Lancet. 2005;366:1849–61.

141. Keech AC, Mitchell P, Summanen PA, et al. Effect of fenofibrate on the need for laser treatment for diabetic retinopathy (FIELD Study): randomized controlled trial. Lancet. 2007;370:1687–97.

142. ACCORD Study Group and ACCORD Eye Study Group. Effects of medical therapies on retinopathy progression in type 2 diabetes. N Engl J Med. 2010;363:233–44.

143. Cushman WC, Evans GW, Byington RP, et al. Effects of intensive blood pressure control in type 2 diabetes mellitus. N Engl J Med. 2010;362:1575–85.

144. Ginsberg HN, Elam MB, Lovato LC, et al. Effects of combination lipid therapy in type 2 diabetes mellitus. N Engl J Med. 2010;362:1563–74.

145. Knickelbein JE, Abbott AB, Chew EY. Fenofibrate and diabetic retinopathy. Curr Diab Rep. 2016;16(10):90. https://doi.org/10.1007/s11892-016-0786-7.

146. Hiukka A, Maranghi M, Matikaimen N, et al. PPARalpha: an emerging therapeutic target in diabetic microvascular damage. Nat Rev Endocrinol. 2010;5:454–63.

147. Kim J, Ahn J-H, Kim J-H, et al. Fenofibrate regulates retinal endothelial cell survival through the AMPK signal transduction pathway. Exp Eye Res. 2007;84:886–93.

148. Tomizawa A, Hattori Y, Inoue T, et al. Fenofibrate suppresses microvascular inflammation and apoptosis through adenosine monophosphate-activated protein kinase. Metabolism. 2011;60:513–22.

149. American Diabetes Association. Standards of medical care in diabetes. Diabetes Care. 2013;36:S11–66.
150. Mellor H, Parker PJ. The extended protein kinase C superfamily. Biochem J. 1998;332:281–92.
151. Sheetz MJ, King GL. Molecular understanding of hyperglycemia's adverse effects for diabetic complications. JAMA. 2002;288:2579–88.
152. Bullock WH, Magnuson SR, Choi S. Prospects for kinase activity modulators in the treatment of diabetes and diabetic complications. Curr Top Med Chem. 2002;2:915–38.
153. Gálvez MI. Protein kinase C inhibitors in the treatment of diabetic retinopathy. Review. Curr Pharm Biotechnol. 2011;12(3):386–91.
154. The PKC-DR Study Group. The effect of ruboxistaurin on visual loss in patients with moderately severe to very severe non proliferative diabetic retinopathy: initial results of the Protein Kinase C beta Inhibitor Diabetic Retinopathy Study (PKC-DRS) multicenter randomized clinical trial. Diabetes. 2005;54:2188–97.
155. PKC-DR2 Study Group. Effect of ruboxistaurin on visual loss in patients with diabetic retinopathy. Ophthalmology. 2006;113:2221–30.
156. McGill JB, King GL, Berg PH, et al. Clinical safety of the selective PKC-beta inhibitor, ruboxistaurin. Expert Opin Drug Saf. 2006;5:835–45.
157. Sheetz MJ, Aiello LP, Shahri N, Mbdv Study Group, et al. Effect of ruboxistaurin (RBX) on visual acuity decline over a 6-year period with cessation and reinstitution of therapy: results of an open-label extension of the Protein Kinase C Diabetic Retinopathy Study 2 (PKC-DRS2). Retina. 2011;31:1053–9.
158. American Academy of Ophthalmology Retina Panel. Preferred practice pattern: diabetic retinopathy. San Francisco: American Academy of Ophthalmology; 2008.
159. Javitt JC, Canner JK, Sommer A. Cost effectiveness of current approaches to the control of retinopathy in type 1 diabetes. Ophthalmology. 1989;96:255–64.
160. Vijan S, Hofer TP, Hayward RA. Cost-utility analysis of screening intervals for diabetic retinopathy in patients with type 2 diabetes mellitus. JAMA. 2000;283:889–96.
161. Bonovas S, Peponis V, Filioussi K. Diabetes mellitus as a risk factor for primary open-angle glaucoma: a meta-analysis. Diabet Med. 2004;21:609–14.
162. Moss SE, Klein R, Klein BE. Factors associated with having eye examinations in persons with diabetes. Arch Fam Med. 1995;4:529–34.
163. Sprafka JM, Fritsche TL, Baker R, et al. Prevalence of undiagnosed eye disease in high-risk diabetic individuals. Arch Intern Med. 1990;150:857–61.
164. Will JC, German RR, Schuman E, et al. Patient adherence to guidelines for diabetes eye care: results from the diabetic eye disease follow-up study. Am J Public Health. 1994;84:1669–71.
165. Brink SJ. Complications of pediatric and adolescent type 1 diabetes mellitus. Curr Diab Rep. 2001;1:47–55.
166. Massin P, Erginay A, Mercat-Caudal I, et al. Prevalence of diabetic retinopathy in children and adolescents with type-1 diabetes attending summer camps in France. Diabetes Metab. 2007;33:284–9.
167. Majaliwa ES, Munubhi E, Ramaiya K, et al. Survey on acute and chronic complications in children and adolescents with type 1 diabetes at Muhimbili National Hospital in Dar es Salaam, Tanzania. Diabetes Care. 2007;30:2187–92.
168. Sultan MB, Starita C, Huang K. Epidemiology, risk factors and management of paediatric diabetic retinopathy. Br J Ophthalmol. 2012;96:312–7.
169. Lueder GT, Silverstein J. American Academy of Pediatrics Section on Ophthalmology and Section on Endocrinology. Screening for retinopathy in the pediatric patient with type 1 diabetes mellitus. Pediatrics. 2005;116:270–3.
170. Minuto N, Emmanuele V, Vannati M, et al. Retinopathy screening in patients with type 1 diabetes diagnosed in young age using a non-mydriatic digital stereoscopic retinal imaging. J Endocrinol Invest. 2012;35(4):389–94.
171. Rosenthal JM, Johnson MW. Management of Retinal Diseases in Pregnant Patients. J Ophthalmic Vis Res. 2018;13(1):62–5.
172. Kollias AN, Ulbig MW. Diabetic retinopathy. Early diagnosis and effective treatment. Dtsch Arztebl Int. 2010;107:75–84.
173. Diabetic Retinopathy Study Research Group. Design, methods, and baseline results. DRS

report number 6. Invest Ophthalmol Vis Sci. 1981;21:149–209.

174. Early Treatment Diabetic Retinopathy Study Research Group. Early Treatment Diabetic Retinopathy Study design and baseline patient characteristics. ETDRS report number 7. Ophthalmology. 1991;98:741–56.

175. Ferris F. Early photocoagulation in patients with either type I or type II diabetes. Trans Am Ophthalmol Soc. 1996;94:505–37.

176. Reddy S, Hu A, Schwartz SD. Ultra-wide field fluorescein angiography guided targeted retinal photocoagulation (TRP). Semin Ophthalmol. 2009;24(1):9–14.

177. Muqit MKM, Marcellino GR, Henson DB, et al. Optos-guided pattern scan laser (Pascal)-targeted retinal photocoagulation in proliferative diabetic retinopathy. Acta Ophthalmol. 2013;91(3):251–8.

178. Wells JA, Glassman AR, Ayala AR, Diabetic Retinopathy Clinical Research Network, et al. Aflibercept, bevacizumab, or ranibizumab for diabetic macular edema: two-year results from a comparative effectiveness randomized clinical trial. Ophthalmology. 2016;123(6):1351–9.

179. Bandello F, De Benedetto U, Knutsson KA, et al. Ranibizumab in the treatment of patients with visual impairment due to diabetic macular edema. Clin Ophthalmol. 2011;5:1303–8.

180. Nguyen QD, Brown DM, Marcus DM, et al.; RISE and RIDE Research Group. Ranibizumab for diabetic macular edema: results from 2 phase III randomized trials: RISE and RIDE. Ophthalmology. 2012;119(4):789–801.

181. Bressler NM, Varma R, Mitchell P, et al. Effect of Ranibizumab on the Decision to Drive and Vision Function Relevant to Driving in Patients With Diabetic Macular Edema: Report From RESTORE, RIDE, and RISE Trials. JAMA Ophthalmol. 2016;134(2):160–6.

182. Mitchell P, Bandello F, Schmidt-Erfurth U, et al.; RESTORE Study Group. The RESTORE study: ranibizumab monotherapy or combined with laser versus laser monotherapy for diabetic macular edema. Ophthalmology. 2011;118(4):615–25.

183. Schmidt-Erfurth U, Lang GE, Holz FG, et al.; RESTORE Extension Study Group. Three-year outcomes of individualized ranibizumab treatment in patients with diabetic macular edema: the RESTORE extension study. Ophthalmology. 2014;121(5):1045–53.

184. Bressler NM, Edwards AR, Beck RW, et al.; Diabetic Retinopathy Clinical Research Network. Exploratory Analysis of of Diabetic Retinopathy Progression through 3 Years in a Randomized Clinical Trial Comparing Intravitreal Triamcinolone with Focal/Grid Photocoagulation. Arch Ophthalmol. 2009;127(12):1566–1571.

185. Bressler SB, Qin H, Melia M, et al.; the Diabetic Retinopathy Clinical Research Network. Exploratory analysis of effect of intravitreal ranibizumab or triamcinolone on worsening of diabetic retinopathy in a randomized clinical trial. JAMA Ophthalmol. 2013;131(8):1033–40.

186. Study of the efficacy and safety of intravitreal (IVT) aflibercept for the improvement of moderately severe to severe nonproliferative diabetic retinopathy (NPDR) (PANORAMA). Available at https://clinicaltrials.gov/ct2/show/NCT02718326. Accessed on Mar 2018.

187. Querques L, Parravano M, Sacconi R, et al. Ischemic index changes in diabetic retinopathy after intravitreal dexamethasone implant using ultra-widefield fluorescein angiography: a pilot study. Acta Diabetol. 2017;54(8):769–73.

188. Tamura H, Miyamoto K, Kiryu J, et al. Intravitreal injection of corticosteroid attenuates leukostasis and vascular leakage in experimental diabetic retina. Invest Ophthalmol Vis Sci. 2005;46(4):1440–4.

189. Edelman JL, Lutz D, Castro MR. Corticosteroids inhibit VEGF-induced vascular leakage in a rabbit model of blood-retinal and blood-aqueous barrier breakdown. Exp Eye Res. 2005;80(2):249–58.

190. Dugel PU, Bandello F, Loewenstein A. Dexamethasone intravitreal implant in the treatment of diabetic macular edema. Clin Ophthalmol. 2015;16(9):1321–35.

191. Carrasco E, Hernández C, Miralles A, et al. Lower somatostatin expression is an early event in diabetic retinopathy and is associated with retinal neurodegeneration. Diabetes Care. 2007;30:2902–8.

192. García-Ramírez M, Hernández C, Villarroel M, et al. Inter photoreceptor retinoid-binding protein (IRBP) is down regulated at early stages of diabetic retinopathy. Diabetologia. 2009;52:2633–41.

193. Imai H, Singh RS, Fort PE, et al. Neuroprotection for diabetic retinopathy. Dev Ophthalmol. 2009;44:56–68.
194. Frydkjaer-Olsen U, Soegaard Hansen R, Simó R, Cunha-Vaz J, Peto T, Grauslund J, EUROCONDOR. Correlation between retinal vessel calibre and neurodegeneration in patients with type 2 diabetes mellitus in the European Consortium for the Early Treatment of Diabetic Retinopathy (EUROCONDOR). Ophthalmic Res. 2016;56(1):10–6.
195. Saylor M, McLoon LK, Harrison AR, et al. Experimental and clinical evidence for brimonidine as an optic nerve and retinal neuroprotective agent: an evidence-based review. Arch Ophthalmol. 2009;127:402–6.
196. Lambooij AC, Kuijpers RW, van Lichtenauer-Kaligis EG, et al. Somatostatin receptor 2A expression in choroidal neovascularization secondary to age-related macular degeneration. Invest Ophthalmol Vis Sci. 2000;41:2329–35.
197. Davis MI, Wilson SH, Grant MB, et al. The therapeutic problem of proliferative diabetic retinopathy: targeting somatostatin receptors. Horm Metab Res. 2001;33:295–9.
198. Simó R, Carrasco E, García-Ramírez M, et al. Angiogenic and antiangiogenic factors in proliferative diabetic retinopathy. Curr Diabetes Rev. 2006;2:71–98.
199. Hernández C, Simó-Servat O, Simó R. Somatostatin and diabetic retinopathy: current concepts and new therapeutic perspectives. Endocrine. 2014;46(2):209–14.
200. Santos AR, Ribeiro L, Bandello F, et al. European Consortium for the early treatment of Diabetic Retinopathy (EUROCONDOR) Functional and structural findings of neurodegeneration in early stages of diabetic retinopathy: cross-sectional analyses of baseline data of the EUROCONDOR project. Diabetes. 2017;66(9):2503–10.
201. Grant MB, Mames RN, Fitzgerald C, et al. The efficacy of octreotide in the therapy of severe nonproliferative and early proliferative diabetic retinopathy: a randomized controlled study. Diabetes Care. 2000;23:504–9.
202. Kirkegaard C, Nørgaard K, Snorgaard O, et al. Effect of one year continuous subcutaneous infusion of a somatostatin analogue, octreotide, on early retinopathy, metabolic control and thyroid function in Type I (insulin-dependent) diabetes mellitus. Acta Endocrinol. 1990;122:766–72.
203. Extension study of the long-term safety and tolerability of octreotide acetate in patients with moderately severe or severe non-proliferative diabetic retinopathy or low risk proliferative diabetic retinopathy. 2018. Available at http://clinicaltrials.gov/ct/show/NCT00248157. Accessed Mar 2018.
204. Octreotide acetate in microspheres in patients with diabetic retinopathy. 2018. Available at http://clinicaltrials.gov/ct/show/NCT00131144. Accessed Mar 2018.
205. Mohamed Q, Wong TY. Emerging drugs for diabetic retinopathy. Expert Opin Emerg Drugs. 2008;13:675–94.
206. Evaluation of doxycycline versus placebo for the treatment of severe non proliferative or mild or moderate proliferative diabetic retinopathy (POC1). 2018. Available at http://clinicaltrials.gov/ct/show/NCT00511875. Accessed Mar 2018.
207. Evaluation of effect of doxycycline versus placebo on retinal function and diabetic retinopathy (POC2). 2018. Available at http://clinicaltrials.gov/ct/show/NCT00917553. Accessed Mar 2018.
208. Paterniti I, Di Paola R, Campolo M, et al. Palmitoylethanolamide treatment reduces retinal inflammation in streptozotocin-induced diabetic rats. Eur J Pharmacol. 2015;769:313–23.
209. Chous AP, SP R, JD G, RA K. The diabetes visual function supplement study (DiVFuSS). Br J Ophthalmol. 2016;100(2):227–34.
210. Khalaf N, Helmy H, labib H, et al. Role of angiopoietins and Tie-2 in diabetic retinopathy. Electron Physician. 2017;9(8):5031–5.
211. Souma T, Thomson BR, Heinen S, et al. Context-dependent functions of angiopoietin 2 are determined by the endothelial phosphatase VEPTP. PNAS. 2018;115:1298–303.
212. Campochiaro PA, Khanani A, Singer M, et al. Enhanced benefit in diabetic macular edema from AKB-9778 Tie2 activation combined with vascular endothelial growth factor suppression. Ophthalmology. 2016;123(8):1722–30.
213. The TIME-2b study: a study of AKB-9778, a novel Tie 2 activator, in patients with non-proliferative diabetic retinopathy (NPDR) (TIME-2b). 2018. Available at https://clinicaltri-

als.gov/ct2/show/NCT03197870. Accessed on Mar 2018.

214. Rodríguez-Carrizalez AD, Castellanos-González JA, Martínez-Romero EC, et al. The effect of ubiquinone and combined antioxidant therapy on oxidative stress markers in non-proliferative diabetic retinopathy: A phase IIa, randomized, double-blind, and placebo-controlled study. Redox Rep. 2016;21(4):155–63.

第 3 章

糖尿病性黄斑水肿

Francesco Bandello，Rosangela Lattanzio，Ilaria Zucchiatti，
Alessandro Marchese，Marco Battista，Maria Vittoria Cicinelli

3.1 临床概况

3.1.1 临床表现

糖尿病性黄斑水肿(DME)在眼底检查时可发现，由于液体积聚以及硬性渗出所造成的立体可见的视网膜增厚。黄斑水肿是由血-视网膜屏障破坏引起，继发于毛细血管通透性增加和血管渗漏的病理生理变化(图 3.1)。它可由非增殖性糖尿病视网膜病变和增殖性糖尿病视网膜病变发展而来，是一种危害视力的并发症。

微动脉瘤是糖尿病视网膜病变最常见的黄斑表现，并被认为是渗出液和脂质渗出的主要来源(图 3.2)。硬性渗出提示当前或既往 DME(图 3.3)。渗出液由水、蛋白质和脂质组成，通常聚集在外丛状层(OPL)[1]。虽然液体和蛋白质通常被邻近的视网膜色素上皮(RPE)和血管重新吸收，但脂质仍以硬渗出物的形式留在OPL中。

在生物显微镜上可以检测到玻璃体黄斑界面异常，如视网膜前膜(ERM)或玻璃体黄斑牵拉综合征(VMT)，并可通过 OCT 证实[2](图 3.4)。视网膜前膜(ERM)可以表现为原发性或继发性的症状。在眼底生物显微镜下，ERM 呈现典型的"玻璃纸"形态，与 OCT 检查时视网膜表面上方的薄高反射带相对应。在疾病晚期，明显的玻璃体黄斑病变表现为黄斑水肿、视网膜褶皱和血管变形。

术后黄斑囊样水肿是继发于眼部手术后常见的视力下降原因，包括复杂白内障摘除、晶状体囊破裂或人工晶状体脱位。除黄斑"花瓣状"外观和视盘着染外，其血管造影特征可能与 DME 相似。

部分或完全黄斑裂孔和视网膜劈裂是慢性 DME 的症状，继发于视网膜内囊

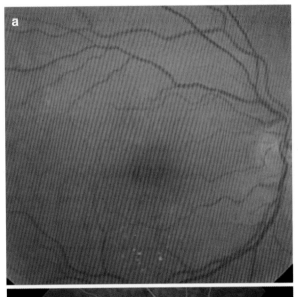

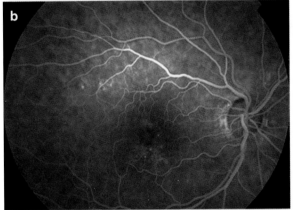

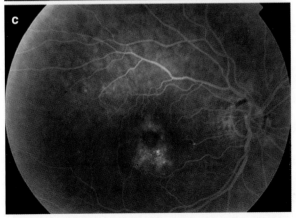

图 3.1 (a)眼底彩色照相可显示位于视网膜中央凹下的微动脉瘤,颞下血管弓上有少量硬性渗出。(b)FA(早期)显示视网膜中央凹下渗漏的微动脉瘤的点状强荧光。(c)FA(晚期)显示扇形黄斑囊样水肿。

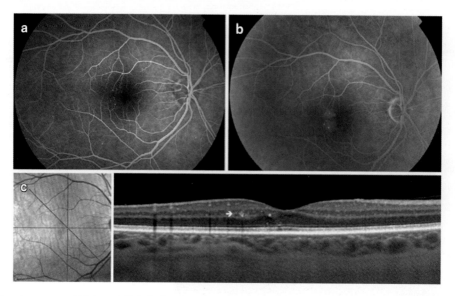

图 3.2　(a)FA(早期)显示散布在黄斑区多个渗漏的微动脉瘤。(b)晚期显示由于渗漏引起视网膜中央凹周围强荧光。(c)光学相干断层扫描显示保留的视网膜厚度。微动脉瘤表现为囊样圆形结构(白色箭头所示)。

肿破裂或视网膜色素上皮变性[3](图 3.5)。

小结 3.1

　　DME 的生物显微镜检查结果可见视网膜厚度增加，与微动脉瘤和硬性渗出有关。也可以发现玻璃体黄斑界面异常，包括视网膜前膜或玻璃体黄斑牵拉。术后黄斑水肿的特征是继发于眼部手术后的视力下降。

3.1.2　DME 的生物显微镜分类

　　糖尿病视网膜病变早期治疗研究小组将有临床意义的黄斑水肿(CSME)定义为具有特定特征的黄斑水肿(表 3.1，图 3.6)[4]。这一定义主要是基于临床检查，而不是荧光素血管造影或视力。

　　美国眼科学会提出了 DME 的简化分类，即 DME 疾病严重程度量表[5]。DME 被定义为任何类型的视网膜增厚或后极部硬性渗出。根据视网膜增厚的位置与黄斑的关系对 DME 的严重程度进行分类(表 3.2)。

　　根据 FA 和 OCT 可进一步对 DME 进行分类(参见第 3.2 节)。DME 的分类对

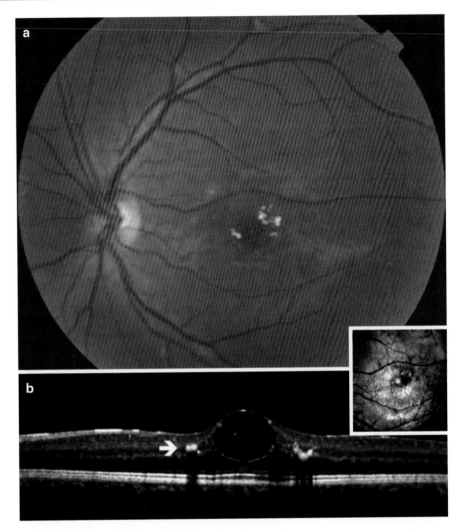

图 3.3 (a)眼底彩色照相显示视网膜增厚,伴有硬性渗出和具有临床意义的糖尿病性黄斑水肿。(b)OCT 显示视网膜内层有较大的视网膜内囊肿,视网膜内高反射点与硬性渗出一致(白色箭头所示)。

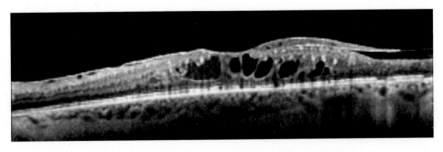

图 3.4 牵拉性黄斑水肿伴视网膜前膜和视网膜内囊肿。

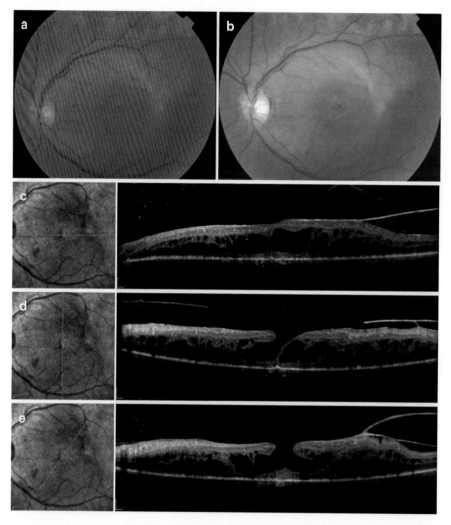

图 3.5　(a,b)彩色和无红光照片显示黄斑裂孔以及位于黄斑颞侧的视网膜前膜和玻璃体视网膜牵拉。(c~e)OCT 显示多种改变：视网膜前膜、较大的视网膜内囊肿和玻璃体视网膜牵拉(c)，视网膜内囊肿破裂并在中央凹上下牵拉(d)，以及一个较大的板层裂孔(e)。

表 3.1　1985 年 ETDRS 提出的有临床意义的黄斑水肿(CSME)的修正定义

如果出现以下任何临床表现，则定义为有临床意义的黄斑水肿：
视网膜增厚距黄斑中央凹 500μm 或以内
硬性渗出位于黄斑中央凹 500μm 或以内，伴有相邻视网膜增厚
视网膜增厚区域≥1 个视盘直径，距黄斑中央凹一个视盘直径范围内

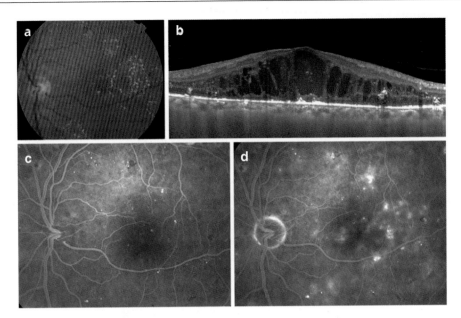

图 3.6　(a)眼底彩色照相显示有临床意义的黄斑水肿,伴视网膜增厚、黄斑颞侧环状脂质沉积、近中央凹处硬性渗出和微动脉瘤。(b)OCT 显示黄斑囊样水肿。(c,d)荧光素血管造影(早期和晚期)显示血-视网膜屏障的破裂与荧光的弥漫性渗漏一致。

确定疾病分期和严重程度至关重要,对临床决策也至关重要(表 3.3)[6]。根据最近的一项研究,177 名患者的 201 只眼中,最常见的 DME 类型是血管性(65%),其次是非血管性(23%)、混合性(6.5%)和纯牵拉性(5.5%)。根据视网膜中央厚度对患者进行分层,血管性 DME 的 CRT 通常<300μm。当 CRT 值为 300~400μm 时,非血管性 DME 的比例显著增加, 血管性/非血管性 DME 比例从 CRT<300μm 时的 10:1 增加到 CRT=400μm 时的 3:1。牵拉性 DME 几乎完全存在于 CRT>400μm 的亚组中。血管性 DME 的特征是大量硬性渗出和视网膜内囊肿,而牵拉性的 BCVA 下降最为显著[7]。关于 DME 治疗的进一步细节详见第 3.3.1 节。

表 3.2　美国眼科学会 2003 年修订的 DME 疾病严重程度量表

DME 疾病严重程度量表	临床表现
轻度	远离黄斑中心的视网膜增厚或硬性渗出
中度	接近黄斑中心的视网膜增厚或硬性渗出,黄斑不受累
重度	视网膜增厚或硬性渗出伴黄斑受累

表 3.3　DME 生物显微镜特性简化分类(2010 年)

DME 分型	临床表现
血管性	视网膜厚度与微动脉渗漏及硬性渗出聚集相关
非血管性	弥漫性视网膜增厚伴有限的微动脉瘤和硬性渗出
牵拉性	视网膜厚度与视网膜前膜或玻璃体黄斑牵拉相关

小结 3.2

　　1985 年 ETDRS 提出的有临床意义的黄斑水肿的原始定义是基于眼底扩瞳检查，不需要任何进一步的诊断评估。在随后的数十年中，ETDRS 提出了简化分类。

3.2　诊断工具

3.2.1　眼底照相

　　眼底照相在 DR 的筛查和随访中发挥了核心作用。DME 的诊断及其分级由替代标志物(例如，CRT 和硬性渗出)判断。许多临床试验中仍然使用立体照相。

3.2.2　荧光素血管造影

　　荧光素血管造影是识别血管通透性增加和液体渗漏以及视网膜缺血区域的有效工具(图 3.7)。黄斑部液体渗漏是由 BRB 破坏导致，BRB 主要是由以下两类构成[8]：

- 内部 BRB，由内皮细胞和神经胶质细胞之间的紧密连接复合物组成[9]。
- 外部 BRB，由紧密连接、桥粒和 RPE 细胞之间的紧密连接蛋白组成[10]。

　　当液体渗漏速率超过 BRB 的清除能力时，视网膜出现水肿。

　　根据血管造影检查，DME 分为局灶性和弥漫性。在局灶性 DME 中可见一明确的局部渗漏区域，通常源自微动脉瘤，周围有硬性渗出[11](图 3.8)。在弥漫性 DME 中可见广泛的、非限定性的视网膜渗漏，起源于内部 BRB 的广泛破坏；无散在渗漏的微动脉瘤[11](图 3.9)。这种分类决定了治疗方案(局部或栅格样激光光凝治疗或玻璃体腔注药)和最终的预后。

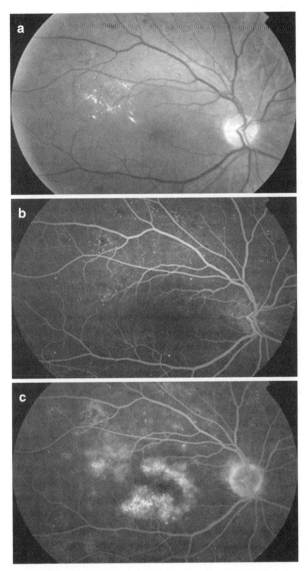

图 3.7 (a)后极部无红光照片显示多个位于黄斑颞上方的硬性渗出、微动脉瘤和出血。(b,c)FA 的早期(b)和晚期(c)显示血-视网膜屏障破坏与弥漫性水肿一致。(待续)

直到数年前,DME 主要被认为是一种血管疾病。1995 年,另一种病因被提出[12],当时引入非视网膜血管渗漏这一概念来定义一种不常见的 DME,其特征是 FA 显示弥漫性、晚期渗漏,无囊样腔。这种类型的 DME 与外部 BRB 的破坏有关。

传统 FA 单次拍摄仅可见 30°~50°视网膜。超广角荧光素血管造影(UWFA)可在一次拍摄中获取 200°视角[13]。通过扩大视野,可以很容易地对周边视网膜进行成像,从而提高 FA 在 DR 各阶段的诊断效率[14]。

缺血性黄斑病变的诊断要点是:早期血管造影中的中央凹无血管区(FAZ)增

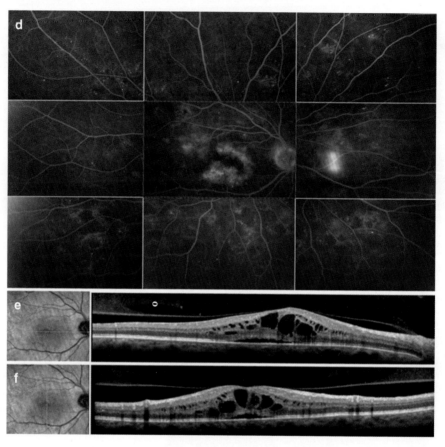

图 3.7(续)　(d)全视网膜 FA 表现为黄斑渗漏、鼻侧象限新生血管部分区域强荧光。(e,f)光学相干断层扫描显示视网膜厚度增加,小范围视网膜下脱离和视网膜内囊肿。

大和毛细血管无灌注,在检查后期出现染料渗漏(图 3.10)。明确的弱荧光和毛细血管脱落显示外周无灌注,提示 DME 的进展和持续[13]。

3.2.3　光学相干断层扫描

OCT 可识别 DME 中的不同病理特征,包括浆液性视网膜脱离(SRD)、黄斑囊样水肿和玻璃体黄斑异常[15],如黄斑前玻璃体后增厚和牵拉,这些在 DME 的发病机制中越来越重要(图 3.11)。

OCT 的特征与 DME 血管造影表现密切相关。局灶性 DME 通常与 OPL 水肿有关,而弥漫性 DME 首先表现为内核层肿胀,其次是 OPL 水肿[16]。此外,外核层(ONL)肿胀也有报道[17]。

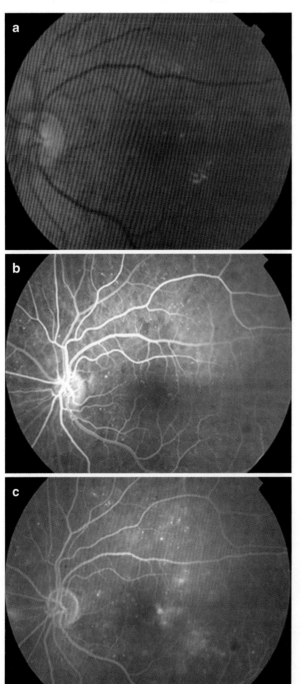

图 3.8 轻度非增殖性糖尿病视网膜病变患者的初始图像。(a)眼底彩色照片显示中央凹颞侧的硬性渗出和少量微动脉瘤。荧光素血管造影早期(b)和晚期(c)显示与局灶性渗漏相关的黄斑中央凹渗漏的微动脉瘤。(待续)

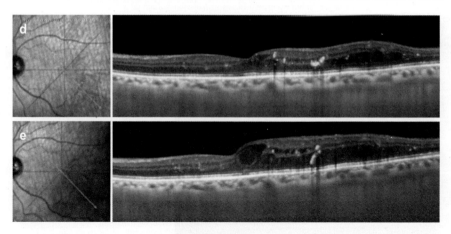

图 3.8(续) (d)OCT 显示视网膜厚度增加,在颞下方明显,伴有视网膜内液和高反射硬性渗出。(e)1 年后 OCT 显示黄斑水肿恶化和硬性渗出持续存在。

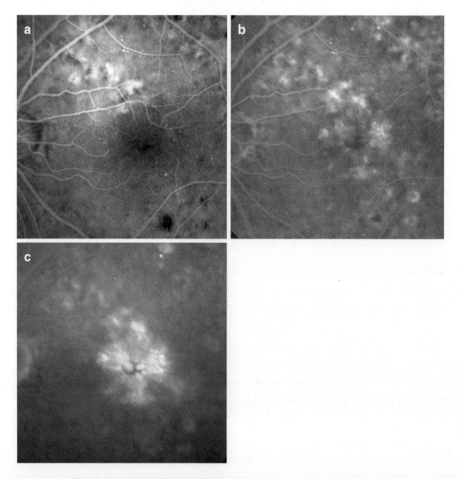

图 3.9 (a~c)荧光素血管造影早期(a)、中期(b)和晚期(c)显示荧光素渗漏呈"花瓣状"。(待续)

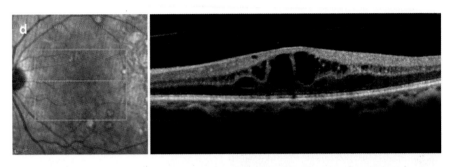

图 3.9(续) (d)OCT 显示视网膜厚度增加,大的视网膜内囊肿位于内、外核层以及内丛状层。

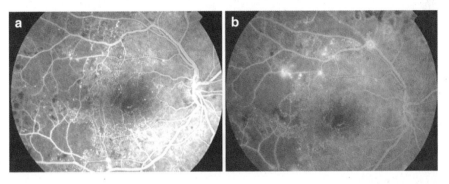

图 3.10 荧光素血管造影早期(a)和晚期(b)显示广泛的毛细血管无灌注,视网膜内微血管异常,以及与黄斑缺血一致的中央凹无血管区扩大。

高反射病灶(HF)表现为视网膜内高反射点,是 DME 断层扫描中一个有趣的发现。它们的存在与光感受器的完整性和视力有关[18,19]。这些病灶被解释为脂蛋白渗出或活化的小胶质细胞,其数量与视网膜的炎症状态有关[20,21]。实际上,玻璃体腔注射后可观察到高反射病灶的数量减少[22]。

临床上,HF 的数量与未来硬性渗出物的形成[23,24]和 OCT 检查的中央凹下神经视网膜脱离(SND)有关。特别是 SND 是一个负性的预后因素,因为它通常伴随着外界膜的破坏和更差的功能性结果[25]。

CRT 可以对 DME 进行定量测量;由于 CRT 具有良好的重复性,因此在临床试验中广泛使用[26],要注意不同的检测工具提供的数据可能无法进行比较。亚临床 DME 定义为视网膜厚度增加、黄斑微囊肿、无中央凹水肿以及 CRT<300μm[27,28]。亚临床 DME 可能先于实际 DME[29]。

CRT 具有无可置疑的预后作用,伴随着内节-外节(IS-OS)连接,外界膜(ELM)的破坏[30,31]和视网膜内层结构紊乱(DRIL)[32]。CRT 增加是黄斑水肿的征兆,

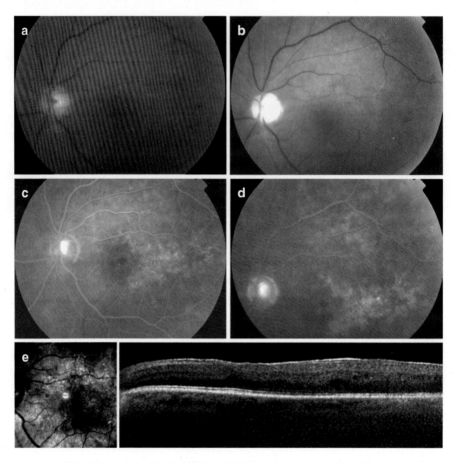

图 3.11　(a)彩色照片显示罕见的微动脉瘤和视网膜出血。(b)无红光图像显示视网膜前膜。(c,d)荧光素血管造影早期(c)和晚期(d)显示弥漫性染料渗漏。(e)OCT 证实存在视网膜前膜，与视网膜厚度增加和视网膜内囊肿有关。

CRT 的减少与黄斑缺血有关，常伴有光感受器异常[33]（图 3.12 至图 3.15）。

　　增强深度成像(EDI)OCT 可观察脉络膜细节，是测量脉络膜厚度(CT)的有效工具[34]。无论 DR 的分期和糖尿病性黄斑病变是否存在，糖尿病患者的 CT 都会降低（图 3.13）[35-37]。据推测，脉络膜变薄与视网膜缺氧有关，其导致血管内皮生长因子(VEGF)的产生增加，DME 恶化和 DR 的进展[38,39]。

　　En face-OCT 最近被用于量化视网膜内硬性渗出物，并评估其在玻璃体腔注药治疗期间的变化[40-42]。

　　无 DR 或发病初期的糖尿病患者视盘周围视网膜神经纤维层(RNFL)和神经节细胞复合体(GCC)明显减少[43,44]。

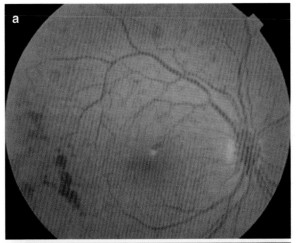

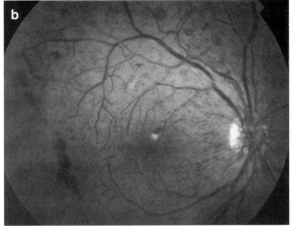

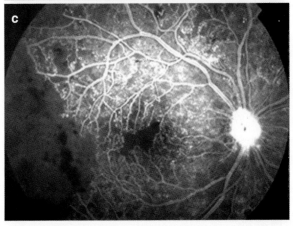

图 3.12 (a,b)视力差的年轻糖尿病患者的后极部(a)和无红光(b)眼底彩色照相显示有视盘充血伴新生血管，多发性放射状浅层出血，近中央凹棉绒斑，以及因阻塞性血管炎导致的颞侧黄斑视网膜血管变白。(c)荧光素血管造影显示视盘强荧光，中央凹无血管区增大，视网膜血管阻断，中央凹颞侧视网膜缺血。(待续)

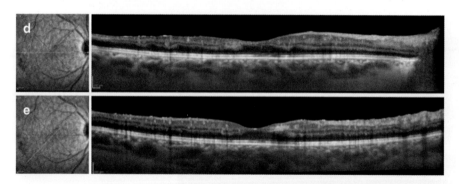

图 3.12(续)　(d,e)OCT 显示视网膜厚度减少，视网膜内层紊乱。

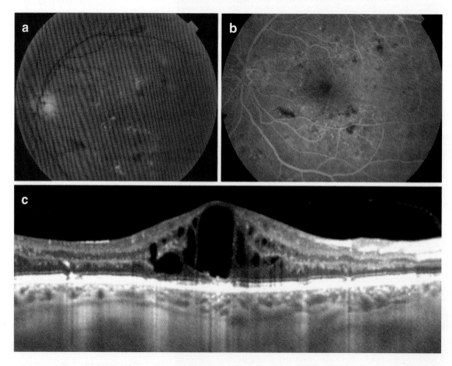

图 3.13　(a)眼底彩色照片显示微动脉瘤和血管扩张周围有环状脂质，与血管源性黄斑水肿一致。(b)荧光素血管造影早期显示多处渗漏和视网膜内出血。(c)OCT 显示黄斑水肿，这与内、外节连接带的不可逆改变有关。脉络膜比正常薄。

3.2.4　光学相干断层扫描血管造影

OCTA 利用视网膜内颗粒的运动(红细胞)间接重建视网膜血管丛。OCTA 分别研究浅表毛细血管丛(SCP)、深层毛细血管丛(DCP)和脉络膜毛细血管丛

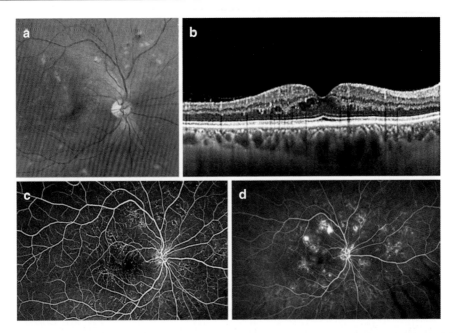

图 3.14　(a)彩色照片显示黄斑反射改变以及血管分支旁的棉绒斑。(b)结构 OCT 显示中度视网膜内水肿。(c)早期超广角荧光血管造影显示对应于微动脉瘤的点状印迹强荧光,其在后期发生渗漏(d)。

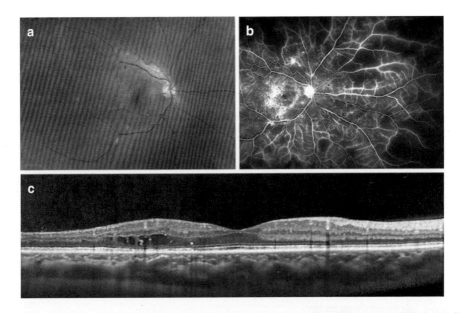

图 3.15　(a)非中心性黄斑水肿糖尿病患者的眼底彩色照片显示颞下黄斑区出血、硬性渗出和棉绒斑。(b)超广角荧光血管造影显示弥漫性血-视网膜屏障破坏、外周缺血、视盘和其他部位的新血管。(c)OCT 证实存在视网膜外层囊样液体和一些高反射点,这与硬性渗出有关。

（CC）[45]。

根据其 OCT 模式，OCTA 相对能够识别微动脉瘤。OCT 上被检测为低反射的微动脉瘤在 OCTA 上不太明显，而高反射的微动脉瘤很容易被识别[46]。这种情况可能是由于微动脉瘤内血流速度不同；在装置检测范围外的血流速度可能导致微动脉瘤检测不到[47]。

OCTA 显示 SCP 和 DCP 处 FAZ 显著增大，深部丛的变化更明显[48]，血管密度降低，尤其是 DCP[49]。实际上，DCP 可能代表一种有效用于长期评估视觉预后的生物标志物，因为它在 DME 中的状态与水肿消退后光感受器的完整性相关[50]。

与无 DRIL 患者相比，有 DRIL 患者的 SCP 和 DCP 的 FAZ 面积更大；这些患者的视力也更差[51]。

活动性 DME 中的黄斑囊肿在 OCTA 上表现为流动空隙，边界光滑，不遵循周围毛细血管的路径；这些特征有助于区分 DME 和非灌注区域，这些区域显示为具有不规则边界的灰色区域（图 3.16）。黄斑囊样间隙通常在非灌注区域内共存[52]。

在 OCTA 的帮助下，通过检测 DME 恢复区的毛细血管重新出现，可观察抗 VEGF 治疗后的再灌注现象[53]。DME 的 OCTA 特征可用于预测抗 VEGF 治疗的水肿反应。与效果良好的患者相比，3 次注射抗 VEGF 效果差的患者 DCP 血管密度较小，微动脉瘤较多，FAZ 较大[49]。此外，单次抗 VEGF 注射[54]后无明显差异。

总之，OCTA 是评估 DR 和 DME 患者血管改变的一种有效且无创的方法。通过分析运动信号，OCTA 可以区分灌注血管和伪影；此外，与传统的 FA 和 ICGA 不同，OCTA 不会受到与染料相关掩蔽效应的影响，从而提供更深层视网膜血管网络的高分辨率细节[55]。OCTA 的缺点包括 15mm×18mm 的最大黄斑视野和运动伪影的存在，可能影响数据的最终质量[45]。

3.2.5　微视野检查

眼底微视野检查可评估黄斑敏感性和注视类型；这对于在 DME 患者中研究形态功能的相关性，并预测不同治疗策略的效果可能很有作用[56]。微视野检查和其他不同检查之间有很好的相关性，包括 BCVA、FA、OCT 和眼底自发荧光（FAF）[57-60]。虽然 CRT 似乎不会引起微视野检查的敏感度降低[61]，但在中央凹下神经视网膜脱离（SND）的患者中曾发现严重的敏感度降低[25]。

3.2.6　多焦视网膜电图

该技术可在 DME 患者中检测到显著的黄斑功能障碍[62-64]。此外，玻璃体腔注

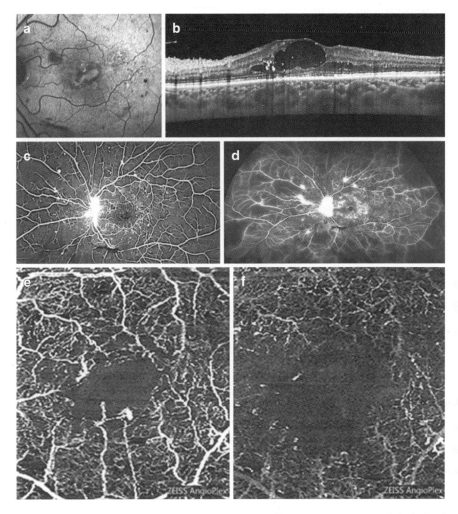

图 3.16　(a)眼底自发荧光显示黄斑囊肿相应的强自发荧光。(b)OCT 显示一个大囊肿和视网膜内渗出引起的荧光遮蔽效应。(c)早期超广角荧光素血管造影(FA)显示视盘新生血管、微动脉瘤和大动脉瘤、外周缺血和中央凹无血管区增大。(d)晚期,由于染料渗漏,外周缺血更为明显。(e~h)3mm×3mm 和 6mm×6mm OCTA 显示血管迂曲扩张,中央凹无短血管区增大,颞侧血管分支内、外有局灶性非灌注区。(待续)

射抗 VEGF 后,可检测到黄斑功能有明显改善[65]。

3.2.7　其他成像技术

　　FAF、黄斑色素光密度、激光扫描检眼镜(SLO)和自适应光学进一步加深了对 DME 视网膜解剖和功能活动的认识[66-69]。DME 囊肿在 FAF 中特征性地表现出的

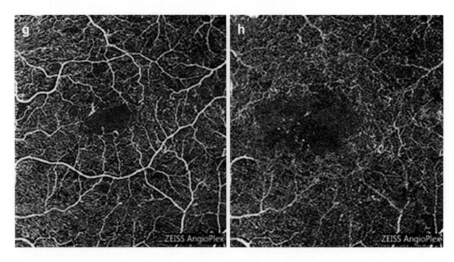

图 3.16（续）。

强自发荧光。此外，由于 FAF 信号与 RPE 状态和光感受器功能相关，该技术可在 DME 恢复后无创预测视力的恢复情况[60,67,70]。

> **小结 3.3**
>
> FA 是检测血管通透性增加以及黄斑和外周缺血的有效工具，而 OCT 可以非侵入性地定量检测 DME。OCTA 是评估 DME 视网膜血管网络改变的新工具。

3.3 目前的治疗方法

3.3.1 激光光凝治疗

ETDRS 阐述了激光光凝治疗 DME 的有效性，并给出了程序性建议[4,10,71,72]。研究结果显示，与对照组相比，治疗组中度视力丧失（定义为与开始相比，最后一次就诊时视角加倍）的风险降低了 50%。此外，在治疗组中发现中度视力增加（定义为初始视角减半）的概率增加（图 3.17）。据报道，中心性 DME 患者有了极大的好转。目前存在的副作用包括视野盲点和激光瘢痕扩大（图 3.18）。

ETDRS 研究囊括了所有的 DME 患者，无论其视力如何。目前认为视力良好（BCVA 为 20/20 或更高）的患者视力恢复可能受限（天花板效应）[4]。在非中心性

DME 患者中,治疗组中度视力丧失的风险仅为 2.5%,而未治疗组为 7%[73]。因此,黄斑激光光凝治疗仅适用于中心性 DME 患者。严重视力丧失(BCVA 低于 20/200)的患者未纳入研究,因此没有提出任何临床建议。但是,进一步的研究表明,即使在这些情况下,激光光凝治疗也具有一定的疗效。

黄斑激光光凝治疗可以局部或栅格样进行(表 3.4)。治疗模式的选择主要由 DME 患者血管造影的特征决定[74]。局部激光对局部点状渗漏有效(图 3.19),而栅格样激光用于处理弥漫性 DME(图 3.20)。根据 EDTRS,可以在 BCVA 低于 20/40 的无效果眼中重复治疗[10]。栅格样激光光凝治疗的确切作用机制尚不清楚;目前已经提出了几个假说,包括血流的自动调节、视网膜氧合作用的改善和 RPE 的代谢刺激[75-77]。

ETDRS 建议长期以来一直是金标准。但是,由于传统激光的副作用,促使医师尝试新的治疗方法,称为改良 ETDRS(mETDRS)激光(图 3.21)。与传统的 ETDRS 光凝治疗相比,mETDRS 已被证明可以有效稳定视力,可产生较少的视觉缺陷(见表 3.4)。

轻度黄斑栅格样激光光凝(MMG)包括广泛应用于黄斑区的轻度激光烧灼,但不包括中央凹区域;它可以减少视网膜热损伤,提供更广泛的光凝治疗。有研究比较了栅格样 mETDRS 与 MMG。2007 年,糖尿病视网膜病变临床研究网络(DRCR.net)显示两组之间的视觉效果没有显著差异,但在 mETDRS 组中观察到较低的 CRT[78]。使用 Nd:YAG 532-nm 绿光光凝治疗,产生的激光斑几乎不可见,这被认为与经典程序具有相同的效果(见表 3.4)[79]。

阈值下微脉冲激光的特点是减少曝光时间和临床上不可见的激光烧灼,在视觉恢复方面也取得了令人满意的效果[59,80-84]。该激光选择性地在 RPE 激活,减少相邻视网膜层的热传导,同时可以提高治疗的安全性[81]。最近的 Meta 分析显示,阈值下微脉冲激光与用作单一疗法的传统光凝相比,差异没有统计学意义。另一方面,与两种激光单一疗法相比,常规光凝联合雷珠单抗有更好的疗效[85]。对于抗 VEGF 耐药的患者,微脉冲激光联合玻璃体腔注射地塞米松是治疗这些患者的有效和安全方法[86]。

2006 年,有研究展示半自动模式扫描激光光凝治疗(PASCAL®;OptiMedica Corp,Santa Clara California),通过脚踏按照预定顺序进行多点激光光凝治疗[87]。PASCAL 光凝应用"轻度"和"阈值下"激光,分别将曝光时间缩短到 10~20ms 和 5~7ms,并逐步达到功率[88,89](见表 3.4)。使得以较低的能量达到治疗视网膜的效果(图 3.22)。组织学研究表明激光烧灼的扩大会随着时间的推移而减少,并产生瘢

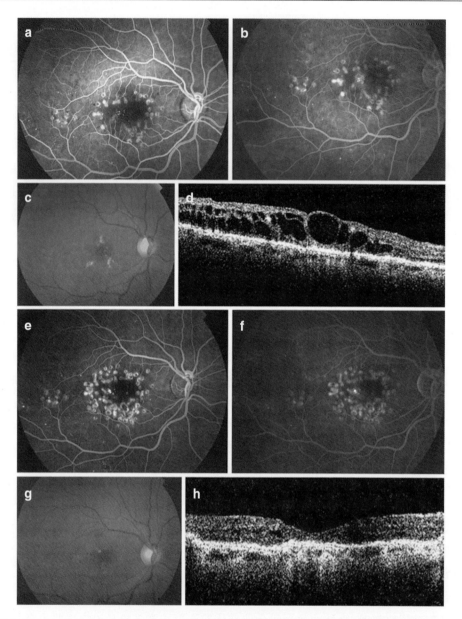

图 3.17　(a~d)尽管既往曾行不完全栅格样激光光凝治疗,但患者的初始眼底图像显示糖尿病性黄斑水肿持续存在。(e~h)该患者再次行激光光凝治疗两年后,FA 显示荧光素渗漏恢复,OCT 显示视网膜内液体消失。然而,OCT 上可见视网膜外层组织紊乱和光感受器减少(h)。

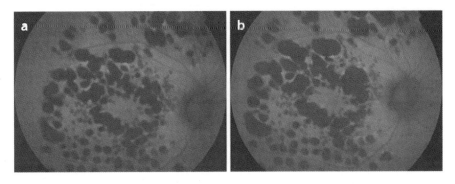

图 3.18　(a)栅格样激光光凝治疗留下的大瘢痕。(b)随访 3 年时视网膜萎缩的变化情况。

表 3.4　激光治疗糖尿病性黄斑水肿

激光方式	程序性建议	临床特点	优势
局部(ETDRS)	直接治疗渗漏的微动脉瘤(距中央凹 300~500μm,激光斑大小 50μm),曝光持续时间 0.05~0.10s	轻度灰白色激光烧灼。微动脉瘤无须明显白化	局灶性 DME 有效
栅格样(ETDRS)	多次烧灼模式,距黄斑中央凹 500μm,距视盘 500μm,激光斑大小为 50~200μm,相隔一个烧灼宽度,曝光时间 0.1s 或更少	几乎看不见灰色烧灼	对弥漫性 DME 有效
改良 ETDRS	更低的参数	烧灼强度降低	视觉缺陷减少
轻度黄斑栅格样激光光凝	轻度激光烧灼,不包括中央凹区域,直径减小(约 50μm),曝光时间 50~100ms	浅灰色,几乎看不见损伤	在减少视网膜中央厚度方面效果可能较差
阈值下微脉冲	工作循环范围为 5%~15%	眼科检查不可见激光的烧灼情况	视网膜损伤减少
PASCAL 光凝	通过减少曝光时间(10~20ms 和 5~7ms)获得较低的累积能量	几乎不可见的均匀损伤	瘢痕扩大和融合减少
Navilas 光凝	常规激光参数:持续时间为 100ms,激光斑大小为 100~140μm,功率为 80~120mW	眼底照相可追踪眼底光凝治疗	个性化的栅格样激光程序

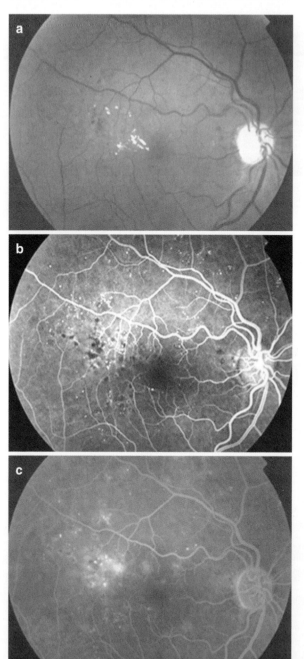

图 3.19　(a)无红光照相显示环状脂质、微动脉瘤和出血。(b)荧光素血管造影（早期）显示由于微动脉瘤渗漏导致的强荧光和出血导致的弱荧光。(c)FA（晚期）检测到与局灶性 DME 一致的血-视网膜屏障被局限性破坏。(待续)

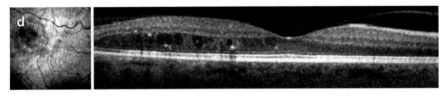

图 3.19(续)　(d)伴有红外图像的 OCT 显示颞侧至中央凹视网膜厚度增加、外核层视网膜内囊肿以及硬性渗出。

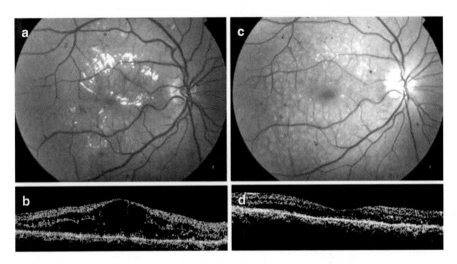

图 3.20　(a)后极部无红光照相显示有临床意义的糖尿病性黄斑水肿、环状脂质、视网膜积液和微动脉瘤。(b)Stratus OCT 显示视网膜厚度增加,伴视网膜内囊肿。(c,d)黄斑栅格样激光光凝治疗 6 个月后,同一患者的照相显示硬性渗出完全消退,视网膜平伏。

痕收缩[90];SD-OCT 检测可以发现 IS-OS 层的保留[91]。PASCAL 与常规氩激光的对比分析显示,在 BCVA 改善和 CMT 降低方面没有显著差异;此外,两种激光具有同样的安全性[92]。

　　Navilas 是一种眼底追踪光凝技术,通过与眼底照相结合,在黄斑中央凹周围区域具有较高的精确度[93-95]。基于 FA,可以精确设计个性化的激光栅格样程序(见表 3.4)。Navilas 可在 RPE 特异性激活。2013 年的一项研究发表了 7 名 DME 患者为期 1 年的治疗结果:与对照组相比,激光的应用可使 BCVA 增加和 CMT 减少,差异有统计学意义[96]。

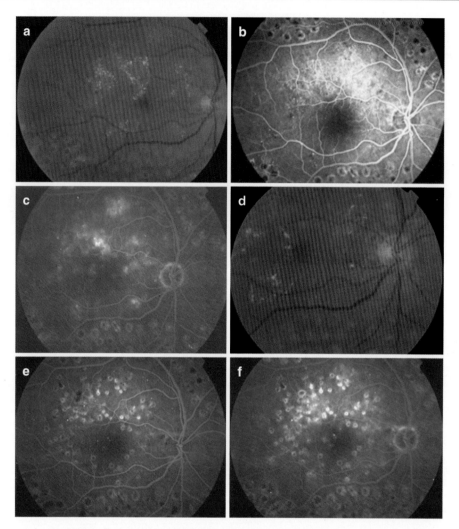

图 3.21　(a~c)患者已行外周激光光凝治疗的初始照相,可见明显的糖尿病性黄斑水肿。(d~f)经 FA 引导的改良栅格样激光光凝两年后,可见荧光素渗漏明显改善。

　　一些临床试验显示联合玻璃体腔注射药物和激光治疗具有更好的治疗效果。此外,联合激光治疗与超广角视野成像可以更好地减少周边视网膜缺血,从而更好地控制 DME[97,98]。

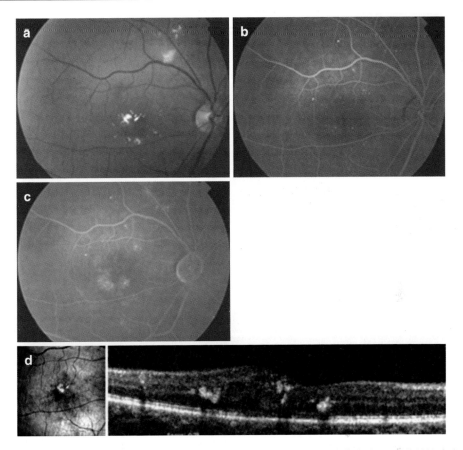

图 3.22　(a~d)初始照相可见糖尿病性黄斑水肿,其特征是无红光图像中出现环形硬性渗出。
(待续)

小结 3.4

　　根据 ETDRS 的阐述，局部或栅格样激光光凝治疗可使中度视力丧失风险降低约 50%。尽管 DME 患者大多选择更先进的药物疗法，但激光治疗仍然起一定作用。实际上，由于视网膜造成的损伤最小，因此对于具有较高视力的患者可以考虑选择阈值下微脉冲激光。激光仍可用于中央凹外 DME，以及任何存在玻璃体腔注射禁忌证，或无法进行常规随访和治疗的患者。

3.3.2　玻璃体腔药物疗法

　　玻璃体腔药物疗法最近广泛用于治疗 DME，包括单独使用和辅助激光光凝

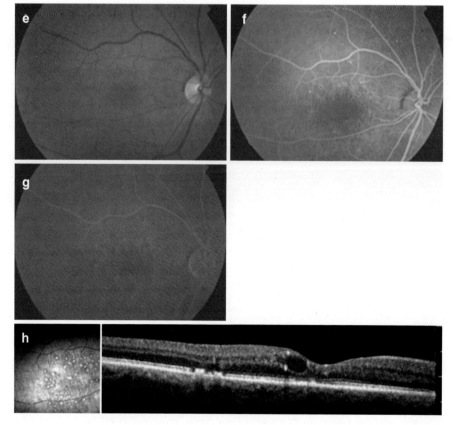

图 3.22(续) (e~h)栅格样激光一年后检查显示硬性渗出完全消失,荧光素渗漏减少,黄斑水肿明显改善。

治疗。类固醇和抗 VEGF 药是目前临床中最常用的两类玻璃体腔内注射药物。其他药物正在进一步研究中。

3.3.2.1 玻璃体腔类固醇治疗

由于类固醇的抗炎特性,可以用来治疗 DME。类固醇可减少炎性细胞因子的产生,降低 VEGF 表达和减少白细胞[99,100]。玻璃体腔可给予不同种类的类固醇,它们均具有不同的特性和持续作用时间。持续释放药物的给药装置可以较长持续时间的释放类固醇,以减少玻璃体腔注射的次数。然而,最常见的副作用是眼压(IOP)升高和加快白内障进展。

玻璃体腔注射曲安奈德(IVTA)已应用了很长时间,从病例报道和随机临床试验(RCT)中得出的数据显示,在大多数病例中有较好的疗效[101-107]。一项评估难治性 DME 患者 IVTA(4mg)的 RCT 研究显示,在为期 2 年的随访中,56%治疗眼 BCVA 改善,而未治疗组为 26%,白内障进展风险增加(分别为 54%和 0)和 IOP 升高,需要局部用药(分别为 44%和 3%)[106]。一项双盲 RCT 对 IVTA 在难治性 DME 中的疗效进行了 5 年的随访,结果显示 42%的治疗眼视力提高 5 个字母,甚至更多,而最初使用安慰剂后转为 IVTA 的治疗眼视力中有 32%的改善[108]。

　　DRCR.net 在 2 年的随访中将 IVTA 的安全性和有效性与局灶/栅格样光凝进行了比较,并将随访延长至 3 年[109-111]。患者被随机分配到 3 组:激光光凝治疗(局灶性或栅格样),IVTA 1mg 和 IVTA 4mg。在 4 个月时,IVTA 4mg 组的 BCVA 有较大改善,而在 1 年时,3 组中 BCVA 的差异无统计学意义。在 2 年时,激光光凝治疗组平均 BCVA 较好,OCT 结果与 BCVA 改善呈平行关系。随访延长至 3 年,结果与 2 年时公布的一致:BCVA 改变分别为激光光凝治疗组中 BCVA 提高 5 个字母, 两个 IVTA 组提高 0 个字母。一项关于副作用的研究表明,3 组分别有 31%、46%和 83%的患者进行白内障手术的可能性增加,并且在各组中分别有 4%、18% 和 33%的患者出现了 IOP 增加超过 10mmHg 的情况。DR 的进展风险在 IVTA 4mg(21%),IVTA 1mg(29%)和激光光凝治疗组(31%)之间具有可比性[111]。

　　随后,DRCR.net 进行了一项随访 1 年的大型 RCT,评估 IVTA 和雷珠单抗联合激光光凝治疗(栅格样或局灶性)相关的,以及单独激光光凝治疗的效果,并将随访延长至 5 年[112,113]。参与者随机分为 4 组:安慰剂注药联合激光光凝治疗, 0.5mg 玻璃体腔注射雷珠单抗(IVR)联合即时激光光凝治疗,0.5mg IVR 联合延迟激光光凝治疗,4mg IVTA 联合即时激光光凝治疗。第一年,IVR 联合即时或延迟激光光凝治疗在 BCVA 改善方面比 IVTA 联合激光光凝治疗和单独激光光凝治疗具有更好得效果;在 CRT 减少方面,3 组评估 IVTA 或 IVR 的结果相似,且比单独激光光凝治疗组效果更好。这些数据在延长的 3 年随访中得到进一步证实。与单独激光光凝治疗相比,BCVA 的平均变化分别是 IVR 联合即时激光光凝治疗组提高 3.7 个字母,IVR 联合延迟激光光凝治疗组增加 5.8 个字母,IVTA 联合激光光凝治疗组降低 1.5 个字母。在人工晶状体眼亚组中,考虑到 IOP 升高的风险增加,IVTA 联合激光光凝治疗比单独激光光凝治疗具有更好得疗效。5 年随访结果在下文中详述。

　　目前,单独使用 IVTA 或在激光光凝治疗辅助下使用 IVTA,对于某些难治性或持续性 DME 病例 (包括人工晶状体眼或无法获得批准使用该药物的患者),可以谨慎考虑作为超适应证治疗。

　　缓释地塞米松玻璃体腔植入物(DEX 植入物 Ozurdex®)是一种可生物降解的

装置，可以通过预先填充的一次性 22G 给药器提供 0.7mg 不含防腐剂的地塞米松。DEX 植入物已获得美国食品药品监督管理局(FDA)和欧洲联盟(EU)的批准，可用于治疗视网膜静脉阻塞和 DME 后慢性非感染性后葡萄膜炎和黄斑水肿的成年患者[114-116](图 3.23)。在为期 6 个月的试验中，继发于不同疾病(包括 DME,视网膜静脉阻塞,葡萄膜炎和 Irvine-Gass 综合征)的持续性黄斑水肿的患者,被随机分配接受 350μg 或 700μg 的 DEX 植入物或安慰剂治疗[115]。第 3 个月时,350μg 和 700μg DEX 植入组中分别观察到 35%和 24%的 BCVA 提高 10 个,甚至更多的字母。一项关于副作用的研究显示,在 12%的 DEX 植入组和 2%的对照组中,IOP 增加 10mmHg 或更高。进一步分析包括受 DME 影响的患者,350μg DEX 植入物、700μg DEX 和观察组在 90 天时,分别有 33.3%,21.1%和 12.3% BCVA 提高 10 个甚至更多的字母。到 180 天时,这种视力改善率可以维持在 30%,19%和 23%。同时,OCT 显示在治疗眼中荧光素渗漏和 CRT 有显著改善。在 3 组中分别有 7.5%,12.7%和 0 的受试者检测到 IOP 增加达到 25mmHg,甚至更高,并且通过局部药物有效地控制[116]。

MEAD 研究是一项针对 1048 名患者进行为期 3 年的随机安慰剂对照试验，其安全性和有效性数据可以验证地塞米松给药系统(DEX-DDS)对于 DME 的治疗作用[117]。本研究以安慰剂组作为对照组,评估了 0.7mg 和 0.35mg DEX-DDS 植入物的疗效。3 年内接受的平均植入物数分别为 4.1,4.4 和 3.3。与 0.35mg DEX-DDS 植入物组和安慰剂组相比,0.7mg DEX-DDS 组显示 BCVA 提高≥15 个字母且 CMT 从初期减少的患者百分比明显更多。0.7mg DEX-DDS 组有晶状体眼患者的白内障相关并发症的发病率为 67.9%,0.35mg DEX-DDS 组的发病率为 64.1%,安慰剂组的发病率为 20.4%。通过药物治疗或不治疗来控制 IOP 增高。MEAD 研究的亚组分析评估了 3 年以来 0.7mg DEX-DDS 在使用激光光凝治疗、玻璃体腔注射抗 VEGF、IVTA 或进行联合治疗 DME 的疗效。与 MEAD 的研究相似的是,该分析显示 0.7mg DEX-DDS 组在 BCVA 的增加和 CMT 的降低方面都有显著疗效,并且其安全性也得到了证实[118]。

0.7mg DEX-DDS 植入物使 DR 进展延迟了近 12 个月[119]。最近的一项初步研究报道了 DEX-DDS 植入物对 DR 缺血的积极作用;实际上,在治疗后观察到外周缺血指数显著降低 (通过 UWFA 评估为非灌注面积与总视网膜面积的比值)(图 3.24)[120]。

已经有研究报道了几种关于 DEX-DDS 针对不同病因的黄斑水肿进行应用的实际数据[121-125]。SAFODEX 研究评估了 421 名接受 DEX-DDS 治疗的患者其 IOP

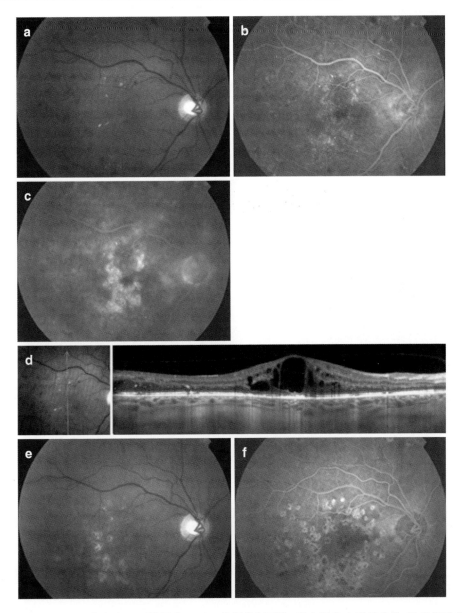

图 3.23　(a~d)一名患有 2 型糖尿病 22 年、代谢控制不佳、高血压和血脂异常的 64 岁男性的初期影像显示，后极部中见多发性出血和微动脉瘤。(e~h)栅格样激光光凝治疗后 6 个月，仍可见荧光素渗漏，视网膜增厚持续存在。患者接受玻璃体腔注射缓释地塞米松植入物，1 个月时恢复较好，视力略有上升。(j)植入后 6 个月，视网膜保持干燥，视力稳定。但 OCT 显示光感受器损伤和外层视网膜的紊乱。(待续)

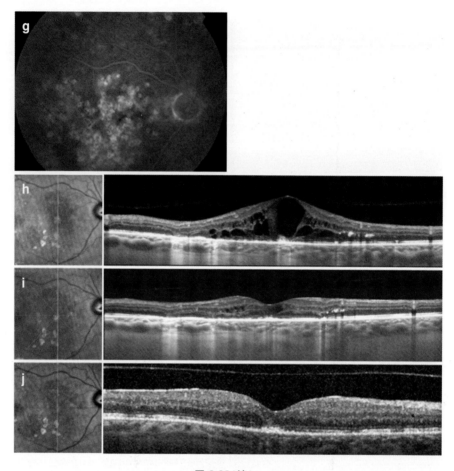

图 3.23(续)。

升高的发病率和风险因素。研究平均随访期为 16.8 个月，包括 1000 次玻璃体腔注药。研究表明，28.5% 的注射眼中有 IOP 升高的情况（32% 的 MEAD 患者出现 IOP 升高）；其中，31% 需要使用降低 IOP 药物（41.5% 的 MEAD 患者需要使用降低 IOP 药物）。DEX-DDS 对 IOP 升高的影响并未显示累积效应，早期重复治疗也并未增加 IOP 升高的风险。低龄、男性、1 型糖尿病、青光眼、视网膜静脉阻塞或葡萄膜炎病史均是 DEX-DDS 植入后 IOP 升高的重要风险因素[122]。

Reldex 是一项双中心回顾性研究，以获取治疗方案的实际数据，纳入 89 名 DME 患者 128 只患眼（34 只正常眼）用 DEX-DDS 植入物进行治疗，并随访 3 年。平均注射次数为 3.6 次，重复治疗平均间隔时间为 7.6 个月。在第 2 年和第 3 年，注射次数逐渐减少，DEX-DDS 植入效果持续时间和重复治疗间隔时间增加。3 年后，与初期检查相比，视力增加 15 个字母的眼睛比例为 25.4%。10% 的患者出现

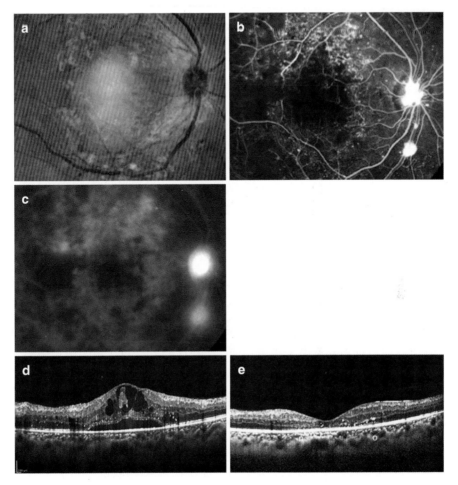

图 3.24 (a)近期诊断为糖尿病,血糖控制不佳的患者的黄斑囊样水肿。眼底彩色照相显示脂质渗出和微出血。(b~c)早期和晚期 FA 显示存在微动脉瘤、荧光素渗漏和视盘强荧光。(d)OCT 显示视网膜内积液,神经上皮脱离和局部视网膜内点状强反射。(e)一次玻璃体腔内地塞米松植入后,视网膜下和视网膜内液体几乎完全吸收,视网膜外层仍有萎缩,硬性渗出减少。

IOP 升高,47%的有晶状体眼行白内障摘除[123]。

UDBASA 是一项比较性、多中心、随机的研究,随访期限为 6 个月,分别评估 DEX-DDS 植入物固定 6 个月(22 只眼)或随机(PRN)方案(20 只眼)的疗效。两种方案都具有良好的安全性;与固定治疗组相比,PRN 组有着更好的解剖和功能改善。PRN 注射平均次数为 1.6 次[124]。另一项研究显示,在 DEX-DDS PRN 方案期间,DME 首次复发的平均时间为 5.1 个月。从这些试验可以得出结论,通过每月监测 IOP 的个性化 PRN 方案,可能有助于提高 DEX-DDS 植入物的疗效[125]。

两项大型研究评估对比了与抗 VEGF 相比的 DEX-DDS 非劣效性。Callanan 团队[126]进行了一项为期 12 个月的多中心非盲随机试验,将 DEX-DDS 植入物与玻璃体腔注射雷珠单抗进行比较。181 名患者接受了地塞米松植入物,182 名患者接受了雷珠单抗治疗;两组 DME 的平均持续时间为 33 个月。12 个月后,DEX-DDS 的平均注射次数为 2.85 次,雷珠单抗的平均注射次数为 8.7 次。两种治疗均表现出明显的 BCVA 改善 (DEX-DDS 植入物提高 4.34 个字母,抗 VEGF 提高 7.60 个字母)和 CMT 减少,在 1 个月、2 个月、6 个月、7 个月时,DEX-DDS 植入物效果较好,后期抗 VEGF 效果较好。两组均观察到荧光素渗漏减少,DEX-DDS 植入物具有明显更好的疗效(图 3.25 和图 3.26)。DEX-DDS 治疗相关并发症(白内障和 IOP 升高的高发病率)的发病率显著增高(65.7%对 22.5%)。

BEVORDEX 是一项 II 期前瞻性多中心随机单盲临床试验,其比较了 DEX 种植体与贝伐单抗对于解剖和功能疗效,并进行了为期 1 年的随访。该研究表明两种药物在视觉改善方面没有实质性的差异。DEX 植入物的平均 CMT 降低更为明显。此外,使用 DEX 植入物治疗的患者注射次数更少(2.8 对 8.8)。另一方面,DEX 植入物与白内障进展和 IOP 升高密切有关[127]。这些数据在 2 年的随访中得到证实[128]。一项亚组分析显示,第一年使用 DEX 植入物组硬性渗出消退更快,第二年出现类似的非显著的趋势[129]。对同一名患者进行视力障碍问卷调查,以评估视力相关的生活质量,两个治疗组在 2 年内没有显著差异[130]。

对于改用地塞米松后可实现的效果,初始抗 VEGF 的效果可能是一个较好的预测因素[131]。45 名患者的 45 只眼首先接受了 3 次雷珠单抗注射:其中 30 只眼视力改善情况不佳,15 只眼效果较好。在 DEX-DDS 植入后 1 个月,效果差的眼睛表现出显著 BCVA 改善和 CMT 减少,而抗 VEGF 效果良好者表现出较小的解剖和功能改善。1 年后随访观察到相同的趋势,DEX-DDS 植入物的平均数量为 1.9。

前期研究评估了 DEX-DDS 植入物对白内障术后 DME 复发的影响。实际上,众所周知,由于手术具有促炎作用,因此会导致 DME 的恶化。在两项研究中,患者在手术期间接受了 DEX-DDS 植入。随访时间分别为 6 个月[132]和 8 个月[133]。两项研究均显示,与单独接受白内障手术的患者相比,接受 DEX-DDS 治疗的患者 BCVA 和 CMT 有显著改善。此外,DEX-DDS 延缓了 DME 的复发。

DEX-DDS 植入物已经在视力尚佳且抗 VEGF 治疗禁忌证的 DME 患者中进行了试验。研究纳入了 14 名患者进行了 12 个月的随访。DEX-DDS 植入物的平均植入数量为 1.9,平均治疗时间间隔为 6.1 个月。BCVA 和 CMT 均有显著改善,初治患者和再次治疗患者之间无统计学差异[134]。

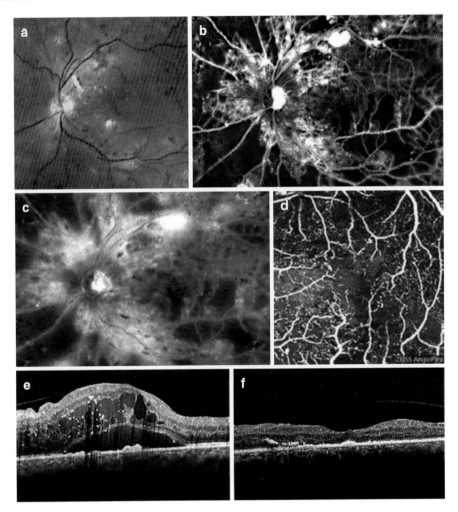

图 3.25　(a~e)患有 13 年 2 型糖尿病的 42 岁患者,出现黄斑水肿、微量出血和大量出血以及棉绒斑。OCTA 显示毛细血管稀疏。(f)患者接受玻璃体腔注射地塞米松治疗。4 个月后,光学相干断层扫描显示视网膜内和视网膜下液体完全吸收,视网膜色素上皮–光感受器复合体萎缩。

DEX-DDS 是抗 VEGF 或玻璃体切除治疗效果不好的患者的有效选择。Khan 团队[135]对 15 项研究共 3859 例耐药性 DME 患者进行的 Meta 分析显示,6 个月后平均功能性改善 ETDRS 4 行(20 个字母)[121]。此外,用 DEX 治疗已行玻璃体切割术的眼睛在 26 周的随访中显示出 BCVA、CRT 和血管渗漏的显著改善[136]。

玻璃体腔注射氟轻松(IVFA)持续药物递送装置,已在持续性 DME 患者中进行测试[137,138]。*Retisert*®(Bausch&Lomb,Rochester,NY)是一种不可生物降解的装置,通过睫状体平坦部切口植入,持续提供氟轻松约 30 个月。总计将 0.59mg 氟轻

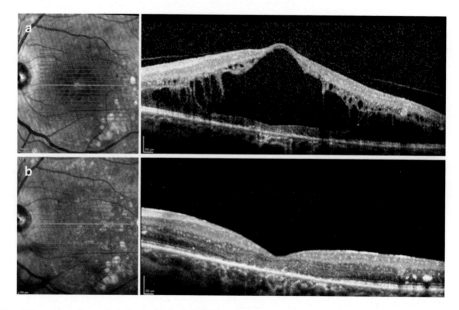

图 3.26 (a)一名 56 岁长期患有 2 型糖尿病且代谢能力差的患者出现大量黄斑水肿,内层视网膜变薄。患者予以地塞米松植入物。(b)2 个月后,由于视网膜色素上皮–光感受器复合体的萎缩,可观察到中央凹液体明显重吸收,但随后没有出现类似的功能改善。

松释放到玻璃体中,并以 0.6μg/d 的初始速率释放,然后在第 1 个月后逐渐降低至 0.3~0.4μg/d。Retisert 已被获批用于慢性非感染性后葡萄膜炎的治疗[139,140]。

　　Retisert 治疗复发性或持续性 DME 的疗效和安全性已在一项为期 4 年的大型多中心随机对照试验中进行了评估,最近公布了 3 年的结果。患者被随机分配到 Retisert 或标准治疗组(附加激光光凝治疗或空白观察组)。结果显示,在治疗组患者中 BCVA 改善 3 行及以上的比例为:6 个月为 16.8%,1 年为 16.4%,2 年为 31.8%和 3 年为 31%。在每个时间点,与安慰剂组相比,CRT 的改善率更高。然而,氟轻松组发生副作用概率很高:91%的有晶状体眼患者在 4 年内进行了白内障摘除手术,61.4%的眼睛中观察到 30mmHg 或更高的 IOP,其中 33.8%需要进行手术治疗。

　　ILUVIEN®(Alimera Sciences,Alpharetta,GA)是一种不可生物降解的植入物,通过 25 号针头注入玻璃体内,可释放 0.5μg/d 或 0.2μg/d 的氟轻松[141]。近期一项随机临床试验对 ILUVIEN 进行了评估,持续时间为 3 年[142]。将持续性 DME 的受试者随机分成 3 组:0.2μg/d(低剂量),0.5μg/d(高剂量)或注射安慰剂。在第 36 个月,各组 BCVA 增加 15 个及 15 个字母以上的患者比例分别为 28.7%、27.8%和 18.9%。大约所有有晶状体眼都进行了白内障摘除手术,在低剂量和高剂量组中,

需要手术干预的青光眼的发病率分别为 4.8% 和 8.1%。

为了鉴别从治疗中获得更好疗效的患者类别，进行了基于 DME 持续时间的亚组分析。分析显示，黄斑水肿持续时间超过 3 年的患者的疗效明显更好（图 3.27）。在 DME 平均病程小于 3 年的患者亚组中，BCVA 增加 15 个及 15 个字母以上的患者比例并不显著[142]。

一项现实研究分别测试了 IVFA 对激光光凝治疗（7 只眼）和抗 VEGF 注射（10 只眼）效果欠佳的患者疗效。该治疗在激光光凝治疗治疗组中视力平均提高了 4.2 个字母，在抗 VEGF 治疗组中视力平均提高了 9.5 个字母，同时 CMT 显著减少。该药物仅引起少量、耐受性良好的 IOP 升高[143]。

IVFA 在玻璃体切除和非玻璃体切除的慢性 DME 患者中，均具有良好的耐受性[144,145]。最近的一项研究纳入了在常规临床治疗中接受 IVFA 的 DME 患者（共

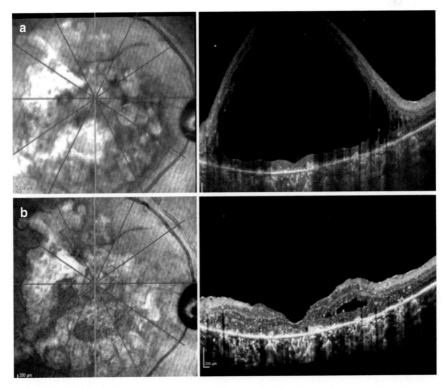

图 3.27　(a)一名长期患有糖尿病性黄斑水肿的女性患者，对抗血管内皮生长因子治疗有抵抗，OCT 显示慢性黄斑囊样水肿。由于视网膜内液体积聚，中央凹轮廓完全丧失。强反射物质位于视网膜色素上皮层的上方。(b)氟轻松植入后，OCT 显示水肿重吸收，中央凹轮廓部分恢复，视网膜层萎缩，以及持续存在强反射沉积物。

233 只眼），随访为期 1 年，44% 的眼睛平均视力增加 5 个及 5 个字母以上，33% 的眼睛增加 10 个及 10 个字母以上，18% 的眼睛增加 15 个及 15 个字母以上。IOP 仅轻微升高，15% 的纳入患者需要开始降 IOP 治疗[146]。

另一项平均随访 428 天的研究（纳入 345 只眼，其中 91.6% 已经接受过 DME 治疗）报道了 IVFA 的解剖和功能改善[147]。BCVA 稳定或提高的眼睛比例在 12 个月时为 78.7%（n=160），18 个月时为 81.6%（n=120），24 个月时为 86.7%（n=53）。随访结束时，20.8% 的患者视力改善 15 个及 15 个字母以上。IVFA 还能够明显改善解剖学结构，CMT 平均降低 95.7 μm。24.4% 的患者出现眼压升高，对降眼压治疗反应良好。64.3% 的患者不需要额外的治疗。其他患者接受以下治疗：黄斑光凝激光治疗（6.4%，n=22），玻璃体腔注射治疗（32.2%，n=111），IVFA 再次植入治疗（0.53%，n=2）。在小样本研究中报道了类似比例的阳性结果，包括难治性 DME 患者[148–150]。

小结 3.5

玻璃体腔注射具有不同性质和持续作用时间的类固醇已被应用于 DME。最常见的副作用是 IOP 升高和发生白内障。类固醇在持续特性或难治性 DME 中有较好的疗效，特别是在人工晶状体眼患者中。

3.3.2.2　玻璃体腔抗 VEGF 治疗

VEGF 在 DME 进展中起重要作用。VEGF 是一种同型二聚体蛋白，可刺激血管内皮细胞生长并改变血管通透性[151]。研究最多的抗 VEGF 药物是雷珠单抗（Lucentis®）、贝伐单抗（Avastin®）、哌加他尼钠（Macugen®）和阿柏西普（Eylea®）。

雷珠单抗（Lucentis®，Genentech, Inc., South San Fracis co, CA）是一种人源化抗体，可以结合并灭活 VEGF-A 的所有同种型及其具有生物活性的降解产物。雷珠单抗已获得 FDA 和 EU 批准，并用于治疗与年龄相关性的黄斑变性，继发于视网膜静脉阻塞、近视和 DME 的黄斑水肿。一些 RCT 评估了 IVR 的疗效和安全性，包括作为单一疗法与激光光凝治疗或安慰剂相比，以及作为激光光凝治疗或玻璃体切割术的辅助治疗（图 3.28 和图 3.29）。

最早的结果出现于 2006 年的一项小型非随机 Ⅰ 期临床试验（READ-1 研究）[152]。10 名慢性 DME 患者接受 0.5mg IVR 治疗，结果表明 BCVA 增加和 CRT 降低。一项更大型的多中心 Ⅱ 期安慰剂对照双盲 RCT（RESOLVE）探究 IVR 的有效性和安

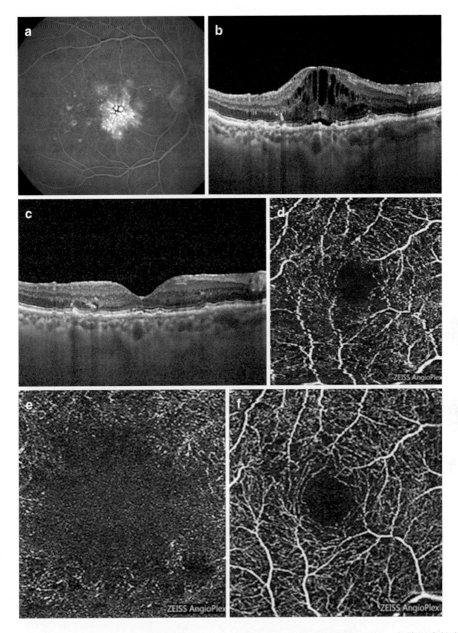

图 3.28　(a)FA 显示血-视网膜屏障被破坏,局灶性缺血和大量黄斑渗漏。(b)一名糖尿病性黄斑水肿患者的 OCT,显示神经上皮轻度脱离和中央凹轮廓消失。(c)在每月 1 次,共 3 次和 5 次玻璃体腔注射雷珠单抗后,OCT 显示出生理性中央凹恢复。注射前(d~e)和注射后(f~g)OCTA 显示血管网络恢复,扩张和充血血管减少以及中央凹无血管区域轮廓正常。(待续)

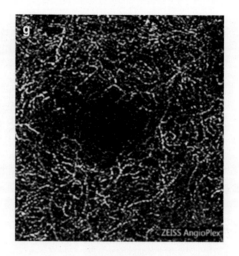

图 3.28(续)。

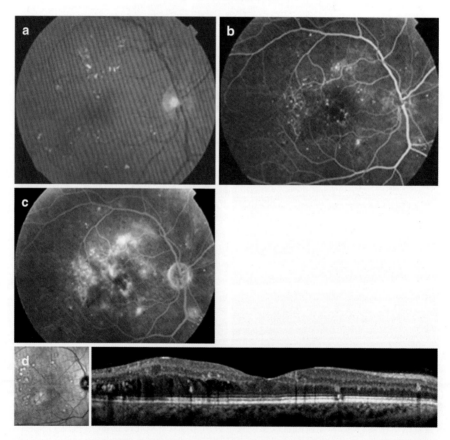

图 3.29   (a~d)糖尿病性黄斑水肿伴有硬性渗出和荧光素渗漏,颞侧更为明显。(待续)

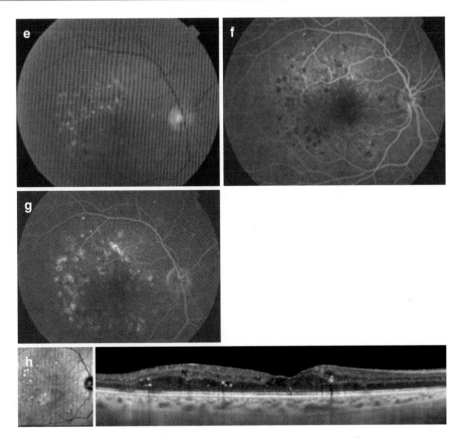

图 3.29(续) (e~h)栅格样激光光凝治疗后 4 个月,以及每月 1 次玻璃体腔注射雷珠单抗共 3 次后,视网膜渗出、荧光素渗漏和视网膜内增厚明显改善。

全性[153]。将纳入的受试者随机分配至安慰剂组、IVR 低剂量组(0.3mg)组或高剂量 (0.5mg)组,接受每月 1 次注射,一共 3 次,然后行 PRN IVR。12 个月后的结果显示,IVR 组 BCVA 增加 10.3 个字母,对照组 BCVA 减少 1.4 个字母;在 IVR 组中 60.8%的患者和安慰剂组中 18.4%的患者有 10 个字母,甚至更多字母的改善。在 IVR 组和安慰剂组中 CRT 分别降低 194.2μm 和 48.4μm。

关于 IVR(同样两种剂量)与安慰剂疗效的进一步研究数据来自一项更大型的研究,该研究评估了两种平行Ⅲ期多中心方法学临床试验(RISE 和 RIDE)[154–155]。在为期 24 个月的随访中,IVR 高剂量组、低剂量组和安慰剂组分别观察到 33.6%、45.7%和 12.3%的患者视力改善 15 个字母甚至更多。高剂量组和低剂量组与安慰剂组相比,IVR 组 CRT 显著减少,更少的患者需要进行激光光凝治疗,同时降低了 DR 进展。IVR 的眼部安全性与之前的数据一致。

在一项多中心研究(READ-2)中,受试者被随机分配接受 IVR、激光光凝治疗或联合治疗:第 1 组在初期和第 1 个月、3 个月、5 个月行 IVR;第 2 组在初期接受局部或栅格样激光光凝治疗,如果需要,在第 3 个月也接受激光光凝治疗;第 3 组根据第 1 组的方案,在初期和第 3 个月时联合激光光凝治疗和 IVR[156-158]。从第 6 个月起,所有需要进一步治疗的受试者被分别给予 IVR 治疗;在剩余的 18 个月随访中,3 组所需要注射的次数分别为 5.3 次、4.4 次和 2.9 次。最后,BCVA 的改善分别为 7.4 个字母、0.5 个字母和 3.8 个字母,并在第 24 个月分别为 7.7 个字母、5.1 个字母和 6.8 个字母。在第 6 个月时,BCVA 改善 3 行,甚至更多行的患者比例分别为 21%、0 和 6%,而在第 24 个月时分别为 24%、18% 和 26%。在最后的随访中,平均 CRT 分别为 340μm、286μm 和 258μm,CRT 为 250μm,甚至更低的患者比例分别为 36%、47% 和 68%。近 2 年来,IVR 对 BCVA 的恢复和 CRT 的下降均有显著的治疗效果。IVR 加激光光凝联合治疗可以减轻黄斑水肿,以减少注射次数。在 3 年的随访中,该研究报道 IVR 组的平均 BCVA 改善 7.2 个字母,CRT 为 282μm[158]。其他组中 BCVA 和 CRT 的变化无统计学意义。与其他组相比,IVR 组进行了更多次注射(图 3.30)。总之,作者认为,虽然需要频繁的注射,但在临床实践中 IVR 对于视觉的恢复具有较好的治疗效果。

基于这些数据,有学者进行了另一项持续 12 个月的大型试验(RESTORE),以评估单独 IVR 或 IVR 与黄斑激光光凝治疗联用是否优于单独激光光凝治疗[159,160]。患者随机分为以下 3 组:IVR 联合安慰剂激光光凝治疗,IVR 联合激光光凝治疗或安慰剂 IV 联合激光。患者每月接受 IVR/安慰剂,然后使用 PRN 方案或在初期接受激光光凝治疗/安慰剂,然后使用 PRN。结果显示单独 IVR 或与激光光凝治疗联用在视力和黄斑水肿恢复方面优于单独激光光凝治疗(图 3.31)。在12 个月时,与初期相比,3 组中平均 BCVA 字母数的改善分别为 6.1 个字母、5.9 个字母和 0.8 个字母,各组 BCVA 增加 15 个字母甚至更多字母的患者比例分别为 22.6%、22.9% 和 8.2%。与单独激光光凝治疗相比,IVR 组 CRT 减少更多(各组分别减少为 61.3μm、118.7μm 和 128.3μm)。完成 1 年试验(核心研究)的参与者有资格参加为期 24 个月的延长试验,3 组患者均接受注射并根据研究者的判断决定是否接受激光光凝治疗。在第 3 个月时,与核心研究初期相比,3 组 BCVA 平均改善分别为 8 个字母、6.7 个字母和 6 个字母[160]。单独 IVR 或与激光光凝治疗联用的疗效,已通过较大的试验及其长期结果得到证实[112,161,162]。

方案 I 是一项多中心 RCT,对比了 IVR 与即时或延迟激光光凝治疗,IVTA 与即时激光光凝治疗,安慰剂注射与即时激光光凝治疗。该研究纳入了 854 名患

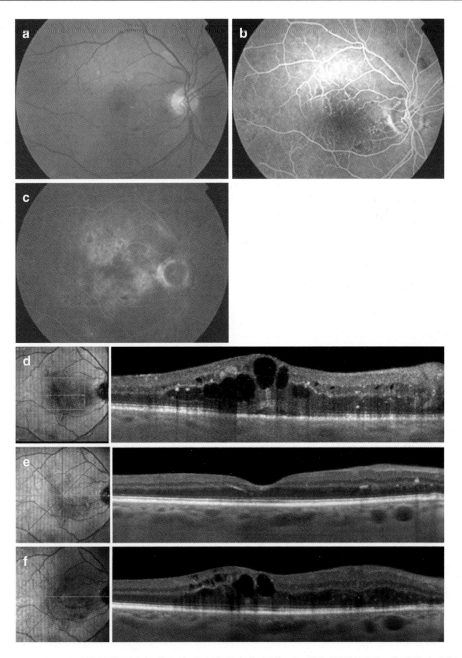

图 3.30　(a~d)弥漫性糖尿病性黄斑水肿患者的初期图像,几乎没有硬性渗出,微动脉瘤渗漏,弥漫性渗漏和视网膜厚度增加。(e)3 次玻璃体腔注射雷珠单抗后,OCT 显示视网膜平伏。(f)两个月后,OCT 显示黄斑水肿复发。需要再次治疗,最终联合黄斑激光光凝治疗。

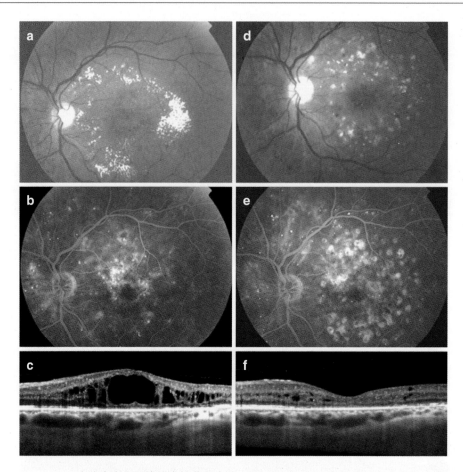

图 3.31　(a~c)有临床意义的糖尿病性黄斑水肿。(d~f)6 个月后，在栅格样激光光凝治疗和每月注射 3 次雷珠单抗后，可见渗出明显吸收，持续存在少量的小视网膜内囊肿。

者；结果是视力提高和平均字母增加。1 年后，与安慰剂联合即时激光光凝治疗组[(3±13)个字母]相比，接受 IVR 联合即时激光光凝治疗[(9±11)个字母]或延迟激光光凝治疗[(9±12)个字母]治疗的患者视力有显著增加。安慰剂组与 IVTA 联合即时激光光凝治疗组[(4±13)个字母]没有显著差异。在雷珠单抗治疗组中解剖学效果更好，其以 CMT 减少为代表。与初期时 CMT<400μm 的患者相比，初期CMT>400μm 的患者显示出更为明显的 CMT 降低。在 2 年和 5 年的随访中发现了相似的结果。在 5 年的随访中，与即时激光光凝治疗组[(8±13)个字母]相比，接受延迟激光光凝治疗[(10±13)个字母]的患者可检测到最显著的改善[162]。

　　次级研究结果是在 1.5 年或 3 年后开始注射时，非 IVR 组的视觉功能可能得到改善。方案Ⅰ除了证明注射雷珠单抗在 DME 中的优越性外，即使在延迟的时间内注射雷珠单抗也有显著的疗效。事实上,名为"非常延迟雷珠单抗组"的患者在开始接受雷珠单抗治疗后,24 周内出现了字母的改善。根据之前的治疗方法,BCVA 的改善和 CMT 减少没有显著差异。

后来的研究结果与之前 RIDE、RISE 和 RESTORE 研究一致。5 年后,IVR+延迟激光光凝治疗组 IVR 的中位数为 17,IVR+即时激光光凝治疗组的中位数为 13,IVTA +即时激光光凝治疗+"非常延迟"IVR 组的中位数为 4, 安慰剂注射+即时激光光凝治疗+ "非常延迟"IVR 组的中位数为 8。绿色和黄色激光光凝治疗之间没有统计学差异。与单独注射相比,最终联合激光光凝治疗在视力结果上没有明显改变,尽管其减少了所需要的注射次数。在 1/3 的患者中,雷珠单抗可以降低疾病的进展风险。总而言之,所有组的并发症发生风险相似。

在事后分析中,方案 I 患者根据 BCVA 改善情况,被分为 3 组,分别为<5 个字母,5~9 个字母和≥10 个字母。各组在 12 周 BCVA 改善的眼数比例分别为39.7%、23.2%和 37.1%,在 156 周时分别为 34.2%、16.5%和 49.3%。在 3 年随访期结束时,早期效果差的患者平均字母改善为 3 个字母,早期反应良好的患者的平均字母改善为 13.8 个字母。基于这些数据,对于接受类似方案 I 治疗的患者,最初 BCVA 的改善情况能够预测其长期的功能结果[163]。另一项方案 I 的事后分析主要针对 IVR 治疗开始后 24 周 DME 持续的患者。在第 1 年、第 2 年和第 3 年随访时,持续性 DME 的概率逐步下降,从 32 周的 100%逐渐减少到 81.1%、55.8%和40.1%。3 年来,在持续性 DME 和非持续性 DME 的患者中 BCVA 均有所改善。在 3年的随访中,与显示 DME 消退的患者相比,持续性 DME 患者的视觉功能更差[164]。

RIDE 和 RISE 研究对每月 IVR 治疗的患者进行了 3 年随访,以获得关于其功效和安全性的更多信息[165]。在 3 年时,25%的受试者不需要进一步注射。这些数据表明,视力改善在数年间保持稳定,注射频率逐渐降低。此外,IVR 的安全性多年来保持不变。对于 75%的重复治疗的患者,平均重复治疗时间为 3 个月,在 14.1个月的随访中平均注射 4.5 次。与之前的随访相比,重复治疗患者的 BCVA 和CMT 保持稳定。如果考虑到解剖和功能结果,患者延期 2 年,例如那些接受安慰剂的患者,对即时治疗的患者没有表现出相同的改善结果。

对 RIDE 和 RISE 长期结果的多元分析显示,第 36 个月的激光数量,初期检查时的 CMT 和第 36 个月的 CMT, 第 36 个月的荧光素渗漏和第 36 个月的HbA1c可能是预测疾病进展的因素。分析显示, 较短的糖尿病病程和 DME 与较少的PRN 治疗相关;而且, 每年接受少于 7 次注射的患者疾病进展风险较小。此外, 这项研究表明, 早期开始抗 VEGF 注射可能会减少长期治疗的负担, 从而有助于恢复更好的视力[166]。

基于 RIDE 和 RISE 的试验，在初期和第 6 个月、12 个月、18 个月和 24 个月，予以国家眼科研究所视觉功能问卷-25。研究表明，在 24 个月时字母增加≥15个，与 RIDE 评分 9.0 分和 RISE 评分 7.1 分相关。此外，在视力下降≥15 个字母的患者中，总体平均分在 RIDE 中减少 6.6 分，在 RISE 中减少 2.7 分[167]。

一项纳入 129 只眼的Ⅱ期多中心 RCT 测试了在持续性 DME 患者中，给予DEX-DDS 植入物并持续 IVR 治疗的效果。24 周后，联合治疗组的平均 BCVA 改善 2.7 个字母，IVR 单独治疗组为 3 个字母。与 IVR 组（-62μm）相比，联合治疗组 CMT（-110μm）减少更多，且 IOP 的升高频率更高。尽管对于 CMT 有效，但作者得出结论，联合 DEX-DDS 并不比单独 IVR 具有更显著的疗效[168]。

考虑到上述的所有结果，对所有针对 DME 患者进行雷珠单抗治疗的临床试验表明，为了获得最佳解剖和功能结果，需要频繁和早期注射雷珠单抗（图 3.31和图 3.32）[169]。

方案 S 是针对 PDR 患者进行的 RCT，接受 IVR 与全视网膜激光光凝治疗。DME 的发病率是该试验的次要结果；其与雷珠单抗相比，激光光凝治疗患者的死亡率明显更高[170]。

贝伐单抗（Avastin®，Genentech In. San Francisco, CA, USA）是一种全长重组人源化抗体，可竞争性抑制 VEGF 的所有同种型，并获得 FDA 批准被用于治疗转移性结肠癌、转移性乳腺癌和非小细胞肺癌。玻璃体腔注射贝伐单抗（IVB）已用于治疗 DME 和 PDR，新生血管性年龄相关性黄斑变性，以及中央或分支视网膜静脉阻塞。已经有几项研究回顾性或前瞻性地评估了 DME 中 IVB（不同剂量）的效果，均显示 BCVA 和 OCT 结果改善，但也显示仅有短期疗效和高复发率[171-179]（图 3.33）。

在 2007 年发表的随机Ⅱ期临床试验中，报道了 IVB 与激光光凝治疗相比在短期内的疗效[171]。受试者被随机分配到以下 5 组：第 1 组初期行局部激光光凝治疗，第 2 组初期和第 6 周随访时予以 IVB 1.25mg，第 3 组初期和第 6 周时予以IVB 2.5mg，第 4 组初期予以 IVB 1.25mg，第 6 周时注射安慰剂，第 5 组初期和第6 周时予以 IVB 1.25mg，并在第 3 周时行激光光凝治疗。与激光光凝治疗相比，IVB 1.25mg 和 2.5mg 在 3 周时 CRT 降低更为显著，而在更长时间的随访中发现，激光光凝治疗组和 IVB 组之间的 CRT 没有显著差异。在短期内，两种 IVB 剂量之间没有太大差异。此外，CRT 的减少似乎在 IVB 第 3 周时达到稳定水平，并且在大多数眼睛中，在第 3 周和第 6 周的随访时观察到 CRT 呈进行性下降。因此，作

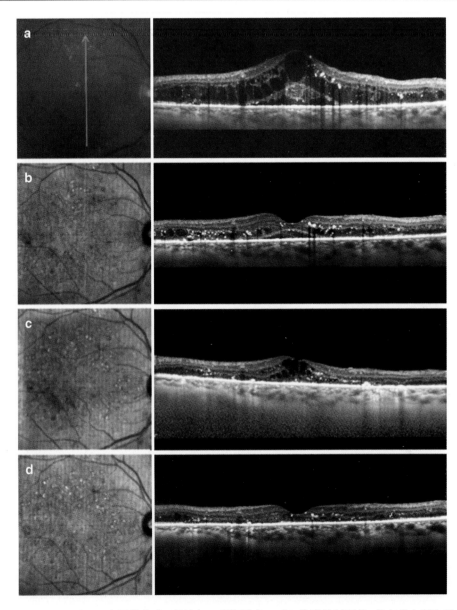

图 3.32　(a)一名 70 岁男性患者,诊断为 2 型糖尿病 20 年,代谢控制不佳,伴有高血压和肾功能衰竭,出现糖尿病性黄斑水肿,浆液性视网膜脱离和多个视网膜内囊腔。(b)首次注射雷珠单抗联合即时栅格样激光光凝治疗 2 个月后,视力提高,视网膜厚度降低。(c)6 个月后,患者主诉视力下降,并检测到视网膜厚度增加。(d)6 个月后,3 次玻璃体腔注射雷珠单抗后,视力明显改善,视网膜完全平伏。

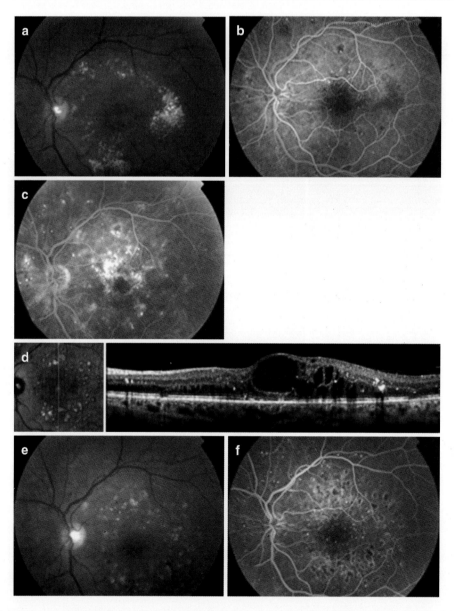

图 3.33 (a~d)初期具有临床意义的糖尿病性黄斑水肿。(e~h)栅格样激光光凝治疗和 5 次注射玻璃体腔贝伐单抗后 6 个月,硬性渗出完全消退,荧光素渗漏明显改善,视网膜厚度显著减少。(i)2 个月后,OCT 显示黄斑水肿复发,患者再次接受玻璃体腔注射贝伐单抗。(待续)

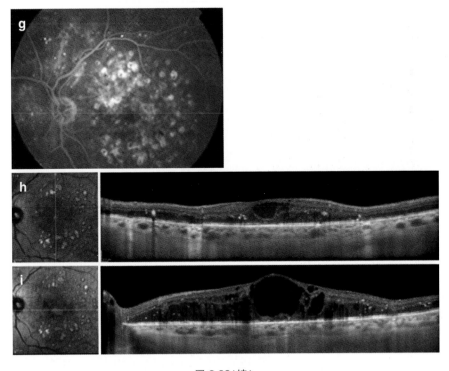

图 3.33(续)。

者得出结论,6 周的间隔时间对于最佳的第 2 次 IVB 来说可能过长。此外,该研究表明,激光光凝治疗联合 IVB 治疗在短期内没有优势。

其他研究报道表明,两种剂量的给药方案在治疗 DME 方面的疗效相似[172,173]。

一项长时间随访的大型研究评估了 IVB 1.25mg 与黄斑激光光凝治疗对持续性 DME 的疗效[174-176]。2 年的随访结果显示,IVB 组的 BCVA 平均增加 8.6 个字母,而激光光凝治疗组平均减少 0.5 个字母。两组中分别有 49% 和 7% 的 BCVA 改善 10 个甚至更多的字母。两组的 CRT 平均降低 146μm 和 118μm。在为期 24 个月的随访中,两组治疗次数的中位数为 13 和 4。因此,该项研究表明,在 1 年时 IVB 1.25mg 在 BCVA 和 CRT 方面具有较好的改善效果，并且这种结果在第 2 年继续保持(图 3.34)。

许多研究比较了 IVB 与 IVTA 的有效性[177-179]。在一项 RCT 中将单独 IVB、IVB 联合 IVTA 与黄斑激光光凝治疗进行比较，在 24 周随访中 IVB 组比激光光凝治疗组的视力效果更好[177]。更多细节见第 3.3.2.1 节。

哌加他尼钠 (Macugen®,Eyetech Inc,Cedar Knolls, NJ, USA) 是选择性抗 VEGF-165 的阻滞剂,其被认为是 VEGF 主要的眼部病理亚型。玻璃体腔注射哌

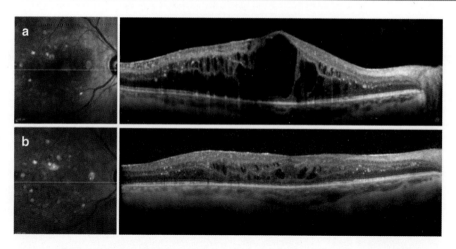

图 3.34　(a)既往接受栅格样激光光凝治疗的难治性糖尿病性黄斑水肿。(b)多次注射贝伐单抗一年后，可见视网膜厚度明显减少。

加他尼钠(IVP)目前已被批准用于治疗湿性年龄相关性黄斑变性，并已在多项研究中作为 DME 的治疗方式进行评估，并展示了阳性结果[180-182]。初步结果来自一项双盲多中心 RCT(Macugen 糖尿病视网膜病变研究组)研究，对累及中央的 DME 进行了为期 48 周的随访，评估不同剂量(0.3mg、1mg 和 3mg)IVP 与安慰剂组相比的效果，每 6 周进行一次 IVP(共 9 次)[180]。与安慰剂组(10%)相比，IVP 0.3mg 组中有 34%的患者 BCVA 增加 10 个，甚至更多的字母，并且在两组中观察到平均 CRT 减少，分别为 4μm 和 68μm。在每个 IVP 组中，仅有少量的受试者中需要进行激光光凝治疗。

在随后的大型 RCT(Macugen 1013 研究)中证实了 IVP 0.3mg 的效果[181,182]。受试者随机分为两组，每 6 周接受 IVP 或安慰剂治疗，如有必要，在第 1 年从第 18 周开始行局部/栅格样激光光凝治疗。在第 2 年，患者根据 PRN 方案接受 IVP。两组分别有 36.8%和 19.7%受试者的 BCVA 在第 54 周时，得到 10 个甚至更多字母的改善。在所有时间点，IVP 组中 BCVA 的平均变化均优于安慰剂组，IVP 组和安慰剂组在第 102 周显示，BCVA 的增加分别为 6.1 个字母和 1.3 个字母。在每个 IVP 组中仅有少量受试者中必须进行激光光凝治疗。

阿柏西普 (VEGF Trap-Eye，Eylea，Regeneron Inc.，New York) 是一种融合蛋白，可以结合两种促血管生成因子 VEGF-A 和胎盘生长因子(PGF)，比天然受体具有更强的亲和力。目前，玻璃体腔注射阿柏西普(IVA)被批准用于新生血管性年龄相关性黄斑变性、视网膜静脉阻塞的黄斑水肿和 DME。在 Ⅱ 期 RCT(DA

VINCI 研究)中,对 1 年内不同剂量 IVA 的给药方案进行了疗效评估[183]。受试者被随机分配到 5 种治疗组中:每 4 周 IVA 0.5mg;每 4 周 IVA 2mg。进行每月一次的初始剂量共 3 次后,每 8 周 IVA 2mg;进行每月一次的初始剂量 3 次后,IVA 2mg PRN;黄斑激光激光光凝治疗。对于所有 IVA 组,在第 52 周时平均 BCVA 改善分别为 11 个字母,13.1 个字母,9.7 个字母和 12 个字母,而激光光凝治疗组 BCVA 减少 1.3 个字母。IVA 组 BCVA 改善 15 个甚至更多字母的患者比例分别为 40.9%,45.5%,23.8% 和 42.2%,而激光光凝治疗组为 11.4%。此外,在第 52 周时,IVA 组 CRT 平均改善分别为 165.4μm、227.4μm、187.8μm 和 180.3μm,而激光光凝治疗组为 58.4μm。因此,作者得出结论,IVA 在治疗 DME 时有效且耐受性良好。同时,该研究表明,经过 3 个月 IVA 2mg 的治疗,之后每 8 周注射一次,并不比

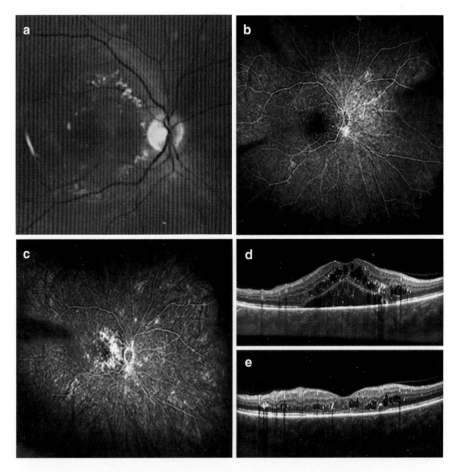

图 3.35　(a~d)一名严重糖尿病性黄斑水肿患者的多模式图片。(e)每月进行一次共 3 次和 5 次必要时,在玻璃体腔注射阿柏西普后,可见视网膜下液吸收,小囊肿和仍持续存在渗出。(待续)

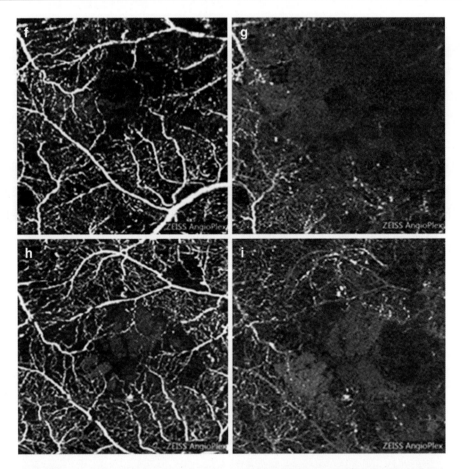

图 3.35(续)　注射前(f~g)和注射后(h~i)OCTA 显示血管灌注改善,伴扩张血管持续存在。

同剂量的 IVA,最初 3 个月注射一次,然后再注射 PRN 的疗效更好。

　　VISIA 和 VIVID 提供了 IVA 对 DME 的疗效和安全性的长期数据,这两项研究为 148 周的Ⅲ期随机对照试验(图 3.35)。这些研究纳入了 461 只眼睛(VISTA)和 404 只眼睛(VIVID)。患者随机分组如下:每 4 周 IVA 2mg(2q4),5 个月后每 8 周 IVA 2mg(2q8),或激光光凝治疗。在 148 周的随访结束时,在 VISTA 中视力增加分别为 10.4 个字母、10.5 个字母和 1.4 个字母,在 VIVID 中分别为 10.3 个字母、11.7 个字母和 1.6 个字母。BCVA 改善≥15 个字母的比例在 VISTA 中分别为 42.9%、35.8%和 13.6%, 而 VIVID 中分别 41.2%、42.2%和 18.9%。在 VISTA 和 VIVID 中,与激光光凝治疗组相比,两组 IVA 治疗的患者其 DR 的严重性评分有显著改善。阿柏西普在整个随访过程中表现出良好的安全性[184]。每次随访时比前一次 BCVA 增加≥5 个字母的患者比例分别为 60%(4 周)、19%(8 周)、16%(12

周)、15%(16 周)和 14%(20 周),而 BCVA 减少≥5 个字母的患者比例分别为 3%
(4 周)、7%(8 周)、7%(12 周)、9%(16 周)和 8%(20 周)。在 CMT 减少或改善≥30μm
方面观察到相似的结果[185]。

在第 100 周的两项研究均进行了另一项分析,从激光光凝治疗组选择 109 名
出现显著视力下降的患者,他们从初期开始 24 周后接受 IVA 注射,每 8 周 1 次。
在第 100 周,VISTA 中 154 只眼中的 63 只眼(40.9%)和 VIVID 中 133 只眼中的
46 只眼(34.6%)行 IVA 治疗。仅在激光光凝治疗期间,这些患者显示从初期开始
平均 BCVA 下降 11 个字母(VISTA)和 10 个字母(VIVID)。在第 100 周 IVA 治疗
后,这些患者 BCVA 改善 2.2 个字母(VISTA)和 3.8 个字母(VIVID)。如果考虑到
最初的视力下降,其从 IVA 治疗开始时平均 BCVA 改善 17.4 个字母(VISTA)和
13.6 个字母(VIVID)。仅在激光光凝治疗期间 CMT 的变化最小(VISTA 中增加3.9μm,
VIVID 中减少 3μm)。在第 100 周 IVA 治疗后,CMT 平均减少 285.6μm(VISTA)和
313.4μm(VIVID)(图 3.36 和图 3.37)[186]。一项事后分析评估了初始因素(包括糖尿
病病程、HbA1c、体质指数、BCVA、CMT 和初始 DR 严重程度评分)对改善 DR 严
重性评分≥2 分可能造成的影响。分析显示,唯一的影响因素是初始 DR 严重程
度评分。此外,虽然与初期具有较好特征的患者相比,初期 BCVA 和 CMT 较差
的患者的 DR 严重程度评分改善≥2 分的趋势有所增加, 但是这种趋势无统计
学意义[187]。

ENDURANCE 研究是一项关于已完成 VISTA 的患者的试验, 延长相同患者
的随访时间。纳入 60 名患者并进行了进一步 IVA 注射。12 个月后,VISTA 中
BCVA 改善在 ENDURANCE 随访期间可以维持。此外,CMT 和 DR 的严重程度进
展均显示出与 VISTA 相似的趋势。关于再次治疗的频率,如上所述,30%的患者未
接受治疗,70%的患者接受≥1 次 IVA,35%的患者接受<6 次 IVA,10%的患者接
受 12~14 次 IVA。12 个月内平均重注射次数为 4.5 次[188]。ENDURANCE 的 2 年延
长研究提供了进一步的结果。BCVA 和 CMT 继续保持稳定,25%的患者不需要再
治疗,48%的患者接受≤5 次注射。考虑到患者在前 12 个月内仅需要进行 1 次
IVA,2 年随访结束时的平均注射次数为 9.5 次,平均总注射次数为 7.7 次。值得注
意的是,10%的患者出现症状恶化,进展为 PDR[189]。

方案 T 对所有抗 VEGF 玻璃体腔注射进行比较分析,一项多中心 RCT 纳入
了中央受累的 DME 患者对阿柏西普、贝伐单抗和 IVR 进行了比较[190]。该研究招
募了 660 名受试者。主要结果是治疗后,在 1 年和 2 年随访时评估视力的改善情
况。次要结果如下:补充使用局部/栅格样激光光凝治疗,所需要的注射次数和不

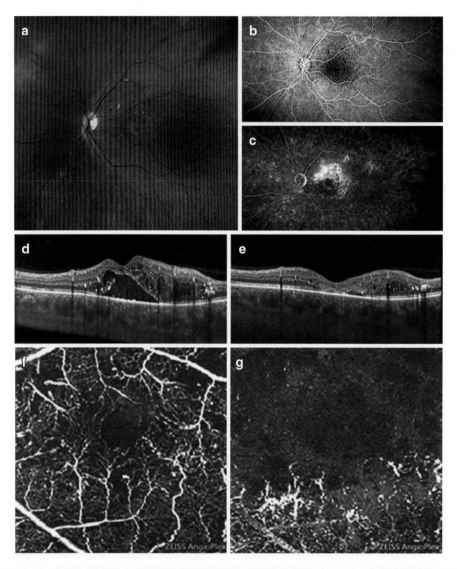

图 3.36　一名患有非增生性疾病的 50 岁男性 (a~d) 接受了每月一次,共 3 次的玻璃体腔注射负荷剂量的阿柏西普治疗,然后接受 5 次必要时的阿柏西普注射,临床反应良好 (e)。注射前 (f~g) 和注射后 (h~i) OCTA 显示血管灌注改善,特别是在深毛细血管层 (i)。(待续)

良事件。这 3 种药物都与显著视力提高有关。如果考虑初期视力为 20/32 到 20/40,则 3 种药物在 1 年(改善范围从 7.5 个字母到 8.3 个字母)和 2 年(改善范围从 6.8 个字母到 8.6 个字母)时没有显著差异。相反,如果考虑初期视力为 20/50 到 20/320,那么 1 年后在视力增加方面阿柏西普(平均增加 18.9 个字母)优于贝伐单抗 (11.8 个字母;$P<0.001$) 和 IVR (14.2 个字母;$P<0.003$)。2 年后,在平均视力改善方

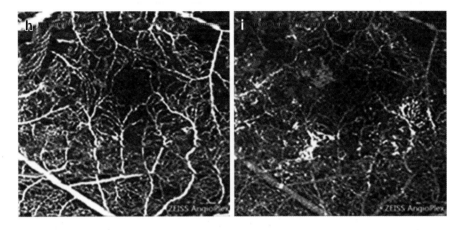

图 3.36(续)。

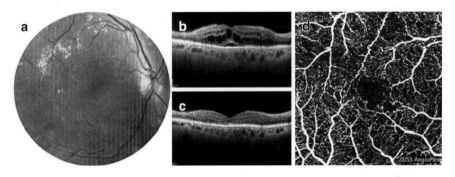

图 3.37　一名糖尿病性黄斑水肿患者治疗前(a,b)和后(c)的 OCTA,其接受了每月 1 次、共 3 次的玻璃体腔阿柏西普注射。(d)初期 OCTA 血管造影扫描显示中央凹无血管区扩大和弥漫性缺血。

面阿柏西普(较初期增加 18.1 个字母)显著优于贝伐单抗(13.3 个字母;$P<0.02$),但与 IVR(16.1 个字母;$P<0.18$)相比无统计学差异。2 年后,用阿柏西普、贝伐单抗或 IVR 治疗的眼睛中分别有 41%、64% 和 52% 需要局部/栅格样激光光凝治疗($P<0.01$)。在视力增加 ≥10 个字母或 ≥15 个字母方面,3 种药物之间无统计学差异。尽管贝伐单抗疗效较弱,但 CMT 在所有药物使用后的第 1 年和第 2 年均有显著降低。其中,每个治疗组中只有 3%~5% 的眼睛需要 3 次以上的激光治疗。每项治疗在第一年平均注射 9~10 次,在第二年平均注射 5~6 次;3 种药物之间差异无统计学意义。阿柏西普、贝伐单抗和 IVR 在不良事件方面的结果基本相似。

　　一项事后分析评估了持续性 DME 的患者数量,尽管已进行了治疗。24 周内持续性 DME 的概率,贝伐单抗(65.6%)比阿柏西普(31.6%)或 IVR(41.5%)更高。

2 年随访时 DME 持续存在的概率:阿柏西普为 44.2%,贝伐单抗为 68.2%,IVR 为 54.5%。仅阿柏西普和贝伐单抗之间有统计学差异。此时,在持续性 DME 和 DME 消退的患者中,从初期视力改善至少 10 个字母的患者比例分别是阿柏西普为 62% 和 63%,贝伐单抗为 51% 和 54%,IVR 为 44% 和 65%。所有这些差异都没有统计学意义。该项研究事后分析显示,与雷珠单抗和阿柏西普相比,贝伐单抗治疗的患者中持续性 DME 频率更高。此外,作者建议更换治疗方案时需要谨慎,因为观察到 BCVA 的改善是通过持续治疗而不是更换药物[191]。

最近进行了一项 Cochrane 荟萃分析,对抗 VEGF 药物与激光光凝治疗 DME 的疗效进行了分析[192]。它包括 24 项研究,共纳入 6007 名中度视力丧失的 DME 患者。该研究提供了 1 年的随访结果;唯一 2 年的研究是方案 T。1 年后,阿柏西普、贝伐单抗和雷珠单抗在视力改善方面都比激光光凝治疗更有效(增加 ≥3 行或更多)。所有疗效结果均优选阿柏西普(证据的中度确定性)。接受雷珠单抗治疗的患者与接受阿柏西普治疗的患者相比,改善视力的可能性更小。雷珠单抗和贝伐单抗在第 1 年时表现出相同的视力结果。3 种药物在全身严重不良事件(SSAE)方面没有显著差异。1 年时,其与激光光凝治疗组或安慰剂组相比,所有药物均未增加 SSAE 风险。

小结 3.6

DME 中研究最多的抗 VEGF 药物是雷珠单抗、贝伐单抗和阿柏西普。其安全性、有效性均与安慰剂和激光光凝治疗进行了比较,显示出良好的解剖和功能结果。

3.3.3　经睫状体扁平部玻璃体切割术

即使 DME 的发病机制尚未完全了解,目前认为玻璃体和玻璃体视网膜界面作为活性调节器,可以导致血管通透性增加。推测其致病机制包括玻璃体胶原蛋白的过度糖化、黄斑前玻璃体中血管活性因子的积累、细胞向后玻璃体的迁移、诱导玻璃体黄斑牵拉和血管通透性增加。因此,VMT 和玻璃体液中渗透性相关分子(如生长因子和细胞因子)水平的增加,被认为是促进 DME 进展的重要因素。

一些研究表明,玻璃体后脱离在 DME 的形成中发挥了保护作用,患有这种疾病的患者不太可能发生 DME[193-197]。1992 年,Lewis 首次提出经睫状体扁平部玻璃体切割术(PPV)对弥漫性 DME 的治疗作用,该疾病与黄斑前玻璃体后增厚和牵拉有关[193]。基于这些结果,PPV,包括切割后部玻璃体,被认为是一种有效治疗持续性和弥漫性 DME 的方法,而以前的其他治疗方法难以对其进行治疗[194-198]。目前,已经报道了 PPV 成功用于治疗伴或不伴有可见后玻璃体牵拉和黄斑牵拉的 DME 病例。

一些报道发现,PPV 改善了视网膜液体的扩散和无灌注区域氧的转运[199,200]。与手术相关的主要不良事件是白内障形成和进展、IOP 增加、视网膜脱离、眼内炎、玻璃体和脉络膜出血。

许多文章表明,切除内界膜(ILM)对预防 ERM 的复发起到了一定的作用(图3.38)。ILM 可能作为支架促进 ERM 的形成,剥离 ILM 可导致更好的解剖和功能结果[201,202]。然而,这个问题仍然存在争议,一些作者认为可能是光感受器和Muller 细胞的毒性与 ILM 剥离有关[203,204]。

一项为期 1 年的前瞻性队列研究评估了 PPV 治疗 DME 和 VMT 的有效性[205]。在手术期间,已经进行了额外的操作,包括 ERM 和 ILM 剥离、全视网膜激光光凝治疗和注射类固醇。

在 6 个月时,CRT 减少了 160μm;43%的患者 CRT 减少 250μm,68%的受试者 CRT 减少 50%。在 38%的患者中观察到 BCVA 改善 10 个字母甚至更多,而在22%的受试者中减少了 10 个字母甚至更多。在最后的随访中,大多数眼睛的视网

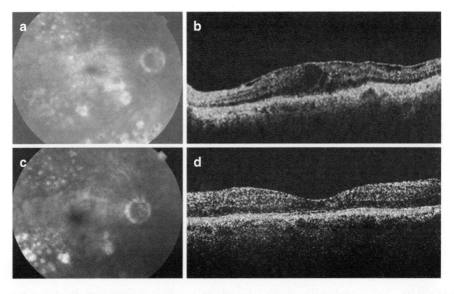

图 3.38　(a,b)牵拉性糖尿病性黄斑水肿,栅格样激光光凝治疗后持续存在。(c,d)玻璃体切割术后 3 个月,视网膜前膜和内界膜剥离,可见视网膜厚度完全恢复。

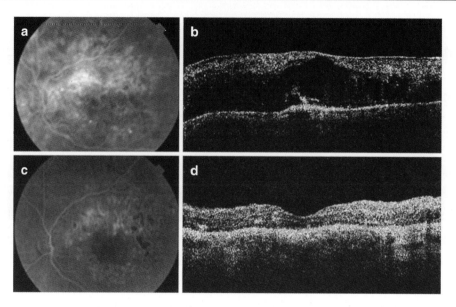

图 3.39　(a,b)严重牵拉性糖尿病性黄斑水肿,伴血-视网膜屏障的弥漫性破坏和视网膜厚度的广泛增加。(c,d)玻璃体切割术,去除玻璃体牵拉和内界膜剥离,以及栅格样激光光凝治疗,6个月后可见黄斑水肿完全消退。

膜厚度下降。

　　即使 PPV 的作用机制仍在研究中,这些研究的结果表明其在 BCVA 改善和 CRT 降低方面均有显著的效果(图 3.39)。

　　最近对 6 项研究进行的荟萃分析,研究了 PPV 和 ILM 剥离对非牵拉性 DME 的影响。分析显示术前和术后 BCVA 无统计学差异;此外,每项研究均未显示术后黄斑厚度的显著变化[206]。另一项研究回顾性地比较了 31 只非牵拉性 DME 眼睛经 PPV 和 ILM 剥离后的视力和解剖结果。术后 3 个月内无明显差异;相反,6 个月后 CMT 和视力显著改善。手术前保留黄斑中央凹解剖和椭球区的患者,在 PPV 术后解剖及功能恢复最佳[207]。

　　对于非牵拉性难治性 DME,一项干预试验纳入了 12 只眼睛进行了 PPV、膜切除术和 ILM 剥离, 并评估了形态学和功能结果, 平均随访 13.5 个月。难治性 DME 定义为在每月一次,至少 2 次 IVB 注射和同时至少注射一次 IVTA 后, CMT>300μm,尽管 HbA1c 为 7.0%或更低。该研究显示手术后 CMT 的显著改善 [从(559±89)μm 到(354±76)μm],而未观察到 BCVA 显著改善[从(0.84±0.32)log-MAR 到(0.72±0.2)logMAR]。此外 CMT 和 BCVA 变化之间没有显著的相关性[208]。

　　一项平均随访 5 年的回顾性比较研究纳入了 73 只眼睛,探讨了 PPV 联合

ILM 剥离对牵拉性(20 只眼睛)和非牵拉性(53 只眼睛)DME 视力的影响。在 1 年后，两组显示出 CMT 和 BCVA 的显著改善。在长期随访中改善的情况得到了保持。在 CMT 改善方面,牵拉性和非牵拉性 DME 之间的统计学无明显差异。此外,长期 BCVA 结果显示各组间无显著差异。在随访结束时,95.6%的非牵拉性 DME 患者和 87.5%的牵拉性 DME 患者视力提高或未改变。两种患者的手术相关不良事件的发病率相似[209]。

最近一项基于 OCT 的研究分析了 PPV 联合 ILM 剥离和激光光凝治疗对 DME 患者(36 只眼睛)解剖和功能结果,并进行了为期 1 年的随访。1 年后观察到 BCVA 显著改善。在所有的随访中,CMT 的改善均具有统计学意义。此外,分析了以下 OCT 参数,并与视力结果相关:外层视网膜中央凹厚度(OFT)和光感受器外段(PROS)长度。OFT 在术后 1 个月显著下降,在所有其他随访中保持相似的值,没有进一步的显著变化。PROS 长度这个参数显示了一个有趣的表现。在 1 个月的随访中,其显著下降;在 6 个月的随访中,观察到恢复至初期。在 12 个月的随访中, 其比初期显著增加。虽然 CMT 变化与 BCVA 之间未发现显著的相关性,但 OFT 和 PROS 长度与视力结果密切相关。多元回归分析报道了在 1 年随访结束时,PROS 长度对 BCVA 值的影响最大[210]。

DEX 植入物的有效性和安全性已经在行玻璃体切割术的 DME 眼睛中进行了评估,在 26 周的随访中,BCVA、CRT 和血管渗漏均有显著改善[136]。在第 8 周和第 26 周,该研究显示 BCVA 平均上升 6 个字母和 3 个字母,CRT 平均下降 156μm 和 39μm。

酶解玻璃体是一种替代性手术,旨在用于实现玻璃体后脱离(PVD)和改善视网膜氧合。可能具有实现 PVD 潜力的酶包括透明质酸酶、软骨素酶、分散酶和纤溶酶[211]。玻璃体内透明质酸酶(Vitrase,ISTA Pharmaceuticals, Irvine, CA, USA)用于治疗不同病理类型的玻璃体积血,包括 PDR[212,213]。通过用链激酶孵育来源于患者的纯化纤溶酶原,从而获得自体纤溶酶,已单独应用或辅助 PPV 治疗 DME[214,215]。一些患者表现出自发性 PVD(图 3.40),即使在其他病例中,玻璃体腔内纤溶酶原似乎不足以完全解决玻璃体黄斑牵拉。虽然很少有病例报道和研究评估玻璃体腔内纤溶酶对 DME 患者视力的改善作用,但是有研究报道了其显著改善的情况[216]。另一种有希望的替代治疗方案是奥克纤溶酶(一种重组人酶),不仅具有与纤溶酶相同的特征,还具有更好的扩散特性。它通常用于治疗直径≤400μm 的特发性黄斑裂孔。两项随访 6 个月的多中心安慰剂对照双盲 RCT 评估了单次注射奥克纤溶酶对症状性玻璃体粘连(VMA)/VMT 和最终存在黄斑裂孔的 DME 患者的影

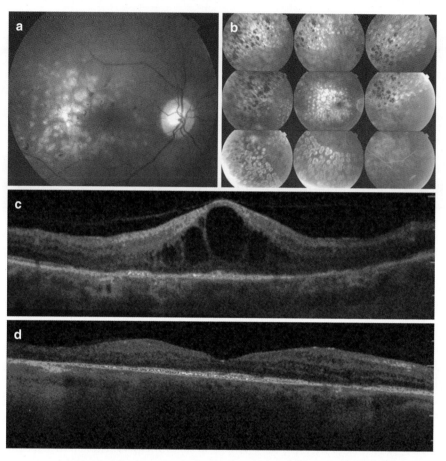

图 3.40 (a~c)难治性糖尿病黄斑水肿伴玻璃体牵拉(视力 20/400)。(d)玻璃体粘连自行缓解后黄斑水肿的消退及视力的改善(20/100)。

响。随机纳入 652 名患者,其中 464 名接受奥克纤溶酶治疗,剩余 188 名接受安慰剂治疗。在第 28 天, 奥克纤溶酶组的 VMT 恢复率达到 26.5%, 而安慰剂组为 10.1%。这一差异在 6 个月的随访中保持不变。其具有低龄、无 ERM、初期全层黄斑裂孔、有晶状体眼和 VMA 直径≤1500μm 的特性,奥克纤溶酶在治疗 VMT 方面的效果更好[217]。一项多中心 Ⅱ 期研究比较了玻璃体腔注射多种剂量奥克纤溶酶的效果,结果显示 25μg、75μg 或 125μg 与安慰剂之间在诱导玻璃体后脱离方面没有显著差异[218]。Rizzo 和 Bacherini[216]观察到一个有趣的结果,他们提出的假设认为糖尿病能够改变玻璃体对酶降解的敏感性。

小结 3.7

经睫状体扁平部玻璃体切割术,包括切割后玻璃体和内界膜,对于过去难以治疗的持续性和弥漫性 DME（伴或不伴有可见的玻璃体黄斑界面异常）是一种有效的治疗手段。酶解玻璃体可能具有诱导玻璃体后脱离的潜力。

3.4 进展算法

3.4.1 治疗算法

激光光凝治疗早已被认为是治疗 DME 的金标准。据 ETDRS 报道,虽然鲜有证据表明可以恢复视力,但这种治疗可以防止视力丧失。随着玻璃体腔药物治疗新纪元的发展,DME 的治疗开启了新方向。玻璃体腔注射类固醇或抗 VEGF 第一次证实不仅可以预防视力下降,还可以用于促进视力恢复。然而众多的数据令眼科医师甚至视网膜专家发现很难选择更有效的治疗方法。因此,应考虑以患者为中心的治疗程序以实现对 DME 的有效治疗。

以下是一种用于治疗 DME 的实用治疗算法(图 3.41)[6]。

首先,根据扩瞳后眼底检查将 DME 主要分为 3 种类型:血管性、非血管性和牵拉性的 DME(图 3.42)。根据 ETDRS 建议,激光光凝治疗已作为血管性 DME 的首选治疗方案。如果 DME 缓解,应考虑每 6 个月随访一次,包括 BCVA 和 OCT 检查。对于激光光凝治疗无效的 DME 患者,可以选择注射抗 VEGF 或类固醇作为第

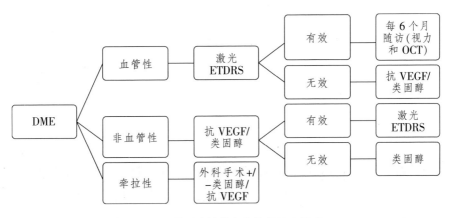

图 3.41 糖尿病性黄斑水肿的治疗算法。

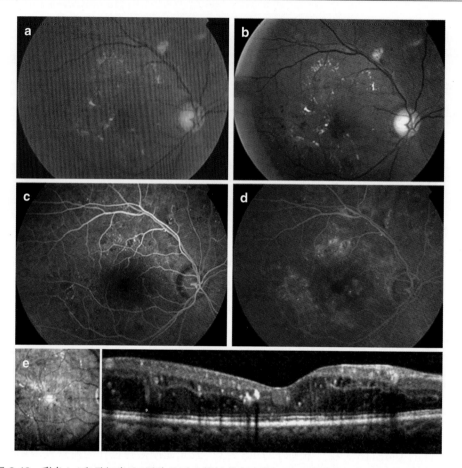

图 3.42　彩色(a)和无红光(b)照片显示血管性黄斑水肿。(c,d)早期 FA(c)和晚期(d)显示血–视网膜屏障被破坏。(e)OCT 显示视网膜增厚,伴有视网膜内囊肿和硬性渗出。

二选择。非血管性 DME 以视网膜增厚、微动脉瘤数目减少和血管畸形为特征,玻璃体腔注射抗 VEGF 或类固醇为一线治疗方法。若 DME 对注射反应良好,可将激光光凝治疗作为附加治疗以获得最大的效益。若对治疗无反应,类固醇注射则被认为是挽救治疗(图 3.43)。第 3 种牵拉性 DME,玻璃体视网膜手术是金标准。玻璃体腔注射类固醇和抗 VEGF 可作为术后的附加治疗。

　　2011 年,一个专家小组回顾了最近关于雷珠单抗的文献,进一步提出了基于证据的 DME 治疗方案[219]。作者建议,对于中央受累和视力丧失的 DME 患者,应考虑每月行 IVR,并根据 BCVA 的稳定或恶化情况决定是否停药或重新用药。而其他类型 CSME,包括未累及中央或无明显视力下降的黄斑受累的 DME,作者根据 ETDRS 指南建议行激光光凝治疗。

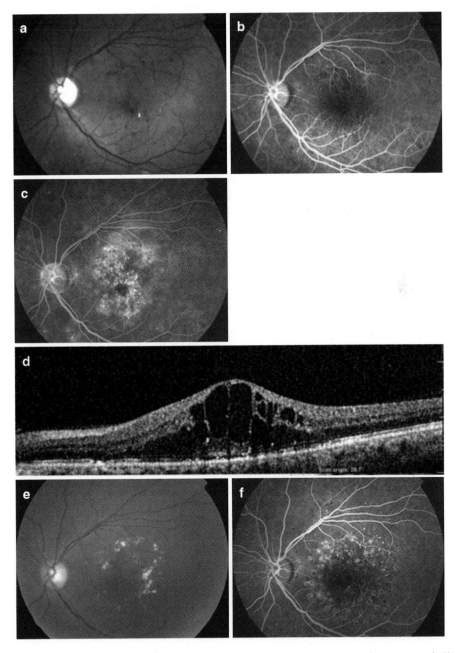

图 3.43　(a~d)弥漫性糖尿病性黄斑水肿,伴有多个微动脉瘤、出血和硬性渗出。(e~h)栅格样黄斑激光光凝治疗和每月 1 次玻璃体内注射雷珠单抗(共 3 次)治疗后的难治性糖尿病性黄斑水肿。(待续)

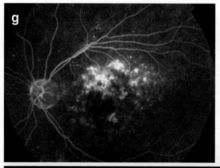

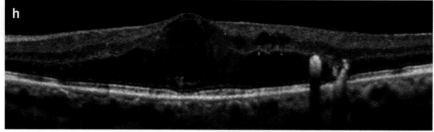

图 3.43(续)。

欧洲专家小组最近提出建议(2017 年)强调了与激光光凝治疗相比,玻璃体腔注射对于 DME 治疗的重要性[220]。激光可以在血管性 DME 中起治疗作用,临床上以微动脉瘤、毛细血管渗漏区域以及 CMT≤300μm 的 DME 为特征。尽管激光光凝治疗相对于玻璃体腔注射费用较低、治疗和随访次数较少,但这些优点并不能胜过玻璃体腔药物治疗所具有的更大的解剖和功能性益处。

激光光凝治疗被认为是对 3~6 次玻璃体腔注射无效患者的第二选择。专家建议,DME 的治疗方案取决于初期 BCVA 水平。虽然阿柏西普和雷珠单抗是 BCVA≤69 个字母的首选药物,但在初期 BCVA≥69 个字母的眼睛中这 3 种治疗对视力改善的效果是相同的。雷珠单抗在 2 年后能够达到阿柏西普同样的视力结果,尽管雷珠单抗需要花费更多的时间。雷珠单抗的经济优势不应该成为眼科医师对这 3 种药物选择的影响因素。

当 DME 患者对抗 VEGF 治疗无效(3~6 次注射后,取决于每个患者的特异性反应)时,应考虑使用玻璃体腔类固醇治疗。DEX–DDS 应作为首选治疗。氟轻松用于对其他治疗无效或疗效差的患者。此外,由于对 IOP 和白内障的副作用,曲安奈德仅用于对其他药物无效和无法使用适应证药物的患者。对频繁随访和注射依从性低的患者或伴有心血管高危的患者,应考虑将玻璃体腔类固醇作为第一线治疗方案。此外,人工晶状体眼患者应首选类固醇治疗。

专家们还就外科手术提出了建议。前-后牵拉的存在被认为是 PPV 的指征。对于切线方向的牵拉,仅在玻璃体腔注射无效时,才考虑手术治疗。无牵拉患者 PPV 的优势尚无定论;然而考虑到解剖优于功能性结果,PPV 可用于对玻璃体腔注射疗效差的患者,以维持 BCVA。

3.4.2　利于治疗效果的相关因素

一些研究从 BCVA 和 CRT 角度,在结构和功能方面分析了激光光凝治疗、玻璃体腔类固醇和抗 VEGF 治疗或外科手术疗效好的初期因素[221-233]。

研究表明,年龄似乎越小效果越好[223-226],而患有心血管疾病或脑梗预后较差[225]。作为眼部变量,初期 BCVA 和 CRT 成了预测眼部功能和结构情况的主要指标[227]。目前对 DME 发病机制的最新研究表明光感受器完整性的重要作用,通过评估 ELM 和 IS-OS 的连接情况,可以有效的预测视力恢复情况[229-231](图 3.44)。其他影响因素包括 DME 的持续时间、不太严重的 DR 阶段、硬性渗出的存在以及表面褶皱视网膜病变的缺失[223-227](图 3.45)。DME 的 OCT 分型(海绵状弥漫性视网膜增厚、黄斑囊样水肿和浆液性视网膜脱离)表明抗 VEGF 在前两种病变类型的治疗中效果更好[231]。

最近基于 RIDE 和 RISE 研究分析了患者全身系统因素对 DME 的影响,包括糖尿病用药史、血糖、HbA1c、肾功能、体质指数和血压。24 个月时 BCVA 并没有受到这些因素的显著影响。但是血糖控制情况和动脉高血压都可能导致 DME 恶化和 DR 进展,所以专家建议,糖尿病专家和眼科医师之间应建立牢固的沟通,以便更好的监测患者的全身情况,并控制疾病进展[222]。

最近的视网膜影像学发现,基于 OCT 的生物标记有助于预测最终的解剖和功能结果,包括椭球区的完整性和视网膜内液体的严重程度。Vujosevic 及其同事报道称,大量的 HF、中央凹自发荧光和 SND 是 DME 中普遍存在炎症的征象。使用 DEX-DDS 或抗 VEGF 后,HF 和中央凹自发荧光显著降低。在接受 DEX-DDS 治疗的患者中有 85.7%SND 恢复,接受抗 VEGF 治疗的患者中有 50%SND 恢复,其中前者的 CMT 有着明显的改善。在 DEX-DDS 组中,初期较高数量的 HF 和较大的中央凹自发荧光区域与视网膜敏感度的增加密切相关;此外,与无 SND 的患者相比,初期存在 SND 的患者表现出 CMT 明显改善[232]。

RESTORE/RESTORE 延长研究分析了 12 个月的随访,在接受 IVR、激光光凝治疗或联合治疗的患者中获取 BCVA 的 OCT 生物标志物。初期视网膜内囊样液高度≤380μm 的患者初期 BCVA 明显优于视网膜内囊样液高度>380μm 的患者。

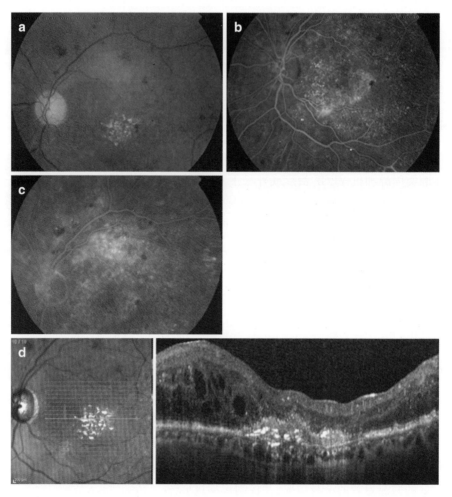

图 3.44　(a)无红光照片显示黄斑区硬性渗出、出血和微动脉瘤。(b,c)FA 早期(b)和晚期(c)框架显示多个泄漏的微动脉瘤、视网膜无灌注区和血−视网膜屏障弥漫性被破坏。(d)OCT 显示视盘至黄斑区域视网膜增厚,而黄斑区可见萎缩性改变和神经胶质增生。

差异具有统计学意义,并维持在 12 个月以上。初期显示有视网膜下液的患者,接受激光光凝治疗组观察到视力下降的趋势,而抗 VEGF 组患者表现为视力增加的趋势。联合治疗后,无论初期是否有视网膜下液,患者均表现出相似的 BCVA 增加[233]。

　　进一步的研究表明,根据第一年 CRT 减少的早期反应,可以预测到更好的治疗结果[223]。初期诊断工具,包括 mfERG、FA、眼底自身荧光和其他参数也可作为视力预后的良好指标。

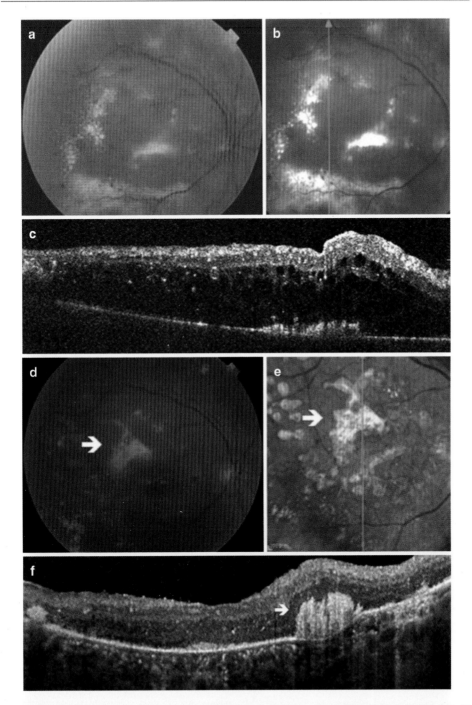

图 3.45 (a~c)伴有大量脂质渗出的严重糖尿病性黄斑水肿。(d~f)栅格样激光光凝治疗 2 年后,可见硬性渗出和视网膜内液体重吸收,伴视网膜下大面积纤维化(白色箭头所示),视力无法恢复。

3.4.3 DME 伴黄斑缺血治疗

如今仍然缺乏对伴黄斑缺血 DME 的有效治疗(图 3.46)[234-235]。由于很少病例显示出治疗的益处，所以患有缺血性黄斑水肿的患者被排除在大多数临床研究之外。此外，在混合 DME 的情况下，很难明确导致视力丧失的缺血程度。

有证据表明，抗 VEGF 很少会进一步损害视网膜循环量[236]。然而却很少有病例报道描述抗 VEGF 治疗后黄斑缺血的发展或进展[51,237,238]。最近有文章分析了 33 名接受 3 个月 IVB 治疗的患者 FAZ 无症状性增加。因此，一些作者表示，应谨慎对待需要多次注射抗 VEGF 治疗慢性 DME 伴黄斑缺血的患者，以防止脆弱的中央凹毛细血管网受损。

最近的一篇文章报道，缺血指数增加，与中央凹的距离也增加，并且 DME 的严重程度与非灌注区域和缺血指数无关[239]。OCTA 检测到的缺血区与 OCT 检测到的 DRIL 相对应。与无 DRIL 的患者相比，DRIL 患者在 SCP 和 DCP 均有着更大的 FAZ 面积。此外，FAZ 面积与视力之间存在显著的负相关[240]。

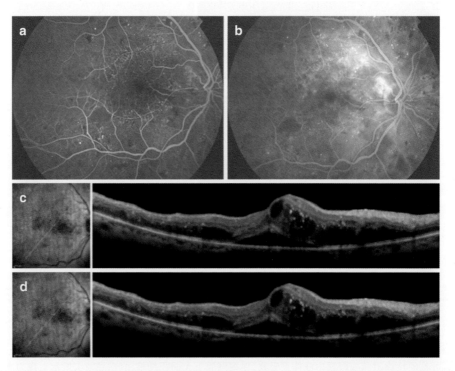

图 3.46 (a,b)FA 早期(a)和晚期(b)显示中央凹无血管区扩大，局部视网膜无灌注区和弥漫性黄斑渗漏，并已通过 OCT 证实(c~d)。

小结 3.8

应考虑以患者为中心的治疗算法以实现 DME 的理想治疗。可预测良好治疗效果的因素包括更小的年龄、更好的全身综合情况以及初期眼部功能和解剖状况(例如,视力、视网膜厚度和光感受器的完整性)。但目前仍然缺乏对伴黄斑缺血的 DME 的有效治疗。

3.5 新进展

目前有许多用于治疗 DME 的眼部药物正在研究中。

贝伐西尼(Cand5)是一种针对 VEGF 表达而合成的小干扰 RNA(siRNA)。未公布的原始数据虽然显示其对湿性年龄相关性黄斑变性和 DME 的治疗有一定效果[241],但仍然缺乏随机双盲研究的数据[242]。

另一种作用于 RTP801 基因的 siRNA 分子(PF-04523655)在多中心前瞻性随机临床试验(DEGAS 研究)中进行了评估,与局部/栅格样激光光凝治疗相比,其可作为 DME 的治疗选择[243]。为期 12 个月的随访评估了 PF-04523655 不同剂量的 3 组对 BCVA 的改善情况。研究药物耐受良好。目前正在进行另一项评估单独 PF-04523655、与 IVR 联合以及单独 IVR 的有效性研究(MATISSE 研究)[244]。

雷帕霉素,也称为西罗莫司,是一种具有免疫抑制特性的抗真菌剂,能抑制血管生成过程中的多个步骤,并阻断 VEGF 的产生。已经进行了多项临床前研究以测试西罗莫司更有效更安全的给药途径,包括玻璃体腔和结膜下给药。在Ⅰ期临床试验中,结膜下给药途径显示在患 DME 的人类受试者中是安全的且耐受性良好。在后期Ⅰ/Ⅱ的前瞻性试验研究中,5 名累及中央的 DME 患者每 2 个月接受 440μg 结膜下注射西罗莫司,直到 OCT 或 FA 评估显示视网膜增厚恢复[245]。在一项Ⅰ期随机研究中,50 名 DME 患者接受了不同剂量的玻璃体腔或结膜下注射西罗莫司,都显示出一定的疗效和较好的安全性[246]。

肿瘤坏死因子(TNF)抑制剂治疗 DME 目前正在研究中[247,248]。在之前的一项干预性回顾性多中心的研究中,纳入 39 只眼睛注射不同剂量的阿达木单抗或英夫利昔单抗。结果显示,3 个月时没有明显的疗效。在 1mg 英夫利昔单抗组中,BCVA 从 1.49logMAR 改善至 1.38logMAR,而在 2mg 组中,BCVA 从 0.76logMAR 恶化至 1.03logMAR。在阿达木单抗组中,BCVA 从 1.44logMAR 改善至 1.08logMAR。在 1mg 英夫利昔单抗组中,CRT 从初期的 459μm 降低至 388μm,而在 2mg

英夫利昔单抗组和阿达木单抗组中 CRT 保持不变。然而,在英夫利昔单抗组中,42%的眼睛出现严重的葡萄膜炎,其中 3 只眼需要进行玻璃体切割术。

依那西普 (Enbrel, Amgen, Inc. Thonsand Oaks, CA, USA 和 Wyeth, Madison NJ, USA)是一种玻璃体腔 TNF 抑制剂,经 FDA 批准用于治疗牛皮癣。在 7 名患者的初步研究中,玻璃体腔注射依那西普已证实治疗难治性 DME 的一些优点[249]。

已有研究评估了炎症对 DME 的促进作用。0.1%奈帕芬胺眼用混悬液(Nevanac®;Alcon Research Ltd)用于糖尿病患者白内障手术后 DME 和黄斑水肿的炎症病因正在研究中[250-252]。小型连续病例研究的早期结果显示,在两种疾病中给予非甾体消炎药(NSAID)后均有效[250,251]。在一项更广泛多中心的随机双盲临床试验中,评估了 0.1%奈帕芬胺对 263 名糖尿病视网膜病变患者白内障术后黄斑水肿的预防作用[252]。该研究证实了先前的假设,并显示预防黄斑水肿和维持 BCVA 方面有着显著的统计学益处。最近有一项多中心研究进一步肯定了这种说法,该研究纳入了 175 名接受白内障手术的 DR 患者。研究发现接受 90 天的奈帕芬胺治疗可以预防黄斑水肿的发生,且具有较高的安全性[253]。最近的一项研究纳入了 34 名未曾治疗的双侧轻度 DME 患者,一只眼内接受奈帕芬胺治疗,对侧眼作为对照。虽然研究组和对照组眼睛的血管直径在初期无显著差异,但在第 1 周和第 6 周,研究组的视网膜小动脉直径有显著收缩,且静脉直径无任何显著变化。此外,治疗 6 周后,研究组的 CMT 显著降低[254]。其他 NSAID 用于治疗 DME 也在研究中,包括 0.9%溴芬酸滴眼液。在最近的一项初步研究中,上述两种 NSAID 都已用于糖尿病患者以防止术后形成黄斑水肿。两种药物在 BCVA 方面都显示出令人期许的结果[255]。NSAID 的有效性也通过玻璃体腔给药途径进行了评估。在 12 周的随访中,与 IVTA 治疗弥漫性 DME 相比,玻璃体腔注射双氯芬酸表现出一些降低视网膜厚度的效果[256]。在前瞻性干预病例的系列研究中,评估了玻璃体腔注射酮咯酸氨丁三醇在 DME 激光光凝治疗中的应用,约 30%治疗眼的视力短期增加[257]。

局部地塞米松-环糊精微粒滴眼液已在连续 19 名 DME 患者的治疗中进行了评估,表现出了良好的耐受性,以及 CRT 降低和视功能改善的一些益处[258]。

口服米诺环素是一种具有抗炎作用的抑制小胶质细胞的活化药物。一项单中心前瞻性 I/II 期临床试验纳入了 5 名累及中央凹的 DME 患者,评估了口服米诺环素作为首要治疗的效果[259]。该研究证明其具有改善视功能、CRT 和血管渗漏方面的作用。

盐酸帕唑帕尼(Votrient;Glaxo Smithklime, USA)是一种多靶点酪氨酸激酶抑制剂,已被 FDA 批准用于治疗晚期肾细胞癌[260]。在 DR 动物模型中已证实其有效性,初步显示出具有良好的疗效。

表 3.5 列出了正在研究中的可能用于治疗 DME 的新药。

表 3.5　DME 未来可能的治疗方法

药物	类别	公司
英夫利昔单抗	TNF-α 抑制剂	杨森生物科技(美国宾夕法尼亚州霍舍姆)
阿达木单抗	TNF-α 抑制剂	艾伯维(美国伊利诺伊州北芝加哥)
坎地沙坦	血管紧张素受体阻滞剂	阿斯利康(英国伦敦),非专利药物
氯沙坦	血管紧张素受体阻滞剂	默克(英国凯尼尔沃思),非专利药物
KVD001	激肽释放酶抑制剂	KalVista 制药(英国波顿唐)
DM199	重组人组织激肽释放酶-1	DiaMedica(美国明尼苏达州明尼阿波利斯)
艾卡拉肽/DX-88	激肽释放酶抑制剂	Dyax(美国马萨诸塞州列克星敦)
DX-2930	人单克隆抗激肽释放酶抗体	Shire(爱尔兰都柏林)
BCX7353	激肽释放酶抑制剂	BioCryst 制药(英国达勒姆)
Avoralstat/BCX4161	激肽释放酶抑制剂	BioCryst 制药
艾替班特	缓激肽受体-2 拮抗剂	Shire
依那普利	ACE 抑制剂	多种
赖诺普利	ACE 抑制剂	多种
AKB-9778	Tie-2 激活剂	Akebia Therapeutics(美国马萨诸塞州剑桥)
AKB-9875	Tie-2 激活剂	Akebia Therapeutics
AKB-9089	Tie-2 激活剂	Akebia Therapeutics
HPTP-β 抗体	Tie-2 激活剂	Akebia Therapeutics
Trebananib	血管生成素阻滞剂	安进公司(美国加利福尼亚州千橡市)
酮咯酸	NSAID(昔布类)	罗氏(瑞士巴塞尔)
奈帕芬胺	NSAID(昔布类)	爱尔康(瑞士休伦堡)
双氯芬酸	NSAID	多种
米诺环素	抗生素	多种
Squalamine	抗菌剂	Ohr 药业(美国纽约)
雷帕霉素(西罗莫司)	免疫抑制剂/ mTOR 抑制剂	辉瑞
依维莫司	免疫抑制剂/ mTOR 抑制剂	诺华(瑞士巴塞尔)
Vitreosolve	玻璃体后脱离药物	Vitreoretinal Tech(美国加利福尼亚州欧文)

(待续)

表 3.5(续)

药物	类别	公司
奥克纤溶酶	玻璃体后脱离药物	ThromboGenics(比利时鲁汶)
Luminate	抗整合素/玻璃体后脱离药物	Allegro Ophthalmics(美国加利福尼亚州卡皮斯特拉诺圣胡安)
Abicpar pegol	VEGF-A	眼力健
康柏西普	VEGF-A/B/C/PUGF	成都康弘
TRH-317	PIGF	ThromboGenics(比利时鲁汶)
BI-1467335	VAP-1	勃林格殷格翰
DS-7080a	ROBO4	第一三共制药

Adaapted from Ref.[260]

小结 3.9

用于治疗 DME 的新型治疗分子正在研究中，包括合成的小干扰 RNA、免疫抑制药物、玻璃体腔注射肿瘤坏死因子抑制剂和抗炎药物。

（葛倩敏 贺佳 潘逸聪 唐丽颖 杨启晨 姚帆 应平 张丽娟 邹洁 译　裴重刚

苏婷 校）

参考文献

1. Green WR. Retina. In: Spencer W, editor. Ophthalmic pathology. Philadelphia: W.B. Saunders; 1996.
2. Ophir A, Martinez MR, Mosqueda P, et al. Vitreous traction and epiretinal membranes in diabetic macular oedema using spectral-domain optical coherence tomography. Eye. 2010;24:1545–53.
3. Apple DJ, Rabb M. Fundus. In: Ocular pathology: clinical applications and self-assessment. St. Louis: Mosby; 1998.
4. Early Treatment Diabetic Retinopathy Study Research Group. Photocoagulation for diabetic macular edema, ETDRS report no 1. Arch Ophthalmol. 1985;103:1796–806.
5. Wilkinson CP, Ferris FL III, Klein RE, et al. Proposed international clinical diabetic retinopathy and diabetic macular edema disease severity scales. Ophthalmology. 2003;110:1677–82.
6. Bandello F, Battaglia Parodi M, Tremolada G, et al. Steroids as part of combination treatment: the future for the management of macular edema? Ophthalmologica. 2010;224:41–5.
7. Parodi Battaglia M, Iacono P, Cascavilla M, Zucchiatti I, Bandello F. A pathogenetic classification of diabetic macular edema. Ophthalmic Res. 2018;60:23–8.
8. Do Carmo A, Ramos P, Reis A, et al. Breakdown of the inner and outer blood retinal barrier in streptozotocin-induced diabetes. Exp Eye Res. 1998;67:569–75.
9. Nishikiori N, Osanai M, Chiba H, et al. Glial cell-derived cytokines attenuate the breakdown of vascular integrity in diabetic retinopathy. Diabetes. 2007;56:1333–40.
10. Cohen AI. A possible cytological basis for the "R" membrane in the vertebrate eye. Nature. 1965;205:1222–3.

11. Early Treatment Diabetic Retinopathy Study Research Group. Treatment techniques and clinical guidelines for photocoagulation of diabetic macular edema. Early treatment diabetic retinopathy study report number 2. Early Treatment Diabetic Retinopathy Study Research Group. Ophthalmology. 1987;94:761–4.

12. Weinberger D, Fink-Cohen S, Gaton DD, et al. Non-retinovascular leakage in diabetic maculopathy. Br J Ophthalmol. 1995;79:728–31.

13. Wessel MM, Nair N, Aaker GD. Peripheral retinal ischaemia, as evaluated by ultra-widefield fluorescein angiography, is associated with diabetic macular oedema. Br J Ophthalmol. 2012;96:694–8.

14. Rabiolo A, Parravano M, Querques L, et al. Ultra-wide-field fluorescein angiography in diabetic retinopathy: a narrative review. Clin Ophthalmol. 2017;11:803–7.

15. Horii T, Murakami T, Nishijima K, et al. Relationship between fluorescein pooling and optical coherence tomographic reflectivity of cystoid spaces in diabetic macular edema. Ophthalmology. 2012;119:1047–55.

16. Byeon SH, Chu YK, Hong YT, et al. New insights into the pathoanatomy of diabetic macular edema: angiographic patterns and optical coherence tomography. Retina. 2012;32:1087–99.

17. Deák GG, Bolz M, Ritter M, Diabetic Retinopathy Research Group Vienna, et al. A systematic correlation between morphology and functional alterations in diabetic macular edema. Invest Ophthalmol Vis Sci. 2010;51:6710–4.

18. Framme C, Schweizer P, Imesch M, et al. Behavior of SD-OCT-detected hyperreflective foci in the retina of anti-VEGF treated patients with diabetic macular edema. Invest Ophthalmol Vis Sci. 2012;53:5814–8.

19. Uji A, Murakami T, Nishijima K, et al. Association between hyperreflective foci in the outer retina, status of photoreceptor layer, and visual acuity in diabetic macular edema. Am J Ophthalmol. 2012;153:710–7.

20. Frizziero L, Parrozzani R, Midena G, et al. Hyperreflective intraretinal spots in radiation macular edema on spectral domain optical coherence tomography. Retina. 2016;36(9):1664–9.

21. Vujosevic S, Bini S, Torresin T, et al. Hyperreflective retinal spots in normal and diabetic eyes: B-Scan and en face spectral domain optical coherence tomography evaluation. Retina. 2017;37(6):1092–103.

22. Vujosevic S, Berton M, Bini S, et al. Hyperreflective retinal spots and visual function after anti-vascular endothelial growth factor treatment in center-involving diabetic macular edema. Retina. 2016;36(7):1298–308.

23. Ota M, Nishijima K, Sakamoto A, et al. Optical coherence tomographic evaluation of foveal hard exudates in patients with diabetic maculopathy accompanying macular detachment. Ophthalmology. 2010;117(10):1996–2002.

24. Niu S, Yu C, Chen Q, et al. Multimodality analysis of hyper-reflective foci and hard exudates in patients with diabetic retinopathy. Sci Rep. 2017;7(1):1568. https://doi.org/10.1038/s41598-017-01733-0.

25. Vujosevic S, Torresin T, Berton M, et al. Diabetic macular edema with and without subfoveal neuroretinal detachment: two different morphologic and functional entities. Am J Ophthalmol. 2017;181:149–55.

26. Comyn O, Heng LZ, Ikeji F, et al. Repeatability of Spectralis OCT measurements of macular thickness and volume in diabetic macular edema. Invest Ophthalmol Vis Sci. 2012;53:7754–9.

27. Chan A, Duker JS. A standardized method for reporting changes in macular thickening using optical coherence tomography. Arch Ophthalmol. 2005;123:939–43.

28. Diabetic Retinopathy Clinical Research Network, Bressler NM, Miller KM, Beck RW, et al. Observational study of subclinical diabetic macular edema. Eye. 2012;26:833–40.

29. Tremolada G, Pierro L, de Benedetto U, et al. Macular micropseudocysts in early stages of diabetic retinopathy. Retina. 2011;31:1352–8.

30. Murakami T, Nishijima K, Akagi T, et al. Optical coherence tomographic reflectivity of photoreceptors beneath cystoid spaces in diabetic macular edema. Invest Ophthalmol Vis Sci. 2012;53:1506–11.

31. Maheshwary AS, Oster SF, Yuson RM, et al. The association between percent disruption of the photoreceptor inner segment-outer segment junction and visual acuity in diabetic macular edema. Am J Ophthalmol. 2010;150(1):63–7.

32. Sun JK, Lin MM, Lammer J, et al. Disorganization of the retinal inner layers as a predictor of visual acuity in eyes with center-involved diabetic macular edema. JAMA Ophthalmol. 2014;132(11):1309–16.

33. Lee DH, Kim JT, Jung DW, et al. The relationship between foveal ischemia and spectral-domain optical coherence tomography findings in ischemic diabetic macular edema. Invest Ophthalmol Vis Sci. 2013;54:1080–5.

34. Gajree S, Borooah S, Dhillon B. Imaging in diabetic retinopathy: a review of current and future techniques. Curr Diabetes Rev. 2017;13(1):26–34.

35. Querques G, Lattanzio R, Querques L, et al. Enhanced depth imaging optical coherence tomography in type 2 diabetes. Invest Ophthalmol Vis Sci. 2012;53:6017–24.

36. Esmaeelpour M, Povazay B, Hermann B, et al. Mapping choroidal and retinal thickness variation in type 2 diabetes using three-dimensional 1060-nm optical coherence tomography. Invest Ophthalmol Vis Sci. 2011;52:5311–6.

37. Vujosevic S, Martini F, Cavarzeran F, et al. Macular and peripapillary choroidal thickness in diabetic patients. Retina. 2012;32:1781–90.

38. de Freytas A, Gallego Pinazo R, Cisneros Lanuza A. Subfoveal choroidal thickness in eyes with diabetic macular oedema using swept source optical coherence tomography. Arch Soc Esp Oftalmol. 2016;91(5):228–31.

39. Wang X, Li S, Li W, Hua Y, Wu Q. Choroidal variations in diabetic macular edema: fluorescein angiography and optical coherence tomography. Curr Eye Res. 2018;43(1):102–8.

40. Wanek J, Zelkha R, Lim JI, Shahidi M. Feasibility of a method for en face imaging of photoreceptor cell integrity. Am J Ophthalmol. 2012;152:807–14.

41. Kim Y, Yu SY, Kwak HW. En face spectral-domain optical coherence tomography imaging of outer retinal hard exudates in diabetic macular edema based on optical coherence tomography patterns. Ophthalmic Surg Lasers Imaging Retina. 2016;47(4):313–21.

42. Srinivas S, Nittala MG, Hariri A, et al. Quantification of intraretinal hard exudates in eyes with diabetic retinopathy by optical coherence tomography. Retina. 2018;38(2):231–6.

43. Somfai GM, Tátrai E, Ferencz M, et al. Retinal layer thickness changes in eyes with preserved visual acuity and diffuse diabetic macular edema on optical coherence tomography. Ophthalmic Surg Lasers Imaging. 2010;41:593–7.

44. Pierro L, Iuliano L, Cicinelli MV, Casalino G, Bandello F. Retinal neurovascular changes appear earlier in type 2 diabetic patients. Eur J Ophthalmol. 2017;27(3):346–51.

45. Spaide RF, Fujimoto JG, Waheed NK, Sadda SR, Staurenghi G. Optical coherence tomography angiography. Prog Retin Eye Res. 2018;64:1–55.

46. Parravano M, De Geronimo D, Scarinci F, et al. Diabetic microaneurysms internal reflectivity on spectral-domain optical coherence tomography and optical coherence tomography angiography detection. Am J Ophthalmol. 2017;179:90–6.

47. Hamada M, Ohkoshi K, Inagaki K, Ebihara N, Murakami A. Visualization of microaneurysms using optical coherence tomography angiography: comparison of OCTA en face, OCT B-scan, OCT en face, FA, and IA images. Jpn J Ophthalmol. 2018;62(2):168–75.

48. Gill A, Cole ED, Novais EA, et al. Visualization of changes in the foveal avascular zone in both observed and treated diabetic macular edema using optical coherence tomography angiography. Int J Retina Vitreous. 2017;3:19.

49. Lee J, Moon BG, Cho AR, Yoon YH. Optical coherence tomography angiography of DME and its association with anti-VEGF treatment response. Ophthalmology. 2016;123(11):2368–75.

50. Moon BG, Um T, Lee J, Yoon YH. Correlation between deep capillary plexus perfusion and long-term photoreceptor recovery after diabetic macular edema treatment. Ophthalmol Retina. 2017;2:235–43.

51. Moein HR, Novais EA, Rebhun CB, et al. Optical coherence tomography angiography to detect macular capillary ischemia in patients with inner retinal changes after resolved diabetic macular edema. Retina. 2017. [Epub ahead of print].

52. Mané V, Dupas B, Gaudric A, et al. Correlation between cystoid spaces in chronic diabetic macular edema and capillary nonperfusion detected by optical coherence tomography angiography. Retina. 2016;36(Suppl 1):S102–10.

53. de Carlo TE, Chin AT, Joseph T, et al. Distinguishing diabetic macular edema from capillary nonperfusion using optical coherence tomography angiography. Ophthalmic Surg Lasers

Imaging Retina. 2016;47(2):108–14.

54. Ghasemi Falavarjani K, Iafe NA, Hubschman JP, Tsui I, Sadda SR, Sarraf D. Optical coherence tomography angiography analysis of the foveal avascular zone and macular vessel density after anti-VEGF therapy in eyes with diabetic macular edema and retinal vein occlusion. Invest Ophthalmol Vis Sci. 2017;58(1):30–4.

55. Coscas G, Lupidi M, Coscas F. Optical coherence tomography angiography in diabetic maculopathy. Dev Ophthalmol. 2017;60:38–49.

56. Hatef E, Colantuoni E, Wang J, et al. The relationship between macular sensitivity and retinal thickness in eyes with diabetic macular edema. Am J Ophthalmol. 2011;152:400–405.e2.

57. Grenga P, Lupo S, Domanico D, Vingolo EM. Efficacy of intravitreal triamcinolone acetonide in long standing diabetic macular edema: a microperimetry and optical coherence tomography study. Retina. 2008;28:1270–5.

58. Nakamura Y, Mitamura Y, Ogata K, et al. Functional and morphological changes of macula after subthreshold micropulse diode laser photocoagulation for diabetic macular oedema. Eye (Lond). 2010;24:784–8.

59. Vujosevic S, Bottega E, Casciano M. Microperimetry and fundus autofluorescence in diabetic macular edema: subthreshold micropulse diode laser versus modified early treatment diabetic retinopathy study laser photocoagulation. Retina. 2010;30:908–16.

60. Vujosevic S, Casciano M, Pilotto E, et al. Diabetic macular edema: fundus autofluorescence and functional correlations. Invest Ophthalmol Vis Sci. 2011;52(1):442–8.

61. Sachdev A, Edington M, Morjaria R, Chong V. Comparing microperimetric and structural findings in patients with branch retinal vein occlusion and diabetic macular edema. Retina. 2017. [Epub ahead of print].

62. Greenstein VC, Chen H, Hood DC, et al. Retinal function in diabetic macular edema after focal laser photocoagulation. Invest Ophthalmol Vis Sci. 2000;41:3655–64.

63. Terasaki H, Kojima T, Niwa H, et al. Changes in focal macular electroretinograms and foveal thickness after vitrectomy for diabetic macular edema. Invest Ophthalmol Vis Sci. 2003;44:4465–72.

64. Lövestam-Adrian M, Holm K. Multifocal electroretinography amplitudes increase after photocoagulation in areas with increased retinal thickness and hard exudates. Acta Ophthalmol. 2010;88:188–92.

65. Fu Y, Wang P, Meng X, Du Z, Wang D. Structural and functional assessment after intravitreal injection of ranibizumab in diabetic macular edema. Doc Ophthalmol. 2017;135(3):165–73.

66. Waldstein SM, Hickey D, Mahmud I, et al. Two-wavelength fundus autofluorescence and macular pigment optical density imaging in diabetic macular oedema. Eye. 2012;26:1078–85.

67. Chung H, Park B, Shin HJ, et al. Correlation of fundus autofluorescence with spectral-domain optical coherence tomography and vision in diabetic macular edema. Ophthalmology. 2012;119(5):1056–65.

68. Vujosevic S, Trento B, Bottega E. Scanning laser ophthalmoscopy in the retromode in diabetic macular edema. Acta Ophthalmol. 2012;90:e374–80.

69. Han DP, Croskrey JA, Dubis AM, et al. Adaptive optics and spectral-domain optical coherence tomography of human photoreceptor structure after short-duration [corrected] pascal macular grid and panretinal laser photocoagulation. Arch Ophthalmol. 2012;130:518–21.

70. Yoshitake S, Murakami T, Uji A, et al. Clinical relevance of quantified fundus autofluorescence in diabetic macular oedema. Eye (Lond). 2015;29(5):662–9.

71. Early Treatment Diabetic Retinopathy Study Research Group. Techniques for scatter and local photocoagulation treatment of diabetic retinopathy. ETDRS report number 3. Int Ophthalmol Clin. 1987;27:254–64.

72. Early Treatment Diabetic Retinopathy Study Research Group. Photocoagulation for diabetic macular edema. ETDRS report number 4. Int Ophthalmol Clin. 1987;27:265–72.

73. Ferris F III, Davis MD. Treating 20/20 eyes with diabetic macular edema. Arch Ophthalmol. 1999;117:675–6.

74. Early Treatment Diabetic Retinopathy Study (Research) Group. Focal photocoagulation treatment of diabetic macular edema. Relationship of treatment effect to fluorescein angiographic and other retinal characteristics at baseline: ETDRS report no. 19. Arch Ophthalmol. 1985;113:1144–55.

75. Wilson DJ, Finkelstein D, Quigley HA, Green WR. Macular grid photocoagulation. An experimental study on the primate retina. Arch Ophthalmol. 1988;106:100–5.

76. Arnarsson A, Stefansson E. Laser treatment and the mechanism of edema reduction in branch retinal vein occlusion. Invest Ophthalmol Vis Sci. 2000;41:877–9.

77. Ogata N, Tombran-Tink J, Jo N, et al. Upregulation of pigment epithelium-derived factor after laser photocoagulation. Am J Ophthalmol. 2001;132:427–9.

78. Diabetic Retinopathy Clinical Research Network. Comparison of the modified early treatment diabetic retinopathy study and mild macular grid laser photocoagulation strategies for diabetic macular edema. Arch Ophthalmol. 2007;125:469–80.

79. Bandello F, Polito A, Del Borrello M, et al. 'Light' versus 'classic' laser treatment for clinically significant diabetic macular oedema. Br J Ophthalmol. 2005;89:864–70.

80. Desmettre TJ, Mordon SR, Buzawa DM, et al. Micropulse and continuous wave diode retinal photocoagulation: visible and subvisible lesion parameters. Br J Ophthalmol. 2006;90:709–12.

81. Vujosevic S, Martini F, Longhin E, Convento E, Cavarzeran F, Midena E. Subthreshold micropulse yellow laser versus subthreshold micropulse infrared laser in center-involving diabetic macular edema: Morphologic and Functional Safety. Retina. 2015;35(8):1594–603.

82. Chen G, Tzekov R, Li W, Jiang F, Mao S, Tong Y. Subthreshold micropulse diode laser versus conventional laser photocoagulation for diabetic macular edema: a meta-analysis of randomized controlled trials. Retina. 2016;36(11):2059–65.

83. Kumar V, Ghosh B, Mehta DK, et al. Functional outcome of subthreshold versus threshold diode laser photocoagulation in diabetic macular oedema. Eye. 2010;24:1459–65.

84. Figueira J, Khan J, Nunes S, et al. Prospective randomized controlled trial comparing subthreshold micropulse diode laser photocoagulation and conventional green laser for clinically significant diabetic macular oedema. Br J Ophthalmol. 2008;93:1341–4.

85. Wu Y, Ai P, Ai Z, Xu G. Subthreshold diode micropulse laser versus conventional laser photocoagulation monotherapy or combined with anti-VEGF therapy for diabetic macular edema: a Bayesian network meta-analysis. Biomed Pharmacother. 2018;97:293–9.

86. Elhamid AHA. Combined intravitreal dexamethasone implant and micropulse yellow laser for treatment of anti-VEGF resistant diabetic macular edema. Open Ophthalmol J. 2017;11:164–72.

87. Blumenkranz MS, Yellachich D, Andersen DE, et al. Semiautomated patterned scanning laser for retinal photocoagulation. Retina. 2006;26:370–6.

88. Paulus YM, Jain A, Gariano RF, et al. Healing of retinal photocoagulation lesions. Invest Ophthalmol Vis Sci. 2008;49:5540–5.

89. Sheth S, Lanzetta P, Veritti D, et al. Experience with the pascal® photocoagulator: an analysis of over 1,200 laser procedures with regard to parameter refinement. Indian J Ophthalmol. 2011;59:87–91.

90. Jain A, Collen J, Kaines A, et al. Short-duration focal pattern grid macular photocoagulation for diabetic macular edema: four-month outcomes. Retina. 2010;30:1622–6.

91. Inagaki K, Ohkoshi K, Ohde S. Spectral-domain optical coherence tomography imaging of retinal changes after conventional multicolor laser, subthreshold micropulse diode laser, or pattern scanning laser therapy in Japanese with macular edema. Retina. 2012;32:1592–600.

92. Mahgoub MM, Macky TA. The effect of laser panretinal photocoagulation on diabetic macular edema using the Pascal® photocoagulator versus the conventional Argon laser photocoagulator. Ophthalmologica. 2016;235(3):137–40.

93. Kozak I, Oster SF, Cortes MA, et al. Clinical evaluation and treatment accuracy in diabetic macular edema using navigated laser photocoagulator NAVILAS. Ophthalmology. 2011;118:1119–24.

94. Kernt M, Cheuteu RE, Cserhati S, et al. Pain and accuracy of focal laser treatment for diabetic macular edema using a retinal navigated laser (Navilas). Clin Ophthalmol. 2012;6:289–96.

95. Ober MD, Kernt M, Cortes MA, Kozak I. Time required for navigated macular laser photocoagulation treatment with the Navilas®. Graefes Arch Clin Exp Ophthalmol. 2013;251:1049–53.

96. Jung JJ, Gallego-Pinazo R, Lleó-Pérez A, Huz JI. Barbazetto IA. NAVILAS laser system focal laser treatment for diabetic macular edema - one year results of a case series. Open

Ophthalmol J. 2013;7:48–53.

97. Patel RD, Messner LV, Teitelbaum B, Michel KA, Hariprasad SM. Characterization of ischemic index using ultra-widefield fluorescein angiography in patients with focal and diffuse recalcitrant diabetic macular edema. Am J Ophthalmol. 2013;155(6):1038–44.

98. Battaglia Parodi M, Bandello F. Is laser still important in diabetic macular edema as primary or deferral therapy? Dev Ophthalmol. 2017;60:125–30.

99. Bamforth SD, Lightman S, Greenwood J. The effect of TNF- alpha and IL-6 on the permeability of the rat blood-retinal barrier in vivo. Acta Neuropathol. 1996;91:624–32.

100. Funatsu H, Yamashita H, Noma H, et al. Increased levels of vascular endothelial growth factor and interleukin-6 in the aqueous humor of diabetics with macular edema. Am J Ophthalmol. 2002;133:70–7.

101. Sutter FK, Simpson JM, Gillies MC. Intravitreal triamcinolone for diabetic macular edema that persists after laser treatment: three-month efficacy and safety results of a prospective, randomized, double-masked, placebo controlled clinical trial. Ophthalmology. 2004;111:2044–9.

102. Massin P, Audren F, Haouchine B, et al. Intravitreal triamcinolone acetonide for diabetic diffuse macular edema: preliminary results of a prospective controlled trial. Ophthalmology. 2004;111:218–24.

103. Avitabile T, Longo A, Reibaldi A. Intravitreal triamcinolone compared with macular laser grid photocoagulation for the treatment of cystoid macular edema. Am J Ophthalmol. 2005;140:695–702.

104. Audren F, Erginay A, Haouchine B, et al. Intravitreal triamcinolone acetonide for diffuse diabetic macular oedema: 6-month results of a prospective controlled trial. Acta Ophthalmol Scand. 2006;84:624–30.

105. Jonas JB, Kampperter BA, Harder B, et al. Intravitreal triamcinolone acetonide for diabetic macular edema: a prospective, randomized study. J Ocul Pharmacol Ther. 2006;22:200–7.

106. Gillies MC, Sutter FK, Simpson JM, et al. Intravitreal triamcinolone for refractory diabetic macular edema two-year results of a double-masked, placebo-controlled, randomized clinical trial. Ophthalmology. 2006;113:1533–8.

107. Yilmaz T, Weaver CD, Gallagher MJ, et al. Intravitreal triamcinolone acetonide injection for treatment of refractory diabetic macular edema: a systematic review. Ophthalmology. 2009;116:902–11.

108. Gillies MC, Simpson JM, Gaston C, et al. Five-year results of a randomized trial with open-label extension of triamcinolone acetonide for refractory diabetic macular edema. Ophthalmology. 2009;116:2182–7.

109. Diabetic Retinopathy Clinical Research Network. A randomized trial comparing intravitreal triamcinolone acetonide and focal/grid photocoagulation for diabetic macular edema. Ophthalmology. 2008;115:1447–9.

110. Diabetic Retinopathy Clinical Research Network. Three-year follow-up of a randomized clinical trial comparing focal/grid laser photocoagulation and intravitreal triamcinolone for diabetic macular edema. Arch Ophthalmol. 2009;127:245–51.

111. Bressler NM, Edwards AR, Beck RW, et al. Exploratory analysis of diabetic retinopathy progression through 3 years in a randomized clinical trial that compares intravitreal triamcinolone acetonide with focal/grid photocoagulation. Arch Ophthalmol. 2009;127:1566–71.

112. Diabetic Retinopathy Clinical Research Network. Randomized trial evaluating ranibizumab plus prompt or deferred laser or triamcinolone plus prompt laser for diabetic macular edema. Ophthalmology. 2010;117:1064–77.

113. Diabetic Retinopathy Clinical Research Network. Expanded 2-year follow-up of ranibizumab plus prompt or deferred laser or triamcinolone plus prompt laser for diabetic macular edema. Ophthalmology. 2011;118:609–14.

114. Haller JA, Dugel P, Weinberg DV, et al. Evaluation of safety and performance of an applicator for a novel intravitreal dexamethasone drug delivery system for the treatment of macular edema. Retina. 2009;29:46–51.

115. Kuppermann BD, Blumenkranz MS, Haller JA, Dexamethasone DDS Phase II Study Group, et al. Randomized controlled study of an intravitreous dexamethasone drug delivery system in patients with persistent macular edema. Arch Ophthalmol. 2007;125:309–17.

116. Haller JA, Kuppermann BD, Blumenkranz MS, et al. Randomized controlled trial of an intra-vitreous dexamethasone drug delivery system in patients with diabetic macular edema. Arch Ophthalmol. 2010;128:289–96.

117. Boyer DS, Yoon YH, Belfort R Jr, et al. Three-year, randomized, sham-controlled trial of dexamethasone intravitreal implant in patients with diabetic macular edema. Ophthalmology. 2014;121(10):1904–14.

118. Augustin AJ, Kuppermann BD, Lanzetta P, et al. Dexamethasone intravitreal implant in pre-viously treated patients with diabetic macular edema: subgroup analysis of the MEAD study. BMC Ophthalmol. 2015;15:150.

119. Danis RP, Sadda S, Li XY, Cui H, Hashad Y, Whitcup SM. Anatomical effects of dexametha-sone intravitreal implant in diabetic macular oedema: a pooled analysis of 3-year phase III trials. Br J Ophthalmol. 2016;100(6):796–801.

120. Querques L, Parravano M, Sacconi R, Rabiolo A, Bandello F, Querques G. Ischemic index changes in diabetic retinopathy after intravitreal dexamethasone implant using ultra-widefield fluorescein angiography: a pilot study. Acta Diabetol. 2017;54(8):769–73.

121. Zucchiatti , Lattanzio R, Querques G, et al. Intravitreal dexamethasone implant in patients with persistent diabetic macular edema. Ophthalmologica. 2012;228:117–22.

122. Malclès A, Dot C, Voirin N, et al. Safety of intravitreal dexamethasone implant (Ozurdex): The SAFODEX study. Incidence and risk factors of ocular hypertension. Retina. 2017;37(7):1352–9.

123. Malclès A, Dot C, Voirin N, et al. Real-life study in diabetic macular edema treated with dexamethasone implant: The RELDEX study. Retina. 2017;37(4):753–60.

124. Sarao V, Veritti D, Furino C, et al. Dexamethasone implant with fixed or individualized regi-men in the treatment of diabetic macular oedema: six-month outcomes of the UDBASA study. Acta Ophthalmol. 2017;95(4):e255–60.

125. Panozzo G, Gusson E, Panozzo G, Dalla Mura G. Dexamethasone intravitreal implant for diabetic macular edema: indications for a PRN regimen of treatment. Eur J Ophthalmol. 2015;25(4):347–51.

126. Callanan DG, Loewenstein A, Patel SS, et al. A multicenter, 12-month randomized study comparing dexamethasone intravitreal implant with ranibizumab in patients with diabetic macular edema. Graefes Arch Clin Exp Ophthalmol. 2017;255(3):463–73.

127. Gillies MC, Lim LL, Campain A, et al. BEVORDEX - a multicentre randomized clinical trial of intravitreal bevacizumab versus intravitreal dexamethasone for persistent diabetic macular oedema. Invest Ophthalmol Vis Sci. 2014;55(13):5053.

128. Fraser-Bell S, Lim LL, Campain A, et al. Bevacizumab or dexamethasone implants for DME: 2-year results (the BEVORDEX study). Ophthalmology. 2016;123(6):1399–401.

129. Mehta H, Fraser-Bell S, Yeung A, et al. Efficacy of dexamethasone versus bevacizumab on regression of hard exudates in diabetic maculopathy: data from the BEVORDEX randomised clinical trial. Br J Ophthalmol. 2016;100(7):1000–4.

130. Aroney C, Fraser-Bell S, Lamoureux EL, Gillies MC, Lim LL, Fenwick EK. Vision-related quality of life outcomes in the BEVORDEX Study: a clinical trial comparing ozurdex sus-tained release dexamethasone intravitreal implant and bevacizumab treatment for diabetic macular edema. Invest Ophthalmol Vis Sci. 2016;57(13):5541–6.

131. Cicinelli MV, Cavalleri M, Querques L, Rabiolo A, Bandello F, Querques G. Early response to ranibizumab predictive of functional outcome after dexamethasone for unresponsive dia-betic macular oedema. Br J Ophthalmol. 2017;101(12):1689–93.

132. Agarwal A, Gupta V, Ram J, Gupta A. Dexamethasone intravitreal implant during phaco-emulsification. Ophthalmology. 2013;120(1):211, 211.e1–5.

133. Panozzo GA, Gusson E, Panozzo G, Dalla Mura G. Dexamethasone intravitreal implant at the time of cataract surgery in eyes with diabetic macular edema. Eur J Ophthalmol. 2017;27(4):433–7.

134. Sacconi R, Battaglia Parodi M, Casati S, Lattanzio R, Marchini G, Bandello F. Dexamethasone implants in diabetic macular edema patients with high visual acuity. Ophthalmic Res. 2017;58(3):125–30.

135. Khan Z, Kuriakose RK, Khan M, Chin EK, Almeida DR. Efficacy of the intravitreal sustained-release dexamethasone implant for diabetic macular edema refractory to anti-vascular endo-

thelial growth factor therapy: meta-analysis and clinical implications. Ophthalmic Surg Lasers Imaging Retina. 2017;48(2):160–6.

136. Boyer DS, Faber D, Gupta S, Ozurdex Champlain Study Group, et al. Dexamethasone intravitreal implant for treatment of diabetic macular edema in vitrectomized patients. Retina. 2011;31:915–23.

137. Campochiaro PA, Hafiz G, Shah SM, et al. Sustained ocular delivery of fluocinolone acetonide by an intravitreal insert. Ophthalmology. 2010;117:1393–9.

138. Campochiaro PA, Brown DM, Pearson A, et al. Long-term benefit of sustained-delivery fluocinolone acetonide vitreous inserts for diabetic macular edema. Ophthalmology. 2011;118:626–35.

139. Mohammad DA, Sweet BV, Elner SG. Retisert: is the new advance in treatment of uveitis a good one? Ann Pharmacother. 2007;41(3):449–54.

140. Jaffe GJ, Martin D, Callanan D, Fluocinolone Acetonide Uveitis Study Group, et al. Fluocinolone acetonide implant (Retisert) for non infectious posterior uveitis: thirty-four-week results of a multicenter randomized clinical study. Ophthalmology. 2006;113:1020–7.

141. Pearson PA, Comstock TL, Ip M, et al. Fluocinolone acetonide intravitreal implant for diabetic macular edema: a 3-year multicenter, randomized, controlled clinical trial. Ophthalmology. 2011;118:1580–7.

142. Campochiaro PA, Brown DM, Pearson A, et al. Sustained delivery fluocinolone acetonide vitreous inserts provide benefit for at least 3 years in patients with diabetic macular edema. Ophthalmology. 2012;119:2125–32.

143. Massin P, Erginay A, Dupas B, Couturier A, Tadayoni R. Efficacy and safety of sustained-delivery fluocinolone acetonide intravitreal implant in patients with chronic diabetic macular edema insufficiently responsive to available therapies: a real-life study. Clin Ophthalmol. 2016;10:1257–64.

144. Pessoa B, Coelho J, Correia N, Ferreira N, Beirão M, Meireles A. Fluocinolone acetonide intravitreal implant 190 μg (ILUVIEN®) in vitrectomized versus nonvitrectomized eyes for the treatment of chronic diabetic macular edema. Ophthalmic Res. 2017;59(2):68–75.

145. Meireles A, Goldsmith C, El-Ghrably I, et al. Efficacy of 0.2 μg/day fluocinolone acetonide implant (ILUVIEN) in eyes with diabetic macular edema and prior vitrectomy. Eye (Lond). 2017;31(5):684–90.

146. Holden SE, Currie CJ, Owens DR. Evaluation of the clinical effectiveness in routine practice of fluocinolone acetonide 190 μg intravitreal implant in people with diabetic macular edema. Curr Med Res Opin. 2017;33(suppl 2):5–17.

147. Bailey C, Chakravarthy U, Lotery A, Menon G, Talks J, Medisoft Audit Group. Real-world experience with 0.2 μg/day fluocinolone acetonide intravitreal implant (ILUVIEN) in the United Kingdom. Eye (Lond). 2017;31(12):1707–15.

148. Alfaqawi F, Lip PL, Elsherbiny S, Chavan R, Mitra A, Mushtaq B. Report of 12-months efficacy and safety of intravitreal fluocinolone acetonide implant for the treatment of chronic diabetic macular oedema: a real-world result in the United Kingdom. Eye (Lond). 2017;31(4):650–6.

149. El-Ghrably I, Steel DHW, Habib M, Vaideanu-Collins D, Manvikar S, Hillier RJ. Diabetic macular edema outcomes in eyes treated with fluocinolone acetonide 0.2 μg/d intravitreal implant: real-world UK experience. Eur J Ophthalmol. 2017;27(3):357–62.

150. Figueira J, Henriques J, Amaro M, Rosas V, Alves D, Cunha-Vaz J. A nonrandomized, open-label, multicenter, phase 4 pilot study on the effect and safety of ILUVIEN® in chronic diabetic macular edema patients considered insufficiently responsive to available therapies (RESPOND). Ophthalmic Res. 2017;57(3):166–72.

151. Ferrara N, Davis-Smyth T. The biology of vascular endothelial growth factor. Endocr Rev. 1997;18:4–25.

152. Nguyen QD, Tatlipinar S, Shah SM, et al. Vascular endothelial growth factor is a critical stimulus for diabetic macular edema. Am J Ophthalmol. 2006;142:961–9.

153. Massin P, Bandello F, Garweg JG, et al. Safety and efficacy of ranibizumab in diabetic macular edema (RESOLVE Study): a 12-month, randomized, controlled, double-masked, multicenter phase II study. Diabetes Care. 2010;33:2399–405.

154. Nguyen QD, Brown DM, Marcus DM, et al. Ranibizumab for diabetic macular edema: results from 2 phase III randomized trials: RISE and RIDE. Ophthalmology. 2012;119:789–801.

155. Brown DM, Nguyen QD, Marcus DM, et al. Long-term outcomes of ranibizumab therapy for diabetic macular edema: the 36-month results from two phase Ⅲ trials: RISE and RIDE. Ophthalmology. 2013;120(10):2013–22.

156. Nguyen QD, Shah SM, Heier JS, et al. Primary end point (six months) results of the ranibizumab for edema of the mAcula in diabetes (READ-2) study. Ophthalmology. 2009;116:2175–81.e1.

157. Nguyen QD, Shah SM, Khwaja AA, et al. Two-year outcomes of the ranibizumab for edema of the mAcula in diabetes (READ-2) study. Ophthalmology. 2010;117:2146–51.

158. Do DV, Nguyen QD, Khwaja AA, et al. Ranibizumab for edema of the macula in diabetes study: 3-year outcomes and the need for prolonged frequent treatment. Arch Ophthalmol. 2012;8:1–7.

159. Mitchell P, Bandello F, Schmidt-Erfurth U, et al. The RESTORE study: ranibizumab monotherapy or combined with laser versus laser monotherapy for diabetic macular edema. Ophthalmology. 2011;118:615–25.

160. Schmidt-Erfurth U, Lang GE, Holz FG, et al. Three-year outcomes of individualized ranibizumab treatment in patients with diabetic macular edema: the RESTORE extension study. Ophthalmology. 2014;121(5):1045–53.

161. Diabetic Retinopathy Clinical Research Network, Elman MJ, Qin H, Aiello LP, et al. Intravitreal ranibizumab for diabetic macular edema with prompt versus deferred laser treatment: three-year randomized trial results. Ophthalmology. 2012;119:2312–8.

162. Bressler SB, Glassman AR, Almukhtar T, et al. Five-year outcomes of ranibizumab with prompt or deferred laser versus laser or triamcinolone plus deferred ranibizumab for diabetic macular edema. Am J Ophthalmol. 2016;164:57–68.

163. Gonzalez VH, Campbell J, Holekamp NM, et al. Early and long-term responses to antivascular endothelial growth factor therapy in diabetic macular edema: analysis of protocol I data. Am J Ophthalmol. 2016;172:72–9.

164. Bressler SB, Ayala AR, Bressler NM, et al. Persistent macular thickening after ranibizumab treatment for diabetic macular edema with vision impairment. JAMA Ophthalmol. 2016;134(3):278–85.

165. Boyer DS, Nguyen QD, Brown DM, Basu K, Ehrlich JS, RIDE and RISE Research Group. Outcomes with as-needed ranibizumab after initial monthly therapy: long-term outcomes of the phase III RIDE and RISE trials. Ophthalmology. 2015;122(12):2504–13.e1.

166. Wykoff CC, Elman MJ, Regillo CD, Ding B, Lu N, Stoilov I. Predictors of diabetic macular edema treatment frequency with ranibizumab during the open-label extension of the RIDE and RISE trials. Ophthalmology. 2016;123(8):1716–21.

167. Suñer IJ, Bressler NM, Varma R, Dolan CM, Ward J, Turpcu A. Responsiveness of the national eye institute visual function questionnaire-25 to visual acuity gains in patients with diabetic macular edema: evidence from the RIDE and RISE trials. Retina. 2017;37(6):1126–33.

168. Maturi RK, Glassman AR, Liu D, et al. Effect of adding dexamethasone to continued ranibizumab treatment in patients with persistent diabetic macular edema: a DRCR network phase 2 randomized clinical trial. JAMA Ophthalmol. 2018;136(1):29–38.

169. Zucchiatti I, Bandello F. Intravitreal ranibizumab in diabetic macular edema: long-term outcomes. Dev Ophthalmol. 2017;60:63–70.

170. Writing Committee for the Diabetic Retinopathy Clinical Research Network, Gross JG, Glassman AR, et al. Panretinal photocoagulation vs. intravitreous ranibizumab for proliferative diabetic retinopathy: a randomized clinical trial. JAMA. 2015;314(20):2137–46.

171. Diabetic Retinopathy Clinical Research Network, Scott IU, Edwards AR, Beck RW, et al. A phase Ⅱ randomized clinical trial of intravitreal bevacizumab for diabetic macular edema. Ophthalmology. 2007;114:1860–7.

172. Lam DS, Lai TY, Lee VY, et al. Efficacy of 1.25 mg versus 2.5 mg intravitreal bevacizumab for diabetic macular edema: six-month results of a randomized controlled trial. Retina. 2009;29:292–9.

173. Arevalo JF, Sanchez JG, Wu L, Pan-American Collaborative Retina Study Group, et al. Primary intravitreal bevacizumab for diffuse diabetic macular edema: the Pan-American Collaborative Retina Study Group at 24 months. Ophthalmology. 2009;116:1488–97.

174. Michaelides M, Kaines A, Hamilton RD, et al. A prospective randomized trial of intravitreal

bevacizumab or laser therapy in the management of diabetic macular edema (BOLT study) 12-month data. report 2. Ophthalmology. 2010;117.1078.e2–86.e2.

175. Rajendram R, Fraser-Bell S, Kaines A, et al. A 2-year prospective randomized controlled trial of intravitreal bevacizumab or laser therapy (BOLT) in the management of diabetic macular edema: 24-month data: report 3. Arch Ophthalmol. 2012;130:972–9.

176. Soheilian M, Ramezani A, Obudi A, et al. Randomized trial of intravitreal bevacizumab alone or combined with triamcinolone versus macular photocoagulation in diabetic macular edema. Ophthalmology. 2009;116:1142–50.

177. Kook D, Wolf A, Kreutzer T, et al. Long-term effect of intravitreal bevacizumab (avastin) in patients with chronic diffuse diabetic macular edema. Retina. 2008;28:1053–60.

178. Paccola L, Costa RA, Folgosa MS, et al. Intravitreal triamcinolone versus bevacizumab for treatment of refractory diabetic macular oedema (IBEME study). Br J Ophthalmol. 2008;92:76–80.

179. Shimura M, Nakazawa T, Yasuda K, et al. Comparative therapy evaluation of intravitreal bevacizumab and triamcinolone acetonide on persistent diffuse diabetic macular edema. Am J Ophthalmol. 2008;145:854–61.

180. Cunningham ET Jr, Adamis AP, Altaweel M, Macugen Diabetic Retinopathy Study Group, et al. A phase Ⅱ randomized double-masked trial of pegaptanib, an anti-vascular endothelial growth factor aptamer, for diabetic macular edema. Ophthalmology. 2005;112:1747–57.

181. Sultan MB, Zhou D, Loftus J, Macugen 1013 Study Group, et al. A phase 2/3, multicenter, randomized, double-masked, 2-year trial of pegaptanib sodium for the treatment of diabetic macular edema. Ophthalmology. 2011;118:1107–18.

182. Loftus JV, Sultan MB, Pleil AM, Macugen 1013 Study Group, et al. Changes in vision- and health-related quality of life in patients with diabetic macular edema treated with pegaptanib sodium or sham. Invest Ophthalmol Vis Sci. 2011;52:7498–505.

183. Do DV, Schmidt-Erfurth U, Gonzalez VH, et al. The DA VINCI Study: phase 2 primary results of VEGF Trap-Eye in patients with diabetic macular edema. Ophthalmology. 2011;118:1819–26.

184. Heier JS, Korobelnik JF, Brown DM, et al. Intravitreal aflibercept for diabetic macular edema: 148-week results from the VISTA and VIVID studies. Ophthalmology. 2016;123(11):2376–85.

185. Ziemssen F, Schlottman PG, Lim JI, Agostini H, Lang GE, Bandello F. Initiation of intravitreal aflibercept injection treatment in patients with diabetic macular edema: a review of VIVID-DME and VISTA-DME data. Int J Retina. 2016; Vitreous;11(2):16.

186. Wykoff CC, Marcus DM, Midena E, et al. Intravitreal aflibercept injection in eyes with substantial vision loss after laser photocoagulation for diabetic macular edema: subanalysis of the VISTA and VIVID randomized clinical trials. JAMA Ophthalmol. 2016. [Epub ahead of print].

187. Dhoot DS, Baker K, Saroj N, et al. Baseline factors affecting changes in diabetic retinopathy severity scale score after intravitreal aflibercept or laser for diabetic macular edema: post hoc analyses from VISTA and VIVID. Ophthalmology. 2018;125(1):51–6.

188. Wykoff CC, Le RT, Khurana RN, et al. Outcomes with as-needed aflibercept and macular laser following the phase III VISTA DME trial: ENDURANCE 12-month extension study. Am J Ophthalmol. 2017;173:56–63.

189. Wykoff CC, Ou WC, Khurana RN, et al. Long-term outcomes with as-needed aflibercept in diabetic macular oedema: 2-year outcomes of the ENDURANCE extension study. Br J Ophthalmol. 2018;102(5):631–6. pii: bjophthalmol-2017-310941.

190. Cai S, Bressler NM. Aflibercept, bevacizumab or ranibizumab for diabetic macular oedema: recent clinically relevant findings from DRCR.net Protocol T. Curr Opin Ophthalmol. 2017;28(6):636–43.

191. Bressler NM, Beaulieu WT, Glassman AR, et al. Persistent macular thickening following intravitreous aflibercept, bevacizumab, or ranibizumab for central-involved diabetic macular edema with vision impairment: a secondary analysis of a randomized clinical trial. JAMA Ophthalmol. 2018;136(3):257–69.

192. Virgili G, Parravano M, Evans JR, Gordon I, Lucenteforte E. Anti-vascular endothelial growth factor for diabetic macular oedema: a network meta-analysis. Cochrane Database

Syst Rev. 2017;6:CD007419.

193. Lewis H, Abrams GW, Blumenkranz MS, et al. Vitrectomy for diabetic macular traction and edema associated with posterior hyaloidal traction. Ophthalmology. 1992;99:753–9.

194. Harbour JW, Smiddy WE, Flynn HW Jr, et al. Vitrectomy for diabetic macular edema associated with a thickened and taut posterior hyaloid membrane. Am J Ophthalmol. 1996;121:405–13.

195. Hikichi T, Fujio N, Akiba J, et al. Association between the short-term natural history of diabetic macular edema and the vitreomacular relationship in type II diabetes mellitus. Ophthalmology. 1997;104:473–8.

196. Ikeda T, Sato K, Katano T, Hayashi Y. Improved visual acuity following pars plana vitrectomy for diabetic cystoid macular edema and detached posterior hyaloid. Retina. 2000;20:220–2.

197. Hartley KL, Smiddy WE, Flynn HW Jr, et al. Pars plana vitrectomy with internal limiting membrane peeling for diabetic macular edema. Retina. 2008;28:410–9.

198. Pendergast SD, Hassan TS, Williams GA, et al. Vitrectomy for diffuse diabetic macular edema associated with a taut premacular posterior hyaloid. Am J Ophthalmol. 2000;130:178–86.

199. Stefánsson E, Novack RL, Hatchell DL. Vitrectomy prevents hypoxia in branch retinal vein occlusion. Invest Ophthalmol Vis Sci. 1990;31:284–9.

200. Stefánsson E. Therapeutic effects of retinal laser treatment and vitrectomy. A theory based on oxygen and vascular physiology. Acta Ophthalmol Scand. 2001;79:435–40.

201. Gandorfer A, Messmer EM, Ulbig MW, et al. Resolution of diabetic macular edema after surgical removal of the posterior hyaloid and the inner limiting membrane. Retina. 2000;20:126–33.

202. Bahadir M, Ertan A, Mertoglu O. Visual acuity comparison of vitrectomy with and without internal limiting membrane removal in the treatment of diabetic macular edema. Int Ophthalmol. 2005;26:3–8.

203. Recchia FM, Ruby AJ, Carvalho Recchia CA. Pars plana vitrectomy with removal of the internal limiting membrane in the treatment of persistent diabetic macular edema. Am J Ophthalmol. 2005;139:447–54.

204. Rosenblatt BJ, Shab GK, Sharma S, Bakal J. Pars plana vitrectomy with internal limiting membranectomy for refractory diabetic macular edema without a taut posterior hyaloid. Graefes Arch Clin Exp Ophthalmol. 2005;243:20–5.

205. Diabetic Retinopathy Clinical Research Network Writing Committee, Haller JA, Qin H, Apte RS, et al. Vitrectomy outcomes in eyes with diabetic macular edema and vitreomacular traction. Ophthalmology. 2010;117:1087–1093.e3.

206. Rinaldi M, dell'Omo R, Morescalchi F, et al. ILM peeling in nontractional diabetic macular edema: review and metanalysis. Int Ophthalmol. 2017. [Epub ahead of print].

207. Ulrich JN. Pars Plana Vitrectomy with Internal Limiting Membrane Peeling for Nontractional Diabetic Macular Edema. Open Ophthalmol J. 2017;11:5–10.

208. Ghassemi F, Bazvand F, Roohipoor R, Yaseri M, Hassanpoor N, Zarei M. Outcomes of vitrectomy, membranectomy and internal limiting membrane peeling in patients with refractory diabetic macular edema and non-tractional epiretinal membrane. J Curr Ophthalmol. 2016;28(4):199–205.

209. Bonnin S, Sandali O, Bonnel S, Monin C, El Sanharawi M. Vitrectomy with internal limiting membrane peeling for tractional and nontractional diabetic macular edema: Long-term Results of a Comparative Study. Retina. 2015;35(5):921–8.

210. Kogo J, Shiono A, Sasaki H, et al. Foveal microstructure analysis in eyes with diabetic macular edema treated with vitrectomy. Adv Ther. 2017;34(9):2139–49.

211. Gandorfer A. Enzymatic vitreous disruption. Eye. 2008;22:1273–7.

212. Kuppermann BD, Thomas EL, De Smet MD, et al. Pooled efficacy results from two multinational randomized controlled clinical trials of a single intravitreous injection of highly purified ovine hyaluronidase (Vitrase) for the management of vitreous hemorrhage. Am J Ophthalmol. 2005;140:573–84.

213. Kuppermann BD, De Smet MD, Grillone LR. Safety results of two phase III trials of an intravitreous injection of highly purified ovine hyaluronidase (Vitrase) for the management of vitreous hemorrhage. Am J Ophthalmol. 2005;140:585–97.

214. Azzolini C, D'Angelo A, Maestranzi G, et al. Intrasurgical plasmin enzyme in diabetic macu-

lar edema. Am J Ophthalmol. 2004;138:560–6.

215. Codenotti M, Maestranzi G, De Benedetto U, et al. Vitreomacular traction syndrome: a comparison of treatment with intravitreal plasmin enzyme vs. spontaneous vitreous separation without treatment. Eye. 2013;27:22–7.

216. Rizzo S, Bacherini D. Enzymatic vitreolysis for vitreomacular traction in diabetic retinopathy. Dev Ophthalmol. 2017;60:160–4.

217. Haller JA, Stalmans P, Benz MS, et al. Efficacy of intravitreal ocriplasmin for treatment of vitreomacular adhesion: subgroup analyses from two randomized trials. Ophthalmology. 2015;122(1):117–22.

218. ThromboGenics: a multicenter study to compare multiple doses of intravitreal microplasmin versus sham injection for treatment of patients with diabetic macular edema (DME) (MIV I ~ II). http://clinicaltrials.gov/show/NCT00412451. NLM identifier: NCT00412451

219. Bandello F, Cunha-Vaz J, Chong NV, et al. New approaches for the treatment of diabetic macular oedema: recommendations by an expert panel. Eye (Lond). 2012;26:485–93.

220. Schmidt-Erfurth U, Garcia-Arumi J, Bandello F, et al. Guidelines for the management of diabetic macular edema by the european society of retina specialists (EURETINA). Ophthalmologica. 2017;237(4):185–222.

221. Bressler SB, Qin H, Beck RW, et al. Factors associated with changes in visual acuity and central subfield thickness at 1 year after treatment for diabetic macular edema with ranibizumab. Arch Ophthalmol. 2012;130:1153–61.

222. Mohamed S, Leung GM, Chan CK, et al. Factors associated with variability in response of diabetic macular oedema after intravitreal triamcinolone. Clin Experiment Ophthalmol. 2009;37:602–8.

223. Yamada Y, Suzuma K, Kumagami T, et al. Systemic factors influence the prognosis of diabetic macular edema after pars plana vitrectomy with internal limiting membrane peeling. Ophthalmologica. 2012;229:142–6.

224. Aiello LP, Edwards AR, Beck RW, et al. Factors associated with improvement and worsening of visual acuity 2 years after focal/grid photocoagulation for diabetic macular edema. Ophthalmology. 2010;117:946–53.

225. Kim YM, Lee SY, Koh HJ. Prediction of postoperative visual outcome after pars plana vitrectomy based on preoperative multifocal electroretinography in eyes with diabetic macular edema. Graefes Arch Clin Exp Ophthalmol. 2010;248:1387–93.

226. Shin HJ, Lee SH, Chung H, Kim HC. Association between photoreceptor integrity and visual outcome in diabetic macular edema. Graefes Arch Clin Exp Ophthalmol. 2012;250:61–70.

227. Chhablani JK, Kim JS, Cheng L, et al. External limiting membrane as a predictor of visual improvement in diabetic macular edema after pars plana vitrectomy. Graefes Arch Clin Exp Ophthalmol. 2012;250:1415–20.

228. Yanyali A, Bozkurt KT, Macin A, et al. Quantitative assessment of photoreceptor layer in eyes with resolved edema after pars plana vitrectomy with internal limiting membrane removal for diabetic macular edema. Ophthalmologica. 2011;226:57–63.

229. Shimura M, Yasuda K, Yasuda M, et al. Visual outcome after intravitreal bevacizumab depends on the optical coherence tomographic patterns of patients with diffuse diabetic macular edema. Retina. 2013;33:740–7.

230. Singh RP, Habbu K, Ehlers JP, Lansang MC, Hill L, Stoilov I. The impact of systemic factors on clinical response to ranibizumab for diabetic macular edema. Ophthalmology. 2016;123(7):1581–7.

231. Itoh Y, Petkovsek D, Kaiser PK, Singh RP, Ehlers JP. Optical coherence tomography features in diabetic macular edema and the impact on anti-VEGF response. Ophthalmic Surg Lasers Imaging Retina. 2016;47(10):908–13.

232. Vujosevic S, Torresin T, Bini S, et al. Imaging retinal inflammatory biomarkers after intravitreal steroid and anti-VEGF treatment in diabetic macular oedema. Acta Ophthalmol. 2017;95(5):464–71.

233. Gerendas BS, Prager S, Deak G, et al. Predictive imaging biomarkers relevant for functional and anatomical outcomes during ranibizumab therapy of diabetic macular oedema. Br J Ophthalmol. 2018;102(2):195–203.

234. Manousaridis K, Talks J. Macular ischaemia: a contraindication for anti-VEGF treatment in retinal vascular disease? Br J Ophthalmol. 2012;96:179–84.

235. Goel N, Kumar V, Ghosh B. Ischemic maculopathy following intravitreal bevacizumab for refractory diabetic macular edema. Int Ophthalmol. 2011;31:39–42.

236. Nakamura Y, Takeda N, Tatsumi T. Macular ischemia following intravitreal bevacizumab therapy for diabetic macular edema. Nihon Ganka Gakkai Zasshi. 2012;116:108–13.

237. Battaglia Parodi M, Iacono P, Cascavilla ML, et al. Sequential anterior ischemic optic neuropathy and central retinal artery and vein occlusion after ranibizumab for diabetic macular edema. Eur J Ophthalmol. 2010;20:1076–8.

238. Fan W, Wang K, Ghasemi Falavarjani K, et al. Distribution of nonperfusion area on ultrawidefield fluorescein angiography in eyes with diabetic macular edema: DAVE study. Am J Ophthalmol. 2017;180:110–6.

239. Singerman LJ. Intravitreal bevasiranib in exudative age-related macular degeneration or diabetic macular edema. In: 25th Annual Meeting of the American Society of Retina Specialists, Indian Wells, 2007.

240. Safety and efficacy study of small interfering RNA molecule (Cand5) to treat diabetic macular edema [ClinicalTrials.gov identifier NCT00306904]. US National Institutes of Health, ClinicalTrials.gov [online]. Available from URL: http://www.clinicaltrials.gov.

241. Nguyen QD, Schachar RA, Nduaka CI, et al. Dose-ranging evaluation of intravitreal siRNA PF-04523655 for diabetic macular edema (the DEGAS study). Invest Ophthalmol Vis Sci. 2012;53:7666–74.

242. PF-04523655 dose escalation study, and evaluation of PF-04523655 with/without ranibizumab in diabetic macular edema (DME) (MATISSE) [ClinicalTrials.gov identifier NCT01445899]. US National Institutes of Health, ClinicalTrials.gov [online]. Available from URL: http://www.clinicaltrials.gov.

243. Krishnadev N, Forooghian F, Cukras C, et al. Subconjunctival sirolimus in the treatment of diabetic macular edema. Graefes Arch Clin Exp Ophthalmol. 2011;249:1627–33.

244. Dugel PU, Blumenkranz MS, Haller JA, et al. A randomized, dose-escalation study of subconjunctival and intravitreal injections of sirolimus in patients with diabetic macular edema. Ophthalmology. 2012;119:124–31.

245. Wu L, Hernandez-Bogantes E, Roca JA, et al. intravitreal tumor necrosis factor inhibitors in the treatment of refractory diabetic macular edema: a pilot study from the Pan-American Collaborative Retina Study Group. Retina. 2011;31:298–303.

246. Owen ME, Beare NA, Pearce IA, Mewar D. Intravitreal tumor necrosis factor inhibitors in the treatment of refractory diabetic macular edema. Retina. 2012;32:2179–80.

247. Tsilimbaris MK, Panagiotoglou TD, Charisis SK, et al. The use of intravitreal etanercept in diabetic macular oedema. Semin Ophthalmol. 2007;22:75–9.

248. Hariprasad SM, Callanan D, Gainey S. Cystoid and diabetic macular edema treated with nepafenac 0.1 %. J Ocul Pharmacol Ther. 2007;23:585–90.

249. Callanan D, Williams P. Topical nepafenac in the treatment of diabetic macular edema. Clin Ophthalmol. 2008;2:689–92.

250. Singh R, Alpern L, Jaffe GJ, et al. Evaluation of nepafenac in prevention of macular edema following cataract surgery in patients with diabetic retinopathy. Clin Ophthalmol. 2012;6:1259–69.

251. Pollack A, Staurenghi G, Sager D, Mukesh B, Reiser H, Singh RP. Prospective randomised clinical trial to evaluate the safety and efficacy of nepafenac 0.1% treatment for the prevention of macular oedema associated with cataract surgery in patients with diabetic retinopathy. Br J Ophthalmol. 2017;101(4):423–7.

252. Evliyaoğlu F, Akpolat Ç, Kurt MM, Çekiç O, Nuri Elçioğlu M. Retinal vascular caliber changes after topical nepafenac treatment for diabetic macular edema. Curr Eye Res. 2018;43(3):357–61.

253. Cable M. Comparison of bromfenac 0.09% QD to nepafenac 0.1% TID after cataract surgery: pilot evaluation of visual acuity, macular volume, and retinal thickness at a single site. Clin Ophthalmol. 2012;6:997–1004.

254. Elbendary AM, Shahin MM. Intravitreal diclofenac versus intravitreal triamcinolone acetonide in the treatment of diabetic macular edema. Retina. 2011;31:2058–64.

255. Maldonado RM, Vianna RN, Cardoso GP. Intravitreal injection of commercially available ketorolac tromethamine in eyes with diabetic macular edema refractory to laser photocoagulation. Curr Eye Res. 2011;36:768–73.

256. Tanito M, Hara K, Takai Y. Topical dexamethasone-cyclodextrin microparticle eye drops for diabetic macular edema. Invest Ophthalmol Vis Sci. 2011;52:7944–8.

257. Cukras CA, Petrou P, Chew EY, et al. Oral minocycline for the treatment of diabetic macular edema (DME): results of a phase I/II clinical study. Invest Ophthalmol Vis Sci. 2012;53:3865–74.

258. Thakur A, Scheinman RI, Rao VR, Kompella UB. Pazopanib, a multitargeted tyrosine kinase inhibitor, reduces diabetic retinal vascular leukostasis and leakage. Microvasc Res. 2011;82:346–50.

259. Bolinger MT, Antonetti DA. Moving past anti-VEGF: novel therapies for treating diabetic retinopathy. Int J Mol Sci. 2016;17(9):1498.

260. Das A, McGuire PG, Monickaraj F. Novel pharmacotherapies in diabetic retinopathy: Current status and what's in the horizon? Indian J Ophthalmol. 2016;64(1):4–13.

第 **4** 章

增殖性糖尿病视网膜病变

Francesco Bandello, Lorenzo Iuliano, Giovanni Fogliato,
Ilaria Zucchiatti, Rosangela Lattanzio, Gisella Maestranzi

4.1　临床概况

4.1.1　临床表现

　　约 50% 有 20 年病史的 1 型糖尿病患者和 10% 有 15 年病史的 2 型糖尿病患者会出现增殖性糖尿病视网膜病变(PDR),PDR 是一种严重的并发症[1,2]。PDR 的特征是从视网膜表面垂直于玻璃体腔的网状或环状血管,沿着玻璃体皮质走向而形成,由慢性视网膜缺氧导致。新生血管(NV)可能源自视盘,称为视盘新生血管(NVD)或来自浅表视网膜血管网,称为其他部位新生血管(NVE)[3,4](图 4.1a,b)。

　　新血管形成的主要刺激源于毛细血管阻塞而继发的视网膜缺血,重度非增殖性糖尿病视网膜病变(NPDR)的风险最大[5,6]。非灌注区视网膜获得的氧气和营养物质的减少,可能触发血管活性分子如血管内皮生长因子(VEGF)等释放到玻璃体[7,8]。正常情况下,刺激和抑制新生血管形成的因子之间存在平衡。当发生 PDR 时,这种平衡转向刺激血管生成,以满足供血需求。

　　虽然不同个体 NV 的临床特征可能有所不同,但是临床的鉴定主要是通过生物显微镜进行。NV 的生长可以呈现出典型的车轮样结构特征,由一个放射状血管网构成,周围环绕着一个圆形或呈不规则排列(图 4.1c)。一般来说,NV 是由纤维增生组成,并可能横跨动脉和静脉分支。然而,在一些情况下很难将 NV 与视网膜内微血管异常(IRMA)区分开。在眼底扩瞳检查中,IRMA 通常见于视网膜深部,近棉绒斑,很少在视盘周围出现,且通常与其他血管症状如静脉环等相关[9]。在某些少见的情况下,可用 FA 检查区分 NV 与 IRMA。

　　NV 非常脆弱,因为他们是由内皮细胞增殖形成而缺乏正常的壁内周细胞。

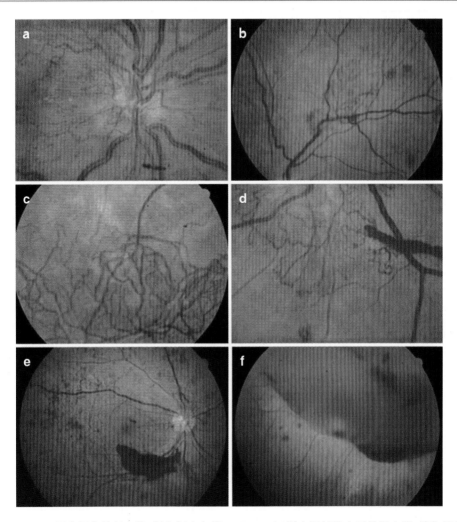

图 4.1　(a)源自视盘的新血管,视盘新生血管(NVD)。(b)源自视网膜表面的新血管,其他部位新生血管。(c)更严重的新生血管,NVE 扩展超过 0.5 盘区。(d)与小视网膜前出血有关的 NVE。(e)与较大的视网膜前出血有关 NVD。(f)高危 PDR 患者玻璃体下积血。

最近有一项研究对新生血管的分布图进行了评估,结果表明大多数 NVE 位于上血管弓和视盘的鼻侧下方,而 NVD 可能多分布于视盘颞上缘[10]。

眼后节新生血管形成的自然过程是多变的:新血管可以生长或呈现纤维血管结构或出现少见的消退[11]。视网膜新生血管的纤维化是由新生血管上的纤维细胞和胶质细胞的生长引起的,这些细胞沉积胶原纤维,从而形成纤维血管复合体[12,13]。

在轮状新生血管中,首先消退的新血管位于结构的中央,随后被纤维组织替代;然后外部血管网变得更窄并继续伸展。进一步的血管增生可能源于先前存在已经消退的纤维化的新生血管，因此，在不同进展阶段的新血管可能同时存在。

新生血管的结构非常脆弱，很容易导致破裂出血[14,15]（图 4.1d，e）。血液可能会进入玻璃体（即玻璃体积血）或沉积于玻璃体与视网膜之间的潜在间隙（即玻璃体下出血）（图 4.1f）。当玻璃体下出血时，血液呈典型的圆形和水平液面特征。玻璃体积血时，血液可能局限或扩散到玻璃体腔中，不利于眼底检查并造成严重的视力损害（图 4.2）。虽然玻璃体积血可以自发清除，但清除时间长短不一，根据血液量和 PDR 的严重性，需要数周或数月。红细胞也可以扩散到前房，并通过小梁网排出。

纤维血管组织随后会形成严重的瘢痕和收缩，产生玻璃体视网膜方向的牵拉力，从而导致后极部玻璃体脱离[11]。这些病理结构的收缩可能进一步引起玻璃体黄斑牵拉，导致视网膜劈裂和囊性视网膜变性（图 4.3）。此外，纤维血管收缩可能进一步导致后极部出现严重并发症，如黄斑变形和形成黄斑裂孔（图 4.4）。

在晚期阶段，纤维血管复合体可以生长到玻璃体腔，产生病理性粘连并导致牵拉性视网膜脱离，成为严重威胁视力的并发症。

虹膜新生血管（NVI）的特征是虹膜表面血管生长。当新生血管达到房角时，房水的正常流出口会发生调节异常。进一步发展可能出现继发于虹膜粘连的前房角关闭和新生血管性青光眼（图 4.5）。

4.1.2　分类

1981 年糖尿病视网膜病变研究小组（DRS）提出的 PDR 分类分为 4 级，包括轻度、中度、高危和晚期 PDR（表 4.1）[16]。DRS 定义了高危 PDR 的概念，该概念具

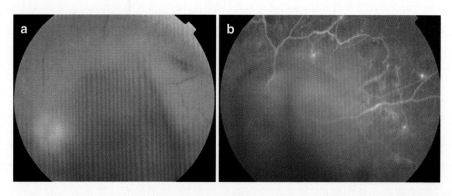

图 4.2　(a)眼底照相显示后极部玻璃体积血后视野欠佳。(b)由于血液和视网膜新生血管的存在，FA 模糊不清。视网膜缺血和继发于血管扩张的点状强荧光在无血液的视网膜区域非常显著。

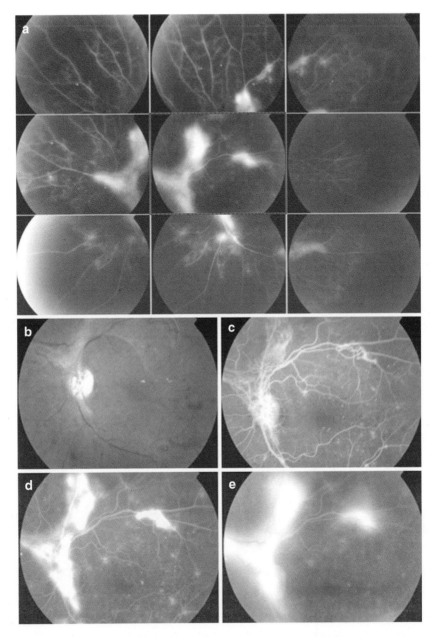

图 4.3　(a)后极部无红光眼底照相显示玻璃体视网膜牵拉,源自晚期新血管,以视神经盘为起点,到达颞上和颞下血管弓直至黄斑。(b)全视网膜 FA 显示由于严重的视网膜无灌注而导致的新生血管处强荧光和周围融合性弱荧光。晚期视网膜新生血管的血管造影表现与玻璃体视网膜纤维血管牵拉有关:早期显示开始时即出现荧光素渗漏,反映由新生血管结构导致的复杂血管网(c),中期时荧光素渗漏广泛增加(d),后期出现显著渗漏(e)。还可检测到黄斑缺血和血管扩张引起的多点强荧光。

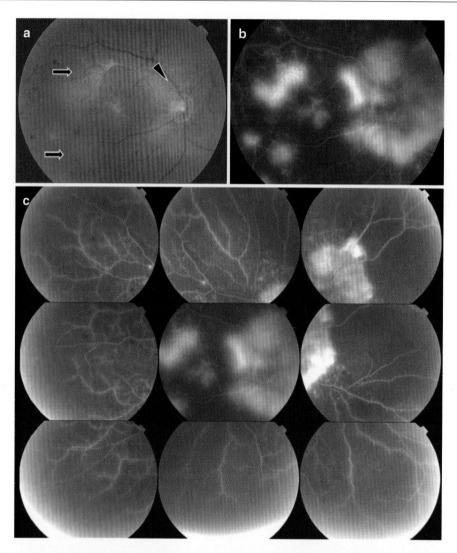

图 4.4　(a)后极部眼底彩色照相清晰地显示广泛的 NVD(三角箭头所示)和位于颞上和颞下血管弓的 NVE(横箭头所示)，这些改变与纤维血管牵拉以及黄斑纤维化有关。纤维血管牵拉源自视盘，向血管弓方向延伸，并位于黄斑上方。(b)后极部 FA 显示黄斑上、下血管渗漏的多处强荧光区域，继发于 NVD 和 NVE，以及黄斑区域由于血−视网膜屏障被破坏和黄斑纤维化导致的强荧光。(c)全视网膜 FA 显示除广泛的新生血管外，还可见数个周边视网膜无灌注区和血管中断。

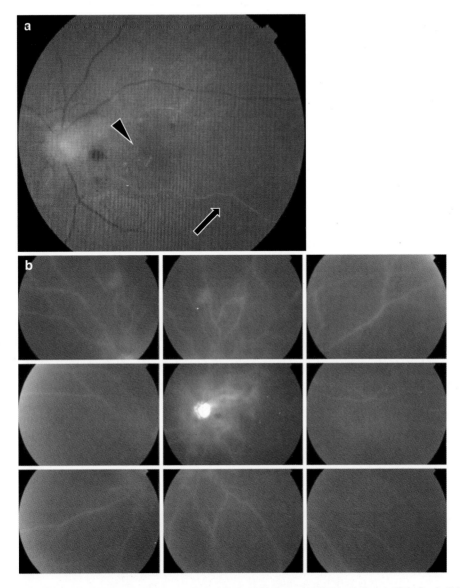

图 4.5　年轻女性，代谢情况控制较差，没有定期行眼科检查，主诉视力下降和左眼疼痛。完整的眼科检查显示最佳矫正视力为指数，新生血管性青光眼。(a)后极部眼底照相显示后极部少量硬性渗出物(三角箭头所示)和出血，伴颞下动脉苍白(箭头所示)，非灌注区和玻璃样变。(b)FA 显示由于视网膜无灌注区和黄斑缺血区融合导致的外周大范围弱荧光。乳头黄斑区可见血–视网膜屏障被破坏而引起轻度强荧光。(待续)

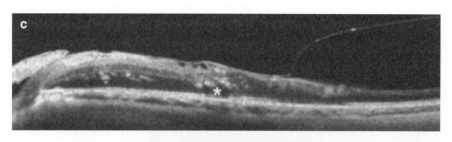

图 4.5(续)　(c)OCT 水平扫描显示视网膜下积液位于鼻侧,近中央凹硬性渗出(星号),中央凹颞侧视网膜厚度降低和视网膜前膜,伴轻度玻璃体黄斑牵拉。

有以下一种或多种特征:任何位于一个视盘区域内的 NVD,伴玻璃体或视网膜前出血;中度至重度 NVD(面积≥0.33 个视盘),无视网膜前或玻璃体积血;NVE 面积>0.5 个视盘,伴玻璃体或视网膜前出血(图 4.6)。虹膜新生血管未被 DRS 纳入高危 PDR。高危 PDR 概念的确定对全视网膜激光光凝(PRP)治疗的预后有重要影响。

在美国眼科学会于 2001 年提出的《国际临床糖尿病视网膜病变疾病严重程度量表》中,PDR 方案得到了广泛的简化(表 4.2)[17]。在这一分类中,PDR 由以下一种或多种临床表现 (包括任何类型的新生血管形成和玻璃体或视网膜前出血)定义。作者没有定义 PDR 的高危亚级,因为在 PDR 的任何阶段都可能出现明显的进展和并发症。

表 4.1　PDR 的 DRS 分类修订

严重级别	临床表现
轻度 PDR	NVE 位于一个或多个象限,面积<0.5 个视盘
中度 PDR	NVE 位于一个或多个象限,面积≥0.5 个视盘
	NVD 面积为 0.24~0.33 个视盘
高危 PDR	NVD 位于一个视盘区域内,伴有玻璃体或视网膜前出血
	中度至重度 NVD(面积≥0.33 个视盘),无视网膜前或玻璃体积血
	NVE 面积>0.5 个视盘,伴玻璃体或视网膜前出血
晚期 PDR	眼底部分或完全被玻璃体积血遮蔽
	新血管至少在一个区域不能分级
	黄斑中央视网膜脱离

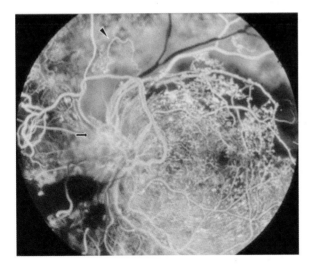

图 4.6　高危 PDR，伴视网膜血管网完全紊乱：大量 NVD（箭头所示）、视网膜内微血管异常（三角箭头所示）、视网膜前出血、广泛的毛细血管无灌注区以及后极部毛细血管网中断。

表 4.2　AAO 修订的 PDR 定义

严重级别	临床表现
PDR	出现下列一种或多种特征： 新生血管 玻璃体或视网膜前出血

4.2　诊断工具

4.2.1　荧光素血管造影

　　FA 可以识别视网膜无灌注区和新生血管（图 4.7）。虽然"高危"PDR 的特征主要是由生物显微镜定义，无须进一步检查，但 FA 目前仍然是诊断和治疗 PDR 的有效工具（图 4.8）。在 FA 检查中清晰可见视网膜新血管。事实上，与全部由星形胶质细胞构成的正常视网膜新生血管不同，在病理性新生血管中，反应性胶质细胞是关键的构成元素，会导致内皮细胞紧密连接减少和大量荧光素染料渗漏[18]。因此，NV 表现出大量的渗漏特征，早期即可见，并且在晚期广泛增加，这与 IRMA 不同，IRMA 没有显示任何渗漏的迹象（图 4.9）。

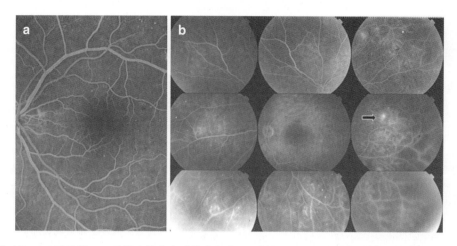

图 4.7　(a)后极部 FA，可见少量的小动脉瘤和出血。这张图片的临床特征可能会导致误诊为轻度 NPDR。(b)有趣的是，周边部 FA 显示广泛的视网膜无灌注区和主要位于颞侧的视网膜血管中断，可检测到与早期 NVE 相关的点状强荧光(箭头所示)。

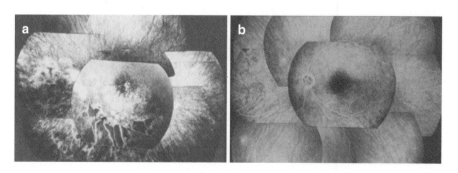

图 4.8　(a)长期 I 型糖尿病患者，代谢情况控制不良，NVE 位于鼻下象限，伴扇形外周缺血和血-视网膜屏障破坏。(b)血糖控制改善后，新生血管自发消退。(Reprinted from Bandello et al. [126], Copyright 1996, with permission from Elsevier.)

4.2.2　眼底照相

　　即使在 PDR 的情况下，眼底照相对于糖尿病患者的管理和随访也是非常宝贵的工具。七视野技术或立体眼底照相曾用以监测 PDR 的进展。超广角视网膜照相能够获得 200°的图像(即使没有散瞳)，现在越来越多地用于常规临床工作(图4.10)。

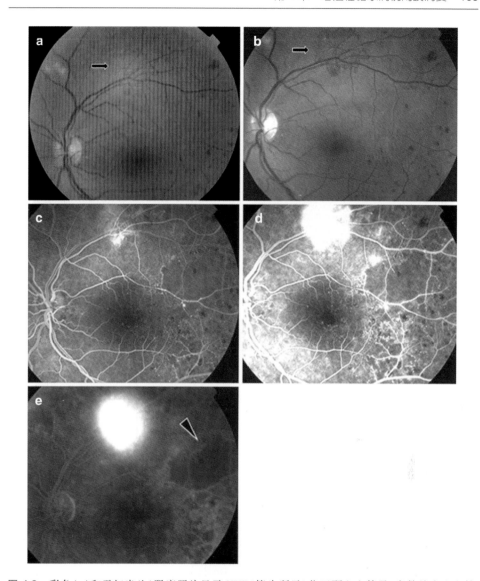

图 4.9　彩色(a)和无红光(b)眼底照片显示 NVE(箭头所示)位于颞上血管弓,有数处出血和棉绒斑。活跃新生血管的血管造影图像:荧光素渗漏开始于早期(c),在中期(d)时广泛增加,然后在晚期(e)时表现为显著渗漏。黄斑(三角箭头所示)可见局部视网膜非灌注区。

4.2.3　超声

当生物显微镜受到介质不透明性的严重限制时,例如在广泛的玻璃体积血的情况下,超声检查(US)是评估眼内病变的有效工具。在眼科中广泛使用的频率为 8~10MHz。20MHz 探头也可使用,专门用于对特定的眼后节区域进行局部检查。其

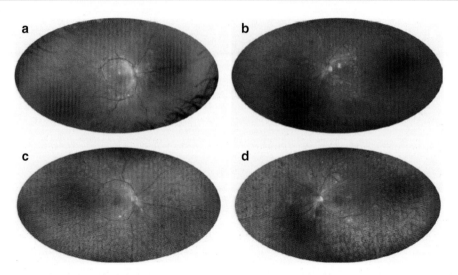

图 4.10 增殖性糖尿病视网膜病变受试者的超广角扫描。全视网膜激光光凝治疗之前的右眼和左眼(a,b)以及术后的右眼和左眼(c,d)。该技术能够获得角度达 200°的眼底图片(即使没有散瞳)。

确实能够增强细节的可视化,例如玻璃体视网膜界面或视网膜下积液(图 4.11)。

超声的使用对于监测糖尿病眼病的不同分期至关重要,包括玻璃体和视网膜前出血,视网膜脱离和纤维血管增生,以及手术干预的规划[19]。在玻璃体出血的情况下,应该使用超声检查以排除任何其他并发症,例如,视网膜裂孔或脱离。

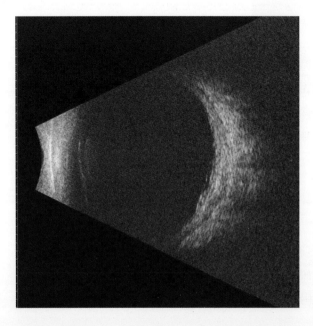

图 4.11 采用 20MHz 超声显像的 NVE,专门用于对特定的眼后节区域进行局部检查。它使得增强的细节可视化,如玻璃体视网膜界面或视网膜下积液。

玻璃体积血在玻璃体腔内表现为典型易变的弥漫性混浊,反射率极低。纤维血管膜可能发生纤维性收缩,导致视网膜和玻璃体之间的正切向牵引或皮质玻璃体的分离[20,21]。牵拉性视网膜脱离可以通过超声检查清楚识别,表现为高反射膜,黏附于后玻璃体,在动力学检查中不可移动。牵拉性视网膜脱离可呈现典型的"帐篷状"外观,其特征是视网膜呈凹状隆起,伴有中央玻璃体视网膜粘连,或呈"桌面状",附着面积较大。通常视网膜脱离与视神经保持着紧密粘连,即使增益大大减少也可以看到[22,23]。

4.2.4 光学相干断层扫描

OCT 在 PDR 的诊断和进展中的作用有限,因为生物显微镜、FA 和 US 在临床实践中更为重要。然而,近年来的频域 OCT(SD-OCT)为视网膜形态学提供了更好的临床认识,可以同时与 FA 检查相关联。

SD-OCT 中 NVD 表现为玻璃体脱离时视盘突出的强反射线, 后玻璃体粘连时位于视盘上方。NVE 表现为视网膜表面形成的均匀的强反射环[9]。IRMA 表现为视网膜内病变,虽然内部视网膜层紊乱不向玻璃体内突出,但至少可能通过内界膜突出。近年来,扫频 OCT(SS-OCT)改善了视网膜成像,因为扫频 OCT 的扫描速度更快,波长更长,可以更深入地穿透脉络膜,显示更多细节,从而使巩膜脉络膜界面更清晰。

OCT 在玻璃体视网膜异常的治疗中已经发挥越来越大的诊断作用,特别是当涉及黄斑时。OCT 能够清楚地识别牵拉和增厚的后玻璃体及其对黄斑的病理黏附,并评估继发于纤维化和新生血管复合体收缩的牵拉[24]。在牵拉性视网膜脱离的情况下,OCT 可以评估可能的黄斑受累和可能存在的玻璃体粘连[25](图 4.12)。

OCT 是评估视网膜厚度的一种有效设备,尤其在 PRP 术后视力受损的情况下,可识别黄斑囊样水肿和浆液性视网膜脱离[26](图 4.13)。OCT 评估也广泛应用于晚期 PDR 术后黄斑形态学的分析[27]。

最近对视网膜神经纤维层(RNFL)厚度的分析不仅为青光眼的治疗,也为包括 PDR 在内的其他疾病的治疗提供了一些有价值的证据。在最近的一项研究中,在 PRP 6 个月后,视盘周围 RNFL 厚度增加,而在 PRP 24 个月后显著减少[28]。作者的结论是除了 DR 的基础病史,PRP 还可能导致 RNFL 厚度显著减少。

脉络膜厚度(CT)测量是最近 SD-OCT 可用于评估视网膜疾病的另一种有效指标。在包括 PDR 的 1 型糖尿病中,与健康的受试者相比,已检测到脉络膜变薄,这表明脉络膜参与了疾病的发病机制和进展[29]。随着 DR 水平的增加,黄斑

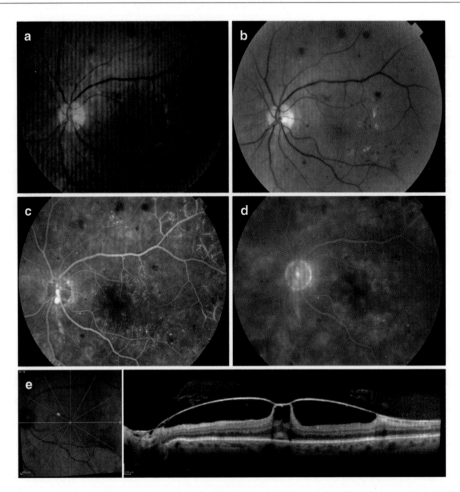

图 4.12　一名增殖性糖尿病视网膜病变的女性患者,左眼局灶性玻璃体黄斑牵拉,周边部部分行散激光光凝治疗。彩色(a)和无红色(b)视网膜照相以及 FA 早期(c)和晚期(d)。后极部有明显的花瓣状渗漏。OCT(e)清楚地显示了局灶性玻璃体黏附于黄斑,改变了中央凹的轮廓。视网膜内囊肿,并伴有轻度中央凹神经视网膜脱离。

和周围毛细血管 CT 逐渐减少,在 PDR 中达到较低水平[30]。PRP 可导致脉络膜厚度减少,并且辅助使用抗 VEGF 在脉络膜状态方面增加了显著的益处[31]。

4.2.5　光学相干断层扫描血管造影

　　OCTA 是一种相对较新的诊断技术,能够为视网膜和脉络膜的灌注血管提供快速、无染色和无创的三维重建。

　　OCTA 的基本概念是在静止的眼睛中,唯一运动的结构是血液,流经视网膜血管:实际上红细胞的运动作为造影剂运动。该技术的基础是在同一区域进行重

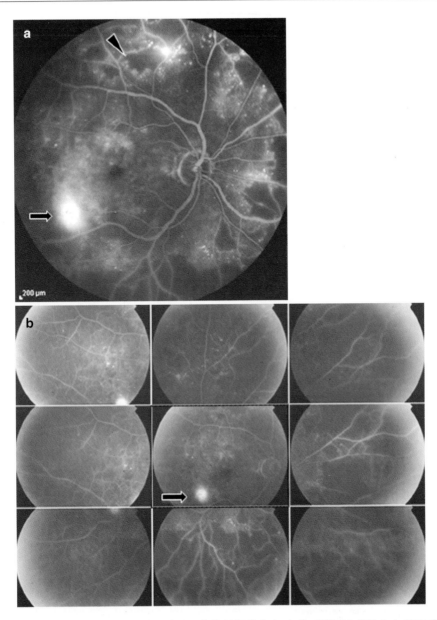

图 4.13　(a)后极部 FA 清楚地显示渗漏现象的局部强荧光,与位于颞下血管弓上方 NVE(箭头所示)的存在以及视网膜内微血管异常(三角箭头所示)有关,弥漫性黄斑水肿继发于血-视网膜屏障的破坏,以及多个视网膜无灌注区。(b)FA 显示在外周视网膜缺血弱荧光融合区域,在鼻侧更明显,并且存在新血管(箭头所示)。(待续)

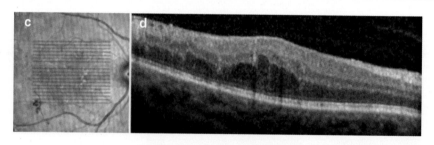

图 4.13(续) (c)后极部的红外图像显示 OCT 扫描的精确位置。(d)黄斑区域的 OCT 扫描,略高于中央凹,显示黄斑水肿和视网膜厚度增加,与视网膜内囊肿的存在相关。

复扫描,以提取出图像的变化。这个信号是通过一个数学运算(去相关算法)产生,能在血流和静态组织之间进行清晰的区分。因此,图像对比度是由变化(移动细胞)和周围静态组织之间的差异而产生。

OCTA 检测不同大小的视网膜立方体,范围从 3mm×3mm 至 12mm×12mm。与逐渐变宽的视网膜图像一起获取,伴随的缺点是检查时间增加,这在低视力的受试者中可能比较困难。该技术允许对视网膜脉管系统进行超级详细的断层扫描分析(图 4.14),还可进行定量计算。研究表明,与 PDR 相关的 NVD 起源于生理性杯状突起,并沿玻璃体后壁生长。视盘上 PVD 的缺失对 NVD 的生长至关重要[32]。

目前 OCTA 主要用于后极部和中周部及周边的检测,因此,它在 PDR 临床管理中的应用受到限制。目前正在进行进一步研究以应用于 NPDR 的自动诊断[33]或区域特异性缺血的量化[34]。

4.2.6 视野检查

糖尿病视网膜病变研究小组评估了氩或氪激光治疗 PRP 后, 对视野检测的影响。5%氪激光组视野狭窄[35]。随后,利用几种阈值策略对不同激光光凝治疗设备的视野灵敏度进行了测试,揭示了继发于激光治疗的一些影响[36]。

4.2.7 进一步诊断工具

为了评估黄斑功能,在 PDR 眼行 PRP 前后进行了多焦视网膜电图(mf-ERG)检测,报道显示治疗后的功能性损伤,这是 BCVA 和 OCT 测量无法预测的[37,38]。

使用微视野检查可在 PDR 中评估视网膜的敏感度, 显示与毛细血管无灌注区的广泛相关的减少[39]。

其他检查工具,包括具有闪烁程序的眼底自发荧光和视网膜血管分析仪,已

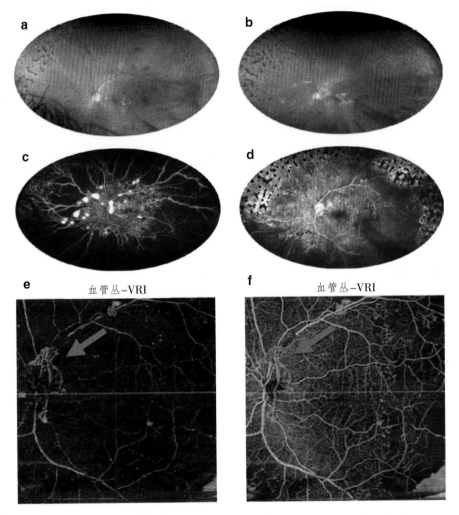

图 4.14　NVD OCTA。(a)PDR 患者的超广角扫描。(c)NVD 和 NVE 显著处相应的 FA。(b,d) PRP 完成后的图片。(d)NVD 的消退被标注出来。(e,f)同一名患者的 OCTA。(e)玻璃体视网膜界面分离。(f)浅表和深部视网膜血管丛。蓝色箭头所示详细细节的 NVD 血管网。

经在 PDR 眼行 PRP 前后进行了评估,揭示了与手术相关的一些变化[40,41]。

4.3　目前的治疗方法

4.3.1　全视网膜激光光凝治疗

全视网膜激光凝治疗(PRP)被认为是治疗 PDR 的标准治疗方法。PRP 通过促使新生血管消退来防止玻璃体积血、视网膜脱离和新生血管性青光眼后的视力下降(图 4.15)。PRP 在 NV 消退中的确切作用机制尚不完全清楚。有理论认为PRP 在缺血视网膜的消融过程中发挥了作用,导致血管活性因子如 VEGF 的分泌减少[42,43]。此外,抑制视网膜色素上皮(RPE)细胞和光感受器,消耗氧气的离散率,不仅可以减少 VEGF 的产生,还可以改善视网膜的氧合作用和新生血管抑制剂的释放,这通常见于 RPE[43-45]。

PRP 在临床中作用的证据来自两个大型具有里程碑意义的随机临床试验:糖尿病视网膜病变研究和糖尿病视网膜病变早期治疗研究[46-48]。

DRS 是一项多中心随机临床试验,由美国国立卫生研究院于 1971 年资助,在12 个月的随访中评估 PRP 的有效性和安全性。该研究纳入 1742 名患有重度非增殖性 DR 和 PDR 且最佳矫正视力为 20/100 或更高的患者。随机选取患者一只眼睛用氙或氩激光直接或分散进行激光光凝治疗,并以对侧眼为对照。

• 直接光凝治疗是将激光直接烧灼于 NV 上, 尤其是在 NVE 情况下。对于NVD,仅用氩激光进行直接光凝治疗(图 4.16)。

• 散射(全视网膜)光凝治疗(PRP)是指应用 1200~1600 激光烧灼视网膜,从血管弓到赤道部,不包括黄斑和视盘,强度适中,彼此之间的距离为灼伤宽度的一半。

该研究显示,治疗组患者重度视力丧失(SVL)减少 50%,其定义为连续两次或更多次就诊时 BCVA 低于 5/200[49]。在高风险 PDR 组中,PRP 优点更多:未治疗组和治疗组的 SVL 发病率分别为 26% 和 11%[46,47,50]。在无高风险 PDR 组中,对照组和治疗组 SVL 发病率分别下降至 7% 和 3%。在氙激光组中可见最大益处,即使这种治疗与较高的视野损失率相关。夜间驾驶和暗适应困难是氙激光和氩激光相关的副作用。考虑到治疗策略,与散射光凝治疗相比,直接激光光凝治疗的出血风险增加。因此,作者建议使用轻度至中度散射氩激光光凝治疗作为高风险 PDR 的有效治疗方法。作者没有在即时和延迟激光光凝治疗之间提供明确的建议。

随后,ETDRS 招募了 3711 名轻度至重度 NPDR 或早期 PDR 患者,随机选取一只眼睛行即时光凝,另一只眼睛行延迟光凝[48,51]。在延迟治疗组中,为防止转变为高风险特征,散射激光光凝治疗即时进行。本研究显示,与延迟治疗组相比,早期治疗的眼睛 SVL 发病率略有下降, 即使在 5 年随访中, 两组 SVL 发病率均较低,分别为 3.7% 和 2.6%[52]。在中度至重度 NPDR 眼中,SVL 的发病率甚至更低。因此, 该研究表明在非常严重 NPDR 或早期 PDR 中早期激光光凝的益处高于副作用,因此推荐行 PRP。对于高危 PDR,应立即进行散射 PRP,不能延迟。

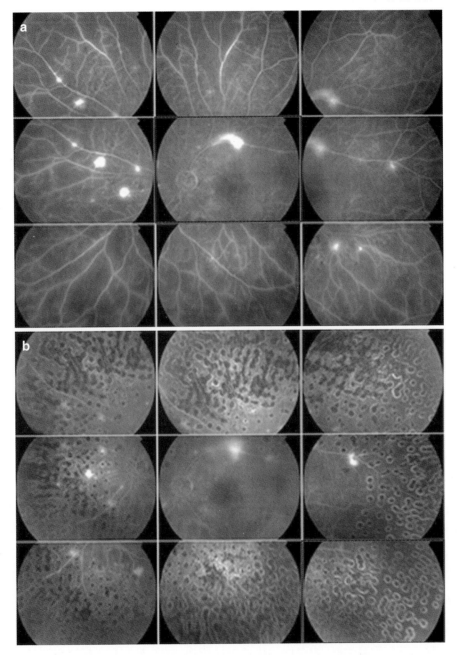

图 4.15　(a)全视网膜 FA 表现为位于颞侧、上侧、鼻侧象限的多处新生血管,伴弥漫性周边无灌注。(b)PRP 后第 3 个月随访时部分消退。(待续)

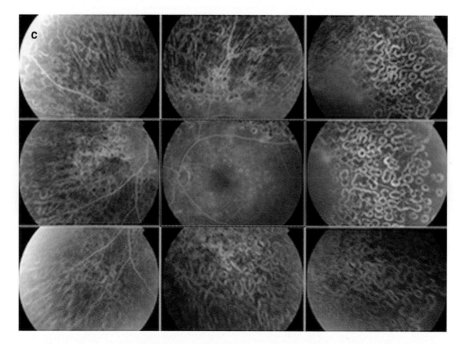

图 4.15(续)　(c)9 个月时,在进一步激光光凝治疗后新生血管完全消退。

随后的 ETDRS 分析显示,早期 PRP 被建议用于 2 型糖尿病老年患者中严重 NPDR 或早期 PDR[53]。

2008 年 AAO 制订的首选实践模式肯定了 PRP 在高风险 PDR 中的作用[54]。对于非高危 PDR 和严重或非常严重的 NPDR,建议将 PRP 作为标准治疗方式,尤其是在 2 型糖尿病患者中。此外,AAO 补充,视网膜专家可以在一些特定的病例中评估进行 PRP 的时间,如依从性差、行白内障摘除、怀孕或对侧眼有严重疾病的患者。此外,即使 NVE 独立或者 NVI 不包括在 DRS 定义的高风险 PDR 中,在临床实践中建议任何类型的 PDR 进展后,立即进行即时 PRP。

DRS 和 ETDRS 提出的原始参数长期以来被广泛应用于日常临床实践中[55]。根据 DRS,目前不推荐使用氪激光光凝治疗,因为其可能增加视野缺陷的风险,而氩激光被认为是一种有效的治疗方法。至于波长的选择,绿色、黄色和红色是首选类型。当介质混浊时,如白内障或玻璃体积血,红色波长具有穿透更深的优势(图 4.17)。然而,红色比绿色更疼,并可能导致脉络膜出血。蓝光对 RPE 的毒性作用更强,因此目前未被考虑,尤其是在黄斑激光光凝治疗中。

考虑到提出的建议,应用 500μm 的激光烧灼,相隔一个宽度的距离,功率滴定以获得中等强度的灰白色斑点。完整 PRP 应延伸覆盖整个视网膜,从血管弓到

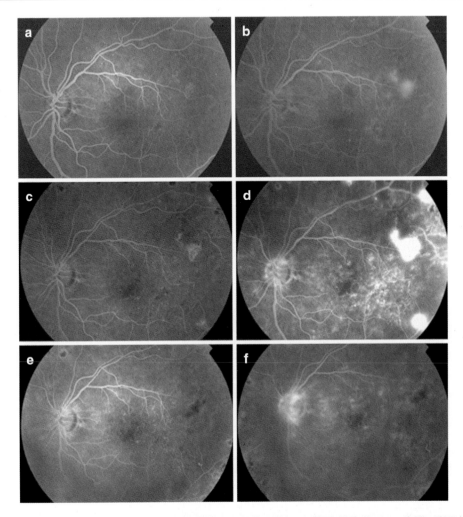

图 4.16　NVE 消退。FA 早期(a)和晚期(b)显示位于颞上血管弓侧支的 NVE 渗漏,需要行
PRP。FA 早期(c)和晚期(d)显示即使行 PRP 后,之前的 NVE 渗漏持续并有轻微增加,更严重的
新生血管出现在颞下血管弓。血管造影还显示位于黄斑颞侧的黄斑缺血和视网膜无灌注。FA 早
期(e)和晚期(f)显示在 PRP 和 NVE 处直接激光光凝治疗后渗漏消失。血管造影显示黄斑缺血
持续存在,视盘轻微强荧光。

赤道以上,以及黄斑颞侧两个视盘直径。DRS 认为散射激光光凝仅对治疗 PDR 有
效,而直接激光光凝治疗增加了 NV 出血的风险。然而,在某些特定情况下,如扁
平小型的 NVE,可以仔细评估 NV 的局部激光光凝的效果(图 4.18 和图 4.19)。

　　ETDRS 建议,在完成 PRP 后下一次随访应安排在 2~4 个月,如果 NV 持续,
可行其他治疗(图 4.20)。再治疗可包括在之前存在的激光斑上或之间行额外的激

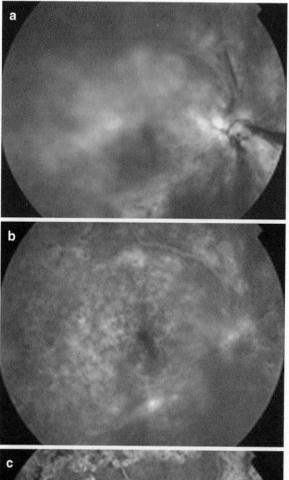

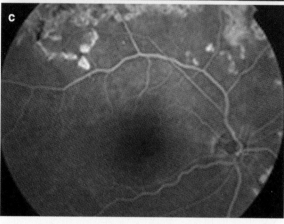

图 4.17　一名代谢控制不良患者的 NVE 消退。(a)由于玻璃体积血导致 FA 后极部可视性差，且视力较差，仅为指数。血管造影显示视网膜前出血和血–视网膜屏障的弥漫性被破坏。(b)两个月后，FA 显示 PRP 后玻璃体逐渐清晰，血糖控制得到改善。(c)随访第 9 个月，FA 显示玻璃体积血和黄斑水肿完全消失，后极部仅存少量微动脉瘤。血糖代谢得到广泛而缓慢的改善，视力恢复到 20/20。

光烧灼,或直接烧灼在小而扁平的 NVE 上[55]。

　　重要的是要注意,如果已行充分的 PRP 并且认为不需要额外的激光,也可能发生有限的残留玻璃体或视网膜前出血。如果出现反复和广泛的玻璃体积血或牵拉性视网膜脱离,应考虑进行玻璃体切割术。

　　在 ETDRS 和后来的研究中发现,继发于广泛激光光凝治疗的副作用发病率增加,包括黄斑水肿发展或进展、渗出性视网膜和脉络膜脱离,以及闭角型青光眼[55-57]。尤其是 PDR 合并 DME 时,PRP 可能加剧视网膜增厚。然而,所有这些并发症,包括 DME 发作或恶化,通常都会自行改善。为了避免这些情况,ETDRS 建议可将完整 PRP 分为两次或更多,至少间隔两周。

　　在随后的调查中,DRS 评估了单次 PRP 与常规 4 次 PRP 的有效性和安全性。研究表明,这两者之间没有统计学上的显著差异[57]。然而,许多学者建议在PRP 之前或同时进行黄斑激光光凝治疗或玻璃体腔注射抗血管内皮因子或类固醇,以降低已存在 DME 恶化的风险,并达到在短期内改善视力的目的[57,58]。

　　关于其他的副作用,DRS 和 ETDRS 发现有视野缺陷、色觉和暗适应下降的发

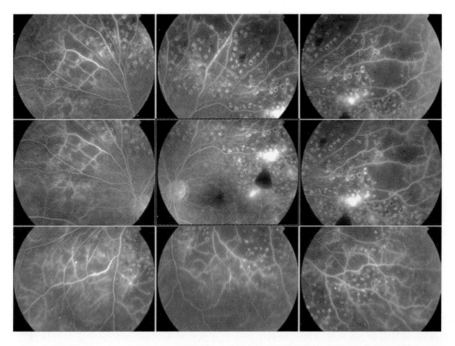

图 4.18　全视网膜 FA 显示 NVE 渗漏所致的少量弱荧光区域,伴有严重的周围无灌注、视网膜前出血和激光光凝治疗不足。应行更大范围的激光烧灼延伸至 4 个象限,包括周边部以使得NVE 消退。

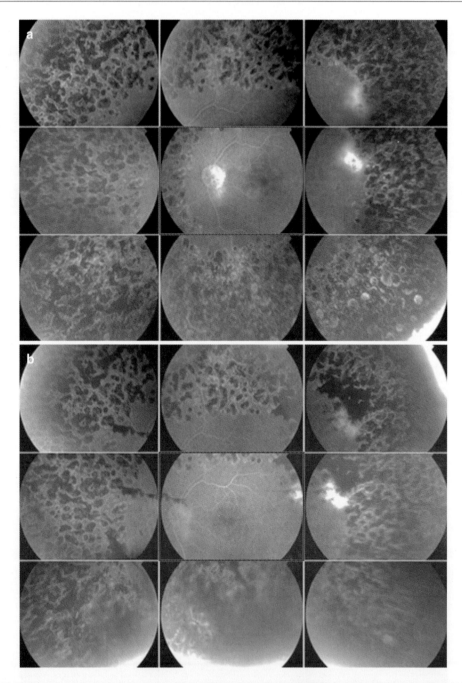

图 4.19　(a)FA 显示在完全 PRP 后随访的第 3 个月，位于黄斑颞侧的 NVE 持续存在。(b)随访期间 NVE 持续渗漏，并再次出血。在新生血管上还没有纤维化成分时，应考虑行直接激光光凝治疗。

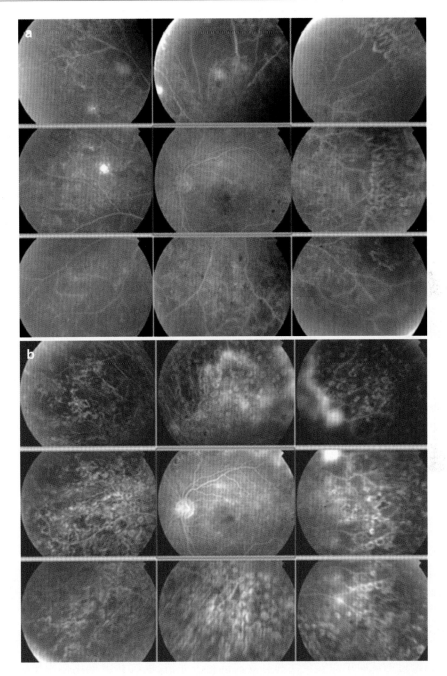

图 4.20 (a)FA 显示位于鼻上象限的 NVE,伴扩散的外周无灌注和不充分的激光光凝治疗,仅颞侧可见。需要行完整 PRP。(b)激光光凝治疗范围扩大后,鼻侧周围 NVE 消退,但可见上方 NVE 增生。应考虑行进一步激光光凝治疗和玻璃体腔注射,以使得新生血管完全消退。

病率增加，并且在某些情况下，PRP 后视力可能下降。其他并发症包括角膜擦伤或激光直接烧灼在晶状体、虹膜上或虹膜炎。此外，根据激光强度和持续时间以及地形区域（如脉络膜上腔的睫状神经位置），患者可报道不同程度的疼痛。在某些病例中，球后、Tenon 囊下或结膜下麻醉可代替局部给药。

模式扫描激光（PASCAL，Topcon Medical Laser Systems, Santa Clara, California USA）是一种新型的 532nm 激光光凝治疗器，它可以通过预先设置在单次脚踏时行多处激光烧灼[59]（图 4.21）。并与传统的激光光凝器相比，这种新系统能够在更短的暴露时间（10~20ms）实现激光烧灼，使得治疗更快、痛苦更少。使用 PASCAL 技术可以减少暴露时间，以减少视网膜和脉络膜的热损伤。有证据表明激光烧灼可能只影响视网膜色素上皮和光感受器，不会损伤内层视网膜和脉络膜[60]。尽管如此，减少脉冲的持续时间，医师应该将功率调到更高值，以达到理想的治疗效果[61]。

将 PASCAL 激光与常规氩激光进行比较的研究表明，虽然两组在 NV 消退方面都有良好的结果，但 PASCAL 治疗可造成更小的附带损伤[36]。在评估激光参数时，PASCAL 组明显需要更高的功率才能达到相同的烧灼程度，即使常规激光光凝组的平均功率更高。在 PASCAL 组中，坐位时间显著缩短，而该组患者的激光烧灼次数更多。治疗期间的疼痛感知通过视觉模拟量表（VAS）评估，结果显示 PASCAL 治疗组的不适感在统计学上显著降低。作者还发现，PASCAL 烧灼比传统氩激光小且更均匀，并且激光斑点难以合并。总而言之，研究表明，即使所需要的功率高于传统系统，PASCAL 光凝器也是安全、有效、快速的，并且还具有较少的不适感。

另一项研究则有不同发现，PASCAL 组治疗 6 个月后 NV 持续存在或复发率较高[62]。作者认为与标准氩激光相比，PASCAL 激光的瘢痕不会随着时间的推移而扩大，不仅对周边视网膜的损伤较小，还在某些情况下减少视网膜缺血。事实上他们得出的结论，在传统激光参数设置下，PASCAL 激光光凝治疗器在治疗高危 PDR 方面似乎效果欠佳，需要更高的功率来确保同样的效果。

即使对安全性提出了一些担忧，可利用 PASCAL 技术为患者行单次 PRP。然而，在最近的试验中对安全性和有效性进行了评估，单次 PRP 的副作用发病率并未比传统的 4 次 PRP 高[63,64]。此外，单次 PRP 组患者的依从性较高，在未来该治疗可能会降低医疗成本。

导航激光（Navilas®，OD-OS GmbH, Teltow, Germany）是一种新型设备，其特点是同时存在眼底成像（包括红外、彩色照片、FA）和模式激光光凝治疗器[65]。其主

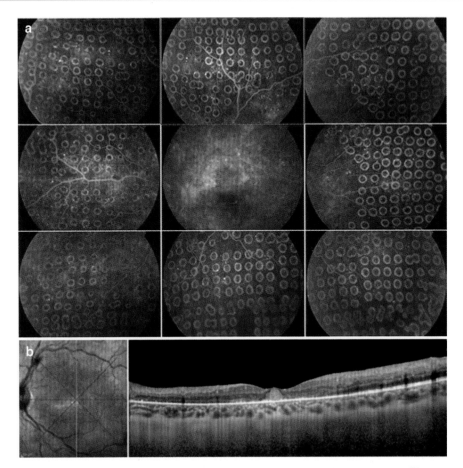

图 4.21　(a)FA 显示用 PASCAL 激光光凝治疗器完成的完整 PRP。通过预先设置进行激光烧灼,间隔相等,大小相似。后极部血管造影显示黄斑无灌注。(b)OCT 垂直扫描显示中央凹下有瘢痕组织,视网膜外层组织紊乱,视力预后较差。

要优点是视网膜导航精度高,激光操作重现性好。触摸屏显示器提供高对比度和清晰度的成像,医生可在屏幕上计划治疗方案,然后应用选定的模式。对于 PRP,建议使用一种特殊的广角镜头从而获得 85°的视野,即使在特定的情况下(如眼睑痉挛或角膜刺激),也可以在不使用接触镜的情况下进行治疗。与传统模式激光治疗相比,导航激光治疗可在较短的治疗时间内实现更均匀、疼痛更少的激光烧灼[66]。

4.3.2　玻璃体腔注射

　　虽然 PRP 被认为是 PDR 治疗的金标准,但近来已经提出了玻璃体腔注射类固醇和抗 VEGF 药物等其他治疗方式。这种辅助疗法的效果已被研究,包括预防 PRP 后黄斑水肿发展或进展,以及增强激光光凝治疗在新生血管消退中的作用。

4.3.2.1 玻璃体腔注射类固醇

除了传统 PRP,玻璃体腔注射类固醇被认为在改善 BCVA 和减少 CRT 方面有着一些益处[58,67](图 4.22)。

有证据表明玻璃体腔注射类固醇可以抑制 VEGF 的代谢途径,并且在治疗抗炎、增殖和新生血管疾病方面具有重要作用[68,69]。事实上,曲安奈德对视网膜激光光凝治疗引起的视网膜血流变化和炎症具有一定的治疗作用[70]。动物模型证实,玻璃体腔注射类固醇可减少继发于激光光凝治疗的视网膜破裂[71]。

由于 DME 加重被认为是 PRP 治疗 PDR 的继发作用,因此有关玻璃体腔注射曲安奈德联合 PRP 治疗 PDR 和黄斑激光光凝治疗的研究已经开展。在一项前瞻性随机临床试验中纳入了 23 名高危 PDR 伴 DME 的受试者,其中一只眼睛在 PRP 和 MPC 治疗前一周行 IVTA,另一只眼睛仅行 PRP 和 MPC 治疗,观察期为 6 个月[72]。与传统的治疗方式相比,该研究未显示联合 IVTA 治疗的显著效果。在随后的一项更大的研究中纳入了 345 只同时接受 PRP 和 MPC 治疗的眼睛,随机分为安慰剂组、初期和 4 周时玻璃体腔注射雷珠单抗组以及在初期行 IVTA 在 4 周时注射安慰剂组,随访时间为 14 周[73]。该项研究表明,在两个辅助注射组中,BCVA 和 CRT 的结果更为有利,即使需要更长的随访时间。

此外,玻璃体腔地塞米松植入物已被证明可以减少 DR 患者周围视网膜的缺血[74]。研究表明玻璃体腔地塞米松植入物不仅可能延迟 DR 和 PDR 的发展,而且还可以在 24 个月内改善 DR 的严重程度[75]。

4.3.2.2 玻璃体腔注射抗 VEGF

VEGF 参与 PDR 的发病机制,其抑制剂可以预防与视网膜缺血相关的新血管形成[76,77]。一些研究表明单独抗 VEGF 注射可能对 NV 的消退有一些好的影响[78,79]。然而,这种效果是短暂的,并且在 12 周后 NV 可能复发[80]。由于抗 VEGF 注射治疗 PDR 及其持续时间较短已被公认,目前正在研究评估联合 PRP 和抗 VEGF 分子的新方法,以增加和延长每种治疗效果。

最近关于玻璃体腔注射抗 VEGF 和 PRP 疗效的比较引起了广泛的争议。两种方法均有各自的优缺点。传统激光的支持者认为 PRP 有长时间且强有力的效果,而且效果确定,为非侵入性治疗。抗 VEGF 的支持者则表示这是一种不那么激

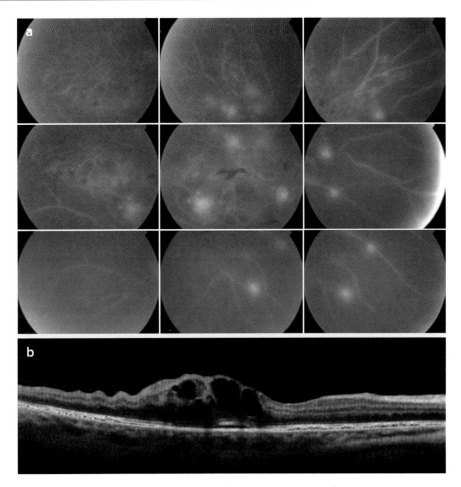

图 4.22　一名视力不佳(20/200)的女性患者初期图像。(a)增殖性糖尿病视网膜病变,伴上方、鼻侧和下方 NVE,伴严重的全周边和后极部视网膜无灌注。(b)初期 OCT 扫描显示黄斑囊样水肿。同一名患者玻璃体腔注射缓释类固醇植入物和 PRP 3 个月后的图像。(待续)

进,防止视力损伤和 DME 的有效治疗方式。

　　Cochrane 最近的一项综述发现,抗 VEGF 药物用于治疗 PDR 的疗效和安全性的随机临床试验的证据非常低,超过了目前的治疗标准。然而,研究结果表明,抗 VEGF 可以降低 PDR 患者眼内的出血风险[81]。

雷珠单抗

　　DRCR.net 报道显示,在 14 周的短期随访中,玻璃体腔注射雷珠单抗联合 PRP 疗法比单独使用激光更有效[73](图 4.23 至图 4.25)。这些结果与另一项小型前瞻性研究结果相一致,该研究对高危 PDR 患者进行了评估,将其随机分为单独

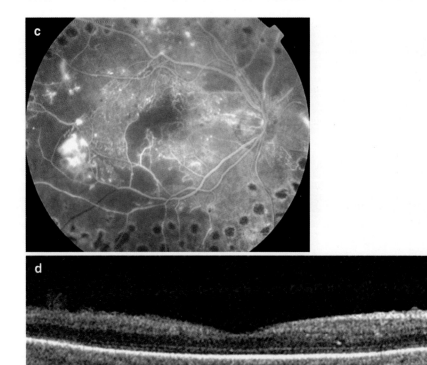

图 4.22(续)　(c)后极部 FA 显示明显的黄斑缺血改善。(d)OCT 显示 DME 消退。然而，视力改善并不显著。

PRP 组或与 PRP 联合 IVR 组，共随访 48 周[82]。研究显示，联合治疗组的荧光素渗漏明显减少，IVR 似乎对继发于激光治疗的视力下降和黄斑水肿的加重具有保护作用。在同一研究组的后续论文中，通过评估为期 48 周的视网膜电图检查，将单独 PRP 治疗的患者与接受联合 IVR 治疗的患者进行比较[38]。结果表明，与标准单独激光组相比，联合组只需要较小范围的 PRP，可以减少视网膜功能损失，并且可以更大程度地保留光感受器的活性。

方案 S

　　DRCR.net 研究组专门探究了玻璃体腔注射抗 VEGF 治疗 PDR 的有效性，并与金标准 PRP 进行了比较[83]。

　　他们招募了 305 名成年患者，并随访 2 年。在雷珠单抗组中，研究眼在开始时和每 4 周接受 PDR 注射，直至第 12 周。此后，研究者基于检眼镜和任何可用的视网膜影像学资料对新生血管评估，以决定是否需要再次治疗。在 16 周和 20 周时

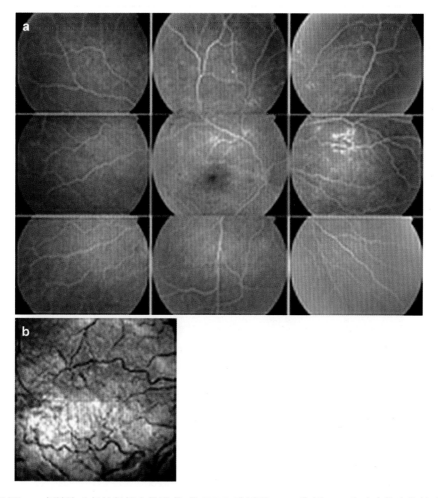

图 4.23　一名随访 4 年的年轻女性患者，从 NPDR 进展到 PDR，使用 PRP 和玻璃体腔注射雷珠单抗，并成功治疗。(a)初期为中度 NPDR，颞侧象限轻度缺血。(b)初期后极部红外图像显示水平 OCT 扫描。(待续)

需要进行再次注射，除非所有 NV 都已消退。从 24 周随访开始，每 4 周注射一次，除非 NV 消退或连续两次注射后 NV 稳定(未改善或恶化)。如果 NV 恶化，则需要再次注射。对于 PDR，由研究人员酌情决定是否进行注射。PRP 可用于雷珠单抗治疗组"失败"或"无效"的 PDR。在 PRP 组，治疗 PDR 的 PRP 在初期进行。如果在完成 PRP 后 NV 的大小或数量增加，则可行额外的 PRP。在两组中，研究人员酌情决定是否行玻璃体切割术，以治疗玻璃体积血或视网膜脱离，可包含术中 PRP。

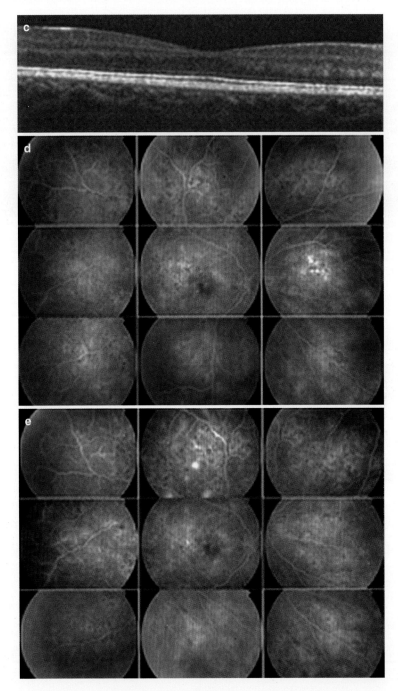

图 4.23(续) (c)OCT 显示视网膜解剖结构保存完好,光感受器复合体完整,且无黄斑水肿。(d)9 个月后,FA 显示后极部血-视网膜屏障被破裂,出血增加,缺血持续,伴有轻度血管扩张和 IRMA。该患者尚未接受治疗,但已仔细随访其视网膜病变进展到增殖阶段的风险。(e)随访 12 个月,FA 显示颞上血管弓出现 NVE,且周边视网膜无灌注。血-视网膜屏障持续被破坏。(待续)

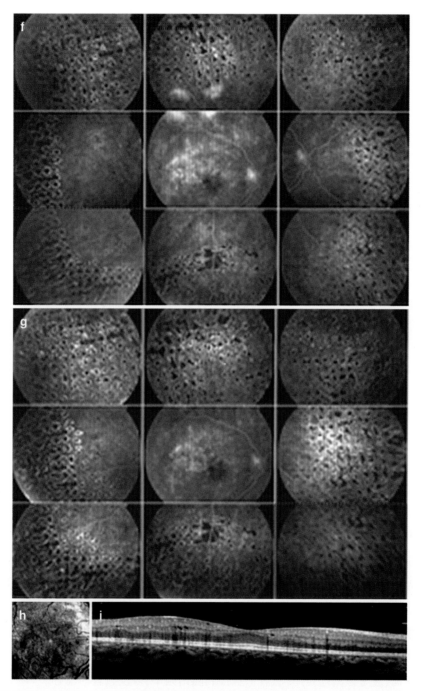

图 4.23(续) (f)随访 18 个月,PRP 后 FA 显示 NVE 强荧光增加,伴有轻度视盘强荧光,后极部血−视网膜屏障持续被破坏。(g)患者接受进一步激光治疗和一次雷珠单抗注射。3 个月后,NVE 不再活跃,血−视网膜屏障被破坏情况有所改善。(h)最终随访时的后极部水平扫描红外图像。(i)OCT 显示视网膜厚度维持,光感受器复合体完整,内核层存在少量的视网膜内囊肿。

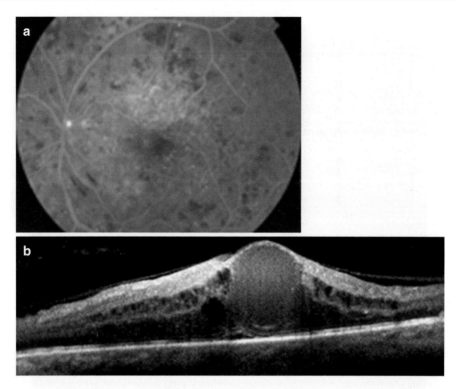

图 4.24 (a)后极部 FA 显示位于黄斑处的多个出血"斑点和印迹",以及放射状位于视盘周围的出血和中央凹旁区域的几个微动脉瘤,提示弥漫性水肿。(b)OCT 可见黄斑囊样水肿,中央有一个巨大的视网膜内囊肿,多个小视网膜内囊肿位于内核层和外核层,以及视网膜下液。(待续)

雷珠单抗治疗的关键是改善 DR 的严重程度,玻璃体切割术的可能性降低,视野结果优越,以及总体更好的平均 BCVA。每年平均注射 7 次。

PRP 的优点是效果持久、短时间给药(1~2 次)和无感染风险。

研究发现,在 PDR 患者中,雷珠单抗治疗后的视力在 2 年时不低于全视网膜激光光凝治疗。尽管随访时间有限(24 个月),但作者认为对于增殖性糖尿病视网膜病变患者,至少在 2 年内使用雷珠单抗可能是一种合理的治疗选择。此外,本研究结果表明,无论是否存在 DME,在 2 年内的平均视力结果方面,雷珠单抗比 PRP 更有效,且视野损失更少,发生 DME 或需要行玻璃体切割术更少。

然而,应考虑治疗费用,患者依从性和随访频率,以及患者的偏好。一项针对同一人群的研究发现,在美国,虽然雷珠单抗治疗被认为在患有 PDR 和视力受损 DME 的眼睛中具有经济效益,但对患有 PDR 而无视力受损 DME 的眼睛来说并不划算[84]。

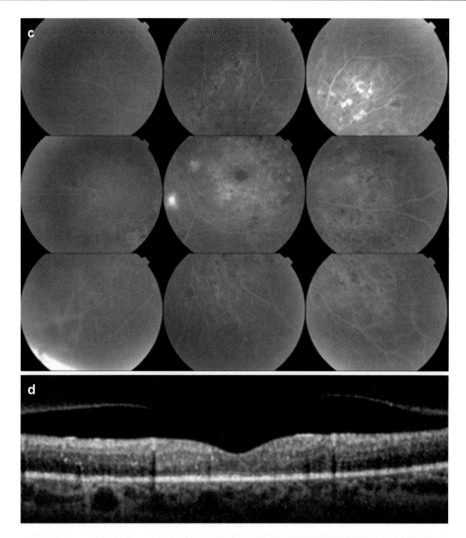

图 4.24(续)　(c)患者接受了 3 次玻璃体腔注射雷珠单抗和栅格样激光治疗。周边 FA 图像显示即使已行栅格样激光治疗,鼻侧象限出现 NVE,血-视网膜屏障仍持续被破坏。患者接受了完整 PRP,栅格样激光治疗,并进一步 IVR。(d)OCT 显示 DME 完全消退,视网膜腔内囊肿及视网膜下液消失,光感受器复合体保留完整。(待续)

Proteus 研究

作者比较了在 12 个月内玻璃体腔注射雷珠单抗联合 PRP 与 PRP 单独治疗高风险 PDR 患者中 NV 区域消退的情况。87 名参与者随机(1:1)接受 IVR+PRP 或 PRP 单独治疗。IVR+PRP 组在标准 PRP 的基础上每月注射 1 次 IVR (共 3 次),而 PRP 单独治疗组在第 1 天至第 2 个月期间接受标准 PRP。

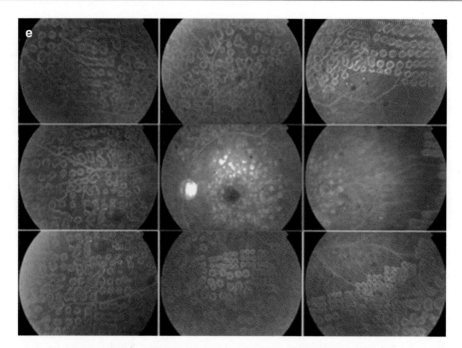

图 4.24(续)   (e)最后随访时 FA 显示 NVE 完全消退,无 DME。

研究证明,在 12 个月的时间内,在高危 PDR 中 NV 消退方面,IVR 联合 PRP 比 PRP 单一治疗的效果更好[85]。

阿柏西普

与方案 S 类似,CLARITY 试验[86]研究比较了阿柏西普与 PRP 治疗 PDR 的疗效。

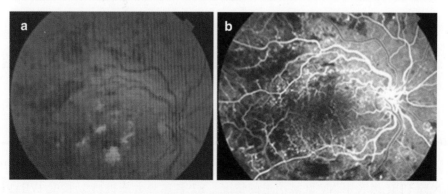

图 4.25   一名年轻女性患者右眼初期图像,其代谢控制不良,视力为 20/200。(a)眼底彩色照相显示严重缺血性糖尿病黄斑病变,伴有多处出血和硬性渗出。(b)后极部 FA(早期)显示许多小动脉瘤和黄斑缺血。(待续)

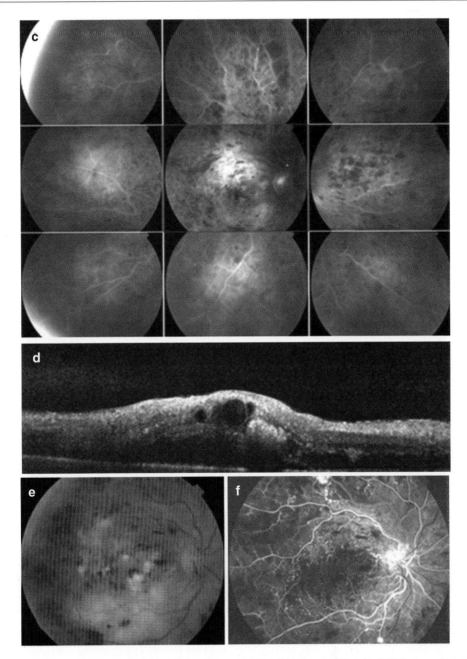

图 4.25(续) (c)FA 显示视网膜周围无灌注,血-视网膜屏障破坏,视盘轻度强荧光。(d)OCT 显示 DME,伴大中央囊肿,大量视网膜下液和硬性渗出。激光光凝治疗,1 次玻璃体腔注射雷珠单抗,血糖代谢得到改善 3 个月后随访。(e)眼底彩色照相显示出血、硬性渗出和因缺血所致的变白。(f)后极部 FA(早期)。(待续)

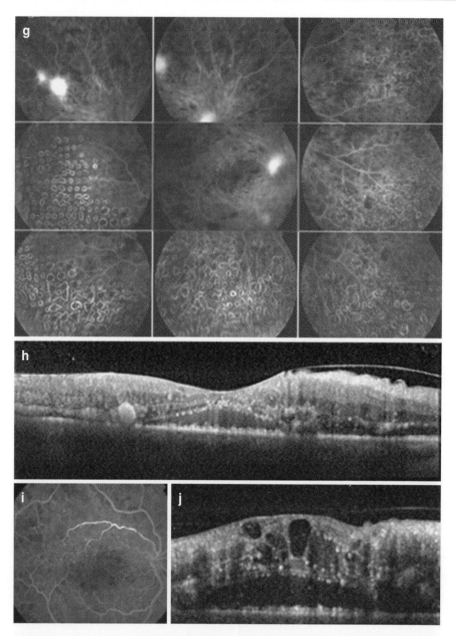

图 4.25(续)　(g)FA 显示上方象限出现 NVD 和 NVE,血-视网膜屏障破坏减少。(h)OCT 显示 DME 广泛减少,伴视网膜内囊肿消失,视网膜下液减少。完全 PRP 6 个月后随访。(i)后极部 FA 显示出血减少。(j)OCT 提示 DME 复发,伴有大量视网膜下积液,数个视网膜内囊肿和硬性渗出。(待续)

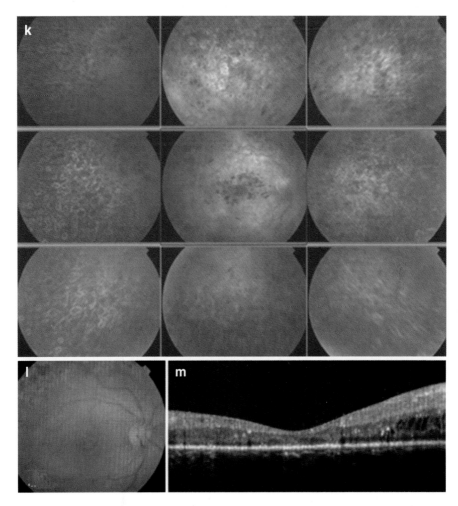

图 4.25(续)　(k)FA 显示全 PRP,NVE 完全消退,血-视网膜屏障持续破坏,伴黄斑缺血。再次给予 3 次玻璃体腔注射雷珠单抗 12 个月后随访,黄斑水肿消退,但由于 OCT 显示的严重萎缩性改变和黄斑缺血,最佳矫正视力恢复不理想。(l)随访结束时眼底彩色照相显示黄斑处硬性渗出、出血及萎缩改变完全消退。(m)OCT 显示视网膜变薄,伴视网膜外层组织紊乱,少量视网膜内囊肿。(待续)

　　研究表明,在 1 年时,与 PRP 标准治疗相比,玻璃体腔注射阿柏西普治疗增殖性糖尿病视网膜病变的预后更佳。实际上, 在所有的随机患者中,104 名接受 PRP 治疗的患者在治疗 52 周后 BCVA 平均下降了 3 个字母。相比之下,接受玻璃体腔注射阿柏西普的 105 名患者在一年中平均改善了 1.1 个字母,两组之间存在 3.9 个字母的明显校正差异。

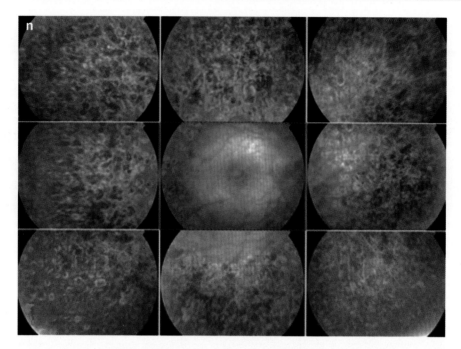

图 4.25(续)　(n)FA 显示黄斑新生血管和无灌注完全消退。

患者每月接受 1 次注射，共 3 次，从第 12 周开始每 4 周检查 1 次，并根据需要注射；他们平均接受了 1.4 次额外注射。在最初的 12 周内，大多数眼睛需要进行 1 至 4 次 PRP。

作者认为目前临床中对抗 VEGF 治疗的接受程度较低的一个原因：是人们普遍认为 PRP 具有永久性效果，且需要较少的随访。

与方案 S 相比结果不同的原因可能在于这两种分子的药效学不同(阿柏西普对其靶点结合的亲和性高于雷珠单抗)，或者方案 S 仅纳入了未治疗的高风险增殖性糖尿病视网膜病变患者，其中包括黄斑水肿患者，而 CLARITY 受试者中只有 23% 为高危，47% 曾接受过 PRP 治疗，且无黄斑水肿。

阿柏西普已经被用于治疗黄斑水肿，虽然 CLARITY 试验的患者在开始时没有这种情况，但在随访期间，阿柏西普组中有少量患者出现黄斑水肿，在 52 周时阿柏西普组中 89% 的患者和 PRP 组中 71% 的患者无黄斑水肿。两组中玻璃体积血出现或增加的发病率均明显降低。

其他

玻璃体腔注射贝伐单抗已被广泛用于治疗 PDR，尤其是联合 PRP 治疗，以及治疗玻璃体积血[87-95]。玻璃体腔注射哌加他尼已经被广泛研究[78,96-98]。尽管这些研究取得了积极的结果，但是由于监管的限制，它们目前的应用非常有限，尤其是贝伐单抗。然而，这两种分子应用经验仍然值得借鉴。

4.3.3 手术

早在 20 世纪 80 年代末，糖尿病视网膜病变玻璃体切割术的研究就系统地探讨并确立了早期玻璃体切割术在玻璃体积血中的作用[99-102]。在 DR 中玻璃体视网膜手术的目标是多方面的，包括清除混浊介质、解除牵拉[前后和(或)切向]、分割和去除牵拉部分、剥离视网膜前膜、止血、行激光光凝治疗，以及用气体或硅油填塞视网膜裂口。

4.3.3.1 玻璃体积血

玻璃体积血是 DR 的一种常见并发症，常被认为有新生血管生成。这是一种损害性的并发症，因为会导致出现非常差的视力缺陷，并阻碍视网膜疾病的正确治疗和随访[103]。

● 第一次发作总是需要特别关注，因为它们可能代表着新生血管出现从非增殖性向 PDR 转变。早期 US 检查是评估视网膜的完整性或广泛纤维血管增生存在的基础。在前 2 周，临床和 US 随访必须维持每周至少 2 次。如果没有改善(不可清除的玻璃体积血)，应尽快安排手术。前房积血、虹膜新生血管和 IOP 升高是加速手术时间的体征。

● PRP 期间的玻璃体积血定义为 PRP 后 4 周内的出血。这种情况经常发生，因为激光瘢痕会使新生血管组织收缩，导致破裂和出血。它的出现并不表明需要立即进行激光治疗。如何处理在很大程度上取决于已经进行的 PRP 次数。如果 PRP 几乎完成，应该安排每周一次的临床和 US 随访，并且可以在 1~2 个月后考虑手术。

● 已行玻璃体切割术眼中发生玻璃体积血是很常见的，可发生在任何已行手术的 DR 眼中。这往往让患者有些沮丧，因为他们发现最近接受的手术毫无用处。它通常是良性的，因为快速自发的血液重吸收是很常见的。初步的 US 监测是基本的，以排除手术后任何的其他状况(如视网膜脱离)。通常只要让患者放心就行了，只有长时间(超过 1 个月)出血，并不能自行吸收才会考虑手术。

目前，玻璃体腔注射抗 VEGF 除了作为玻璃体切割术的术前辅助药物外，在糖尿病玻璃体积血的治疗中似乎没有显著作用[104]。荟萃分析数据显示，术前玻璃体腔注射抗 VEGF 可减少术中出血和医源性破裂的发生,并缩短手术时间。此外,术前抗 VEGF 已被证实可降低早期出血复发的风险(术后前几天/周;抗 VEGF 相对风险 0.35)。然而,在几个月后(晚期复发)降低复发风险的优势较低[105,106]。一般情况下,建议在手术前 1~5 天进行玻璃体腔注射抗 VEGF。

玻璃体积血的标准手术方式是小切口(25G 或 27G)三孔经睫状体扁平部玻璃体切割术(TPPV)。可以根据状态和手术需要进行进一步的治疗(眼内激光光凝治疗,膜剥离)。白内障手术也可以同时进行。根据 US 对视网膜状态的预测做出判断,这对于每一例玻璃体积血术前评估都是必需的(图 4.26 和图 4.27)。

4.3.3.2　Florid 糖尿病视网膜病变

Florid 糖尿病视网膜病变(FDR)是一种特殊的侵袭性青少年增殖性视网膜病变,好发于女性,且双侧发病,可在短时间内迅速致盲。

FDR 常合并牵拉性视网膜脱离[107]、牵拉性 DME 和玻璃体积血。早期的 Florid 糖尿病视网膜病变可通过即时 PRP 治疗,但一旦发生纤维组织或广泛增殖进展,就需要紧急手术治疗。

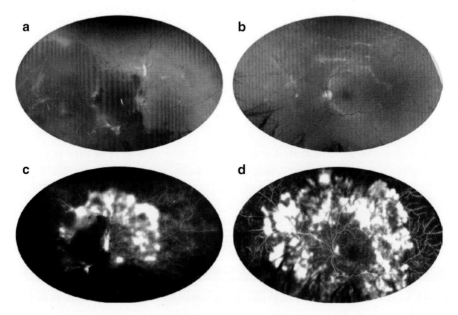

图 4.26　(a,b)一名患有 Florid 增殖性糖尿病视网膜病变的 24 岁年轻男性患者。左眼情况复杂,玻璃体和视网膜前出血。(c,d)FA 清楚显示出明显的广泛 NVD 和 NVE。

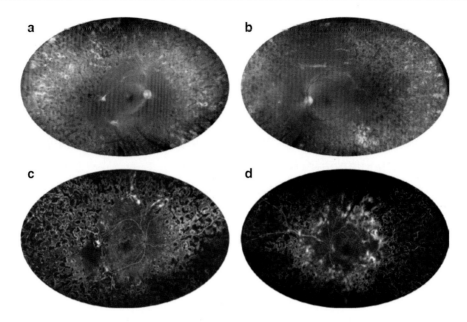

图 4.27　(a)右眼的术后情况,已行完整 PRP。(b)PRP 后的情况。(c,d)NV 明显消退,可见极少量的泄漏。右眼可见下方象限中外侧小型视网膜无灌注区。

尽管没有可靠的证据支持,但通常建议在手术前不超过 3~4 天使用抗 VEGF 药物治疗[108]。

FDR 是玻璃体切割术的适应证,常伴有牵拉性视网膜脱离(RD)。玻璃体切割术需要同时分层或减少纤维血管组织,以修复视网膜脱离和广泛的 PRP。若是视网膜脱离的话,需要用气体或硅油进行内填充。

4.3.3.3　牵拉性视网膜脱离

RD 可能使晚期 PDR 复杂化。RD 累及黄斑是玻璃体切割术的一个经典的主要适应证,但随着技术和效果的改进,威胁黄斑的牵拉性视网膜脱离已成为玻璃体切割术的一个常见适应证。

玻璃体切割术的目的是减轻视网膜牵拉、分离和去除后玻璃体、去除纤维血管组织,并治疗视网膜缺血区域,以防止 VEGF 的产生和视网膜或虹膜的新血管形成[103]。

4.3.4　进展算法

PRP 是目前唯一一种基于证据的推荐治疗 PDR 方案,据 DRS 报道,其可使高危人群的严重视力损失减少 50%。目前,PRP 应被视为治疗 PDR 的一线方法。

尽管注射 VEGF 抑制剂的作用有限,且短期内复发率较高,但其对新生血管的消退仍有一定的积极作用。

然而,在某些特定病例中,应给予 PRP 和抗 VEGF 注射联合治疗,以避免单独使用激光的副作用或以取得更好的效果。有证据表明在 PRP 后 DME 可能进一步发展或恶化。因此,在 PDR 和 DME 同时存在的情况下,联合 PRP 和抗 VEGF 注射被认为是有价值的治疗,可以改善近期效果。

对于晚期 PDR,应考虑玻璃体切割术和其他更具挑战性的治疗方法,如联合抗 VEGF 注射(图 4.28 至图 4.31)。

关于 PDR 治疗已提出了一种治疗算法(图 4.32)。

4.4 新进展

目前正在研究几种具有抗血管生成和抗炎症特性的介质,并作为治疗 PDR 发展和进展的靶向干预措施。与健康的受试者相比,VEGF 和其他细胞因子,包括细胞间黏附分子-1(ICAM-1)、血管细胞黏附分子-1(VCAM-1)、白介素-6(IL-6)和肿瘤坏死因子-α(TNF-α)均在 PDR 糖尿病患者的玻璃体内表达升高[98,108,109]。

VEGF 是参与 PDR 发病机制的主要因素。目前,IVR、IVB 和 IVP 治疗顽固性 PDR 或更严重的玻璃体积血(无论是否与 PDR 相关)的疗效正在研究中[110-113]。其他研究正在评估哪种治疗时机最佳,例如即时 PRP 或 IVR 联合延迟 PRP[114]。

ICAM-1 是参与白细胞黏附到视网膜血管的分子,可以诱导炎症和免疫激活[98]。因此,ICAM-1 已被确定可用于治疗 PDR,并对不同的分子进行了研究。在 PDR 动物模型中使用阿司匹林、美洛昔康或依那西普可有效降低 ICAM-1 的水平[115]。在另一篇论文中,一种小干扰 RNA 应用于小鼠模型中,可导致 ICAM-1 选择性下调,证实其在 RDP 中有一定效果,可抑制白细胞黏附和浸润[116]。法舒地尔是一种选择性的 ROCK 抑制剂,在糖尿病大鼠中具有降低 ICAM-1 表达的潜力[117]。另一种靶向制剂 Periostin 是一种具有细胞迁移和黏附活性的基质细胞蛋白,在抑制存在于 PDR 中的纤维血管膜方面显示出一些益处[118]。

TNF-α 显示出一些促炎性和促血管生成的特性,如细胞因子激活、诱导黏附分子和单核细胞趋化性[119]。因此,靶向可溶性 TNF 受体被认为是一种潜在的治疗方法[120]。

转化生长因子-β(TGF-β2)是一种抗血管生成因子,研究表明在 PDR 患者玻

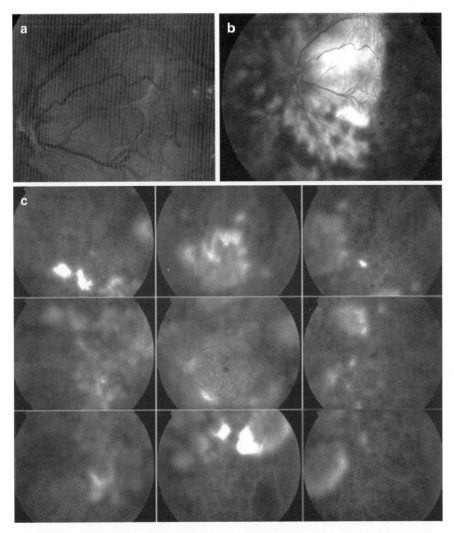

图 4.28 (a~d)一名高危 PDR 患者的初期特征。(a)眼底照相显示广泛的血管纤维化和视网膜牵拉。(b,c)后极部和周边部 FA 表现为 NVD 和 NVE 渗漏导致的强荧光,弥漫性血-视网膜屏障被破坏和视网膜无灌注。(待续)

璃体内其活性明显减弱[121]。纤溶酶是一种控制 TGF-β2 水平的分子,已被认为是治疗 PDR 的可能靶点。

金属蛋白酶(MMP)是参与 PDR 炎症和先天免疫调节因子,可能是治疗 PDR 的潜在靶点[122]。白藜芦醇是一种存在于红葡萄酒中的多酚,在下调 MMP-9 水平和保护视网膜缺血方面表现出一定的活性[123]。

在 PDR 动物模型中,一种抗血管生成基因色素上皮衍生因子(PEDF)显示出

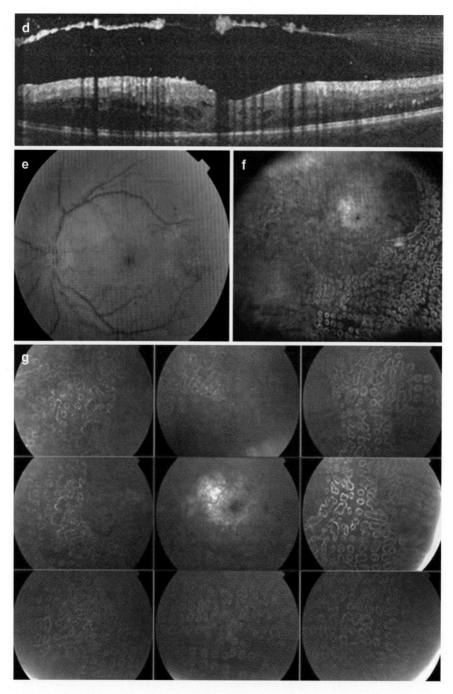

图 4.28(续)　(d)OCT 显示视网膜上方致密的玻璃体视网膜牵拉,使视网膜厚度增加,并伴有视网膜内囊肿。(e~h)同一名患者 PRP 和玻璃体切割术 12 个月后的最后随访。(e)眼底彩色照相显示新生血管和玻璃体视网膜纤维化完全消失。全视网膜(f)和传统(g)FA 显示无新生血管和血-视网膜屏障被轻微破坏。(待续)

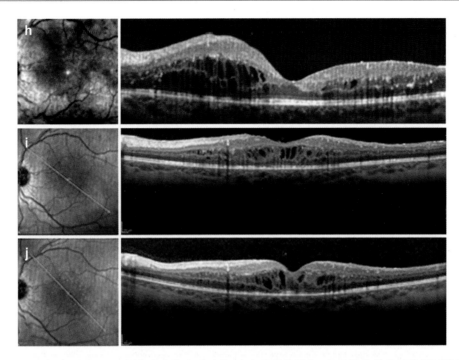

图 4.28(续) (h)OCT 显示黄斑水肿广泛减轻,中央凹保持良好,以及视盘黄斑区域视网膜厚度的增加。(i)OCT 显示,4 个月后,尽管注射了雷珠单抗,视网膜厚度仍增加,并伴有视网膜内囊肿。(j)在另外玻璃体腔注射雷珠单抗 3 次后,1 年最后时的随访显示黄斑水肿持续存在,但中央凹形态较好。

抑制 NVE,降低 MMP、VEGF 和结缔组织生长因子(CTGF)表达的作用[108]。

卡纳单抗是一种抗白介素-1β 的新型单克隆抗体,目前用于风湿性疾病。一项研究初步评估了 PDR 患者皮下注射 150mg 卡纳单抗的安全性,结果显示糖尿病视网膜病变中的新生血管无变化,但对糖尿病性黄斑水肿具有明显改善作用[124]。

氟轻松玻璃体腔缓释植入物已被用于难治性 DME 的治疗[125],但其在 PDR 联合治疗策略的潜在作用,还需要进一步证实。

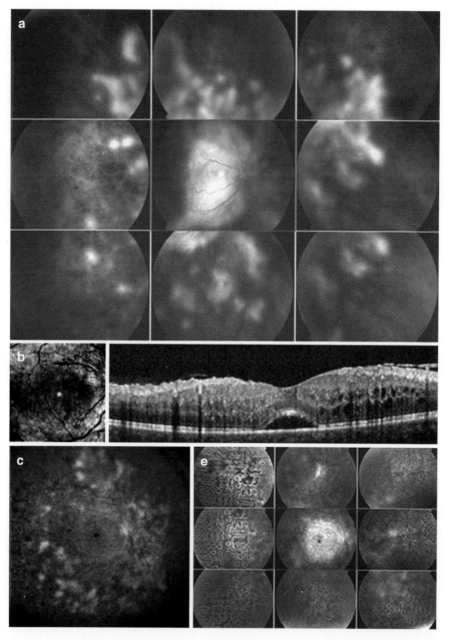

图 4.29 一名晚期 PDR 患者的初期特征。(a)FA 显示 NVD 和 NVE 的强荧光和视网膜灌注缺陷导致的弱荧光。(b)OCT 显示视网膜增厚，伴视网膜下积液、囊样水肿和视网膜前膜。同一名患者在接受 PRP 和玻璃体腔注射雷珠单抗后的全视网膜 FA(c)和 OCT(d)表现为新生血管持续存在和黄斑水肿。玻璃体切割术后 FA(e)和 OCT(f)显示新生血管切除，黄斑水肿持续，中央凹下液体消退。(g)同一名患者经 3 次 IVB 治疗后的 OCT 显示 6 个月后黄斑水肿完全消退。(h)最终随访 OCT 显示黄斑水肿轻度复发。(待续)

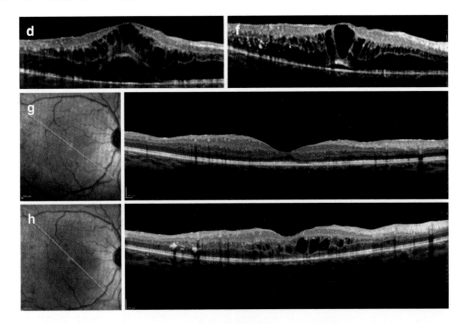

图 4.29(续)。

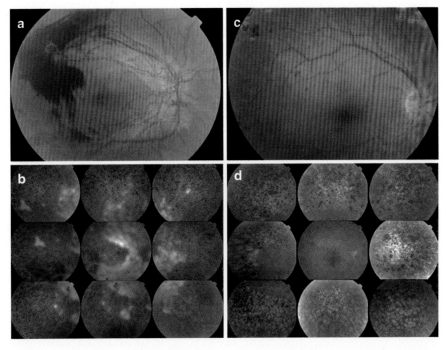

图 4.30　(a,b)严重 PDR 伴 NVD 患者的初期影像学表现,大量 NVE 和视网膜前出血,已行完整 PRP 治疗。(c,d)同一名患者玻璃体切割术后的最后随访显示纤维化消失,新生血管完全消退,以及出血。

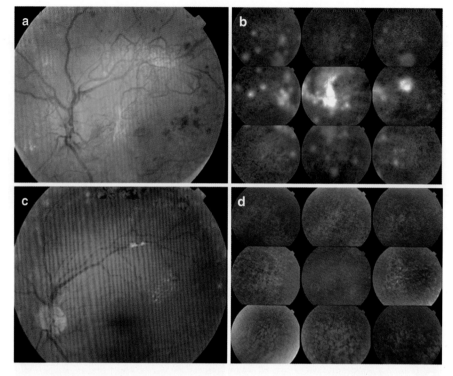

图 4.31　(a,b)高危 PDR 患者,颞上血管弓清晰可见广泛 NVE,已接受 PRP 治疗。(c,d)玻璃体切割术完全切除新生血管后,未发现活跃的新生血管迹象。

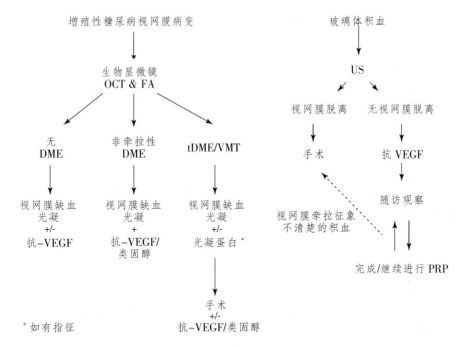

图 4.32 PDR 的治疗算法。奥克纤溶酶注射液适用于局部玻璃体黄斑牵拉存在时,只能在激光光凝治疗完成后才能应用。在眼轴>28mm,活动性渗出性黄斑病变,玻璃体附着直径>1500μm,悬韧带不稳定,视网膜脱离病史,玻璃体积血,视网膜静脉阻塞,无晶状体和未控制的青光眼的情况下禁用。

(陈程 陈偲翊 康佳雨 梁荣斌 杨卫华 余瑶 朱佩文 朱欣悦 石文卿 刘荣强 译

刘祖国 苏婷 校)

参考文献

1. Klein R, Klein BE, Moss SE, et al. The Wisconsin epidemiologic study of diabetic retinopathy. II. Prevalence and risk of diabetic retinopathy when age at diagnosis is less than 30 years. Arch Ophthalmol Chic Ill. 1960 1984;102:520–6.
2. Klein R, Klein BE, Moss SE, et al. The Wisconsin epidemiologic study of diabetic retinopathy. III. Prevalence and risk of diabetic retinopathy when age at diagnosis is 30 or more years. Arch Ophthalmol Chic Ill. 1960 1984;102:527–32.
3. Dobree JH. Proliferative diabetic retinopathy: evolution of the retinal lesions. Br J Ophthalmol. 1964;48:637–49.
4. Garner A. Histopathology of diabetic retinopathy in man. Eye Lond Engl. 1993;7(Pt 2):250–3. https://doi.org/10.1038/eye.1993.58.
5. Shimizu K, Kobayashi Y, Muraoka K. Midperipheral fundus involvement in diabetic retinopathy. Ophthalmology. 1981;88:601–12.
6. Michelson I. The mode of development of the vascular system of the retina, with some observations on its significance for certain retinal diseases. Trans Ophthalmol Soc UK. 1948;68:137–80.
7. Wise GN. Retinal neovascularization. Trans Am Ophthalmol Soc. 1956;54:729–826.

8. Patz A. Clinical and experimental studies on retinal neovascularization. XXXIX Edward Jackson Memorial Lecture. Am J Ophthalmol. 1982;94:715–43.

9. Cho H, Alwassia AA, Regiatieri CV, et al. Retinal neovascularization secondary to proliferative diabetic retinopathy characterized by spectral domain optical coherence tomography. Retina Phila Pa. 2013;33:542–7. https://doi.org/10.1097/IAE.0b013e3182753b6f.

10. Jansson RW, Frøystein T, Krohn J. Topographical distribution of retinal and optic disc neovascularization in early stages of proliferative diabetic retinopathy. Invest Ophthalmol Vis Sci. 2012;53:8246–52. https://doi.org/10.1167/iovs.12-10918.

11. Davis MD. Vitreous contraction in proliferative diabetic retinopathy. Arch Ophthalmol Chic Ill. 1960 1965;74:741–51.

12. Kampik A, Kenyon KR, Michels RG, et al. Epiretinal and vitreous membranes. Comparative study of 56 cases. Arch Ophthalmol Chic Ill. 1960 1981;99:1445–54.

13. Nork TM, Wallow IH, Sramek SJ, et al. Müller's cell involvement in proliferative diabetic retinopathy. Arch Ophthalmol Chic Ill. 1960 1987;105:1424–9.

14. Wallow IH, Geldner PS. Endothelial fenestrae in proliferative diabetic retinopathy. Invest Ophthalmol Vis Sci. 1980;19:1176–83.

15. Taniguchi Y. Ultrastructure of newly formed blood vessels in diabetic retinopathy. Jpn J Ophthalmol. 1976;20:19–31.

16. Diabetic retinopathy study. Report number 6. Design, methods, and baseline results. Report number 7. A modification of the airlie house classification of diabetic retinopathy. Prepared by the diabetic retinopathy. Invest Ophthalmol Vis Sci. 1981;21:1–226.

17. Wilkinson CP, Ferris FL, Klein RE, et al. Proposed international clinical diabetic retinopathy and diabetic macular edema disease severity scales. Ophthalmology. 2003;110:1677–82. https://doi.org/10.1016/S0161-6420(03)00475-5.

18. Ohira A, de Juan E. Characterization of glial involvement in proliferative diabetic retinopathy. Ophthalmol J Int Ophtalmol Int J Ophthalmol Z Augenheilkd. 1990;201:187–95. https://doi.org/10.1159/000310150.

19. Di Bernardo C, Schachat A, Fekrat S. Ophthalmic ultrasound: a diagnostic atlas. New York: Thieme; 1998.

20. Schwatz SD, Alexander R, Hiscott P, et al. Recognition of vitreoschisis in proliferative diabetic retinopathy. A useful landmark in vitrectomy for diabetic traction retinal detachment. Ophthalmology. 1996;103:323–8.

21. Chu TG, Lopez PF, Cano MR, et al. Posterior vitreoschisis. An echographic finding in proliferative diabetic retinopathy. Ophthalmology. 1996;103:315–22.

22. Restori M, McLeod D. Ultrasound in pre-vitrectomy assessment. Trans Ophthalmol Soc U K. 1977;97:232–4.

23. Arzabe CW, Akiba J, Jalkh AE, et al. Comparative study of vitreoretinal relationships using biomicroscopy and ultrasound. Graefes Arch Clin Exp Ophthalmol Albrecht Von Graefes Arch Klin Exp Ophthalmol. 1991;229:66–8.

24. Kaiser PK, Riemann CD, Sears JE, et al. Macular traction detachment and diabetic macular edema associated with posterior hyaloidal traction. Am J Ophthalmol. 2001;131:44–9.

25. Villegas V, Flynn HJ. Diabetic retinopathy. In: Optical coherence tomography of ocular disease. Thorofare: Slack Incorporated; 2004. p. 158–214.

26. Soman M, Ganekal S, Nair U, et al. Effect of panretinal photocoagulation on macular morphology and thickness in eyes with proliferative diabetic retinopathy without clinically significant macular edema. Clin Ophthalmol Auckl NZ. 2012;6:2013–7. https://doi.org/10.2147/OPTH.S37340.

27. Shah VA, Brown JS, Mahmoud TH. Correlation of outer retinal microstucture and foveal thickness with visual acuity after pars plana vitrectomy for complications of proliferative diabetic retinopathy. Retina Phila Pa. 2012;32:1775–80. https://doi.org/10.1097/IAE.0b013e318255068a.

28. Lee SB, Kwag JY, Lee HJ, et al. The longitudinal changes of retinal nerve fiber layer thickness after panretinal photocoagulation in diabetic retinopathy patients. Retina Phila Pa. 2013;33:188–93. https://doi.org/10.1097/IAE.0b013e318261a710.

29. Esmaeelpour M, Brunner S, Ansari-Shahrezaei S, et al. Choroidal thinning in diabetes type 1 detected by 3-dimensional 1060 nm optical coherence tomography. Invest Ophthalmol Vis

Sci. 2012;53:6803–9. https://doi.org/10.1167/iovs.12-10314.

30. Vujosevic S, Martini F, Cavarzeran F, et al. Macular and peripapillary choroidal thickness in diabetic patients. Retina Phila Pa. 2012;32:1781–90. https://doi.org/10.1097/IAE.0b013e31825db73d.

31. Roohipoor R, Sharifian E, Ghassemi F, et al. Choroidal thickness changes in proliferative diabetic retinopathy treated with panretinal photocoagulation versus panretinal photocoagulation with intravitreal bevacizumab. Retina Phila Pa. 2016;36:1997–2005. https://doi.org/10.1097/IAE.0000000000001027.

32. Akiyama H, Li D, Shimoda Y, et al. Observation of neovascularization of the disc associated with proliferative diabetic retinopathy using OCT angiography. Jpn J Ophthalmol. 2018;62:286–91. https://doi.org/10.1007/s10384-018-0571-z.

33. Sandhu HS, Eladawi N, Elmogy M, et al. Automated diabetic retinopathy detection using optical coherence tomography angiography: a pilot study. Br J Ophthalmol. 2018; https://doi.org/10.1136/bjophthalmol-2017-311489.

34. Lange J, Hadziahmetovic M, Zhang J, et al. Region-specific ischemia, neovascularization and macular oedema in treatment-naïve proliferative diabetic retinopathy. Clin Experiment Ophthalmol. 2018; https://doi.org/10.1111/ceo.13168.

35. Photocoagulation treatment of proliferative diabetic retinopathy: relationship of adverse treatment effects to retinopathy severity. Diabetic retinopathy study report no. 5. Dev Ophthalmol. 1981;2:248–61.

36. Nagpal M, Marlecha S, Nagpal K. Comparison of laser photocoagulation for diabetic retinopathy using 532-nm standard laser versus multispot pattern scan laser. Retina Phila Pa. 2010;30:452–8. https://doi.org/10.1097/IAE.0b013e3181c70127.

37. Lövestam-Adrian M, Andréasson S, Ponjavic V. Macular function assessed with mfERG before and after panretinal photocoagulation in patients with proliferative diabetic retinopathy. Doc Ophthalmol Adv Ophthalmol. 2004;109:115–21.

38. Messias A, Ramos Filho JA, Messias K, et al. Electroretinographic findings associated with panretinal photocoagulation (PRP) versus PRP plus intravitreal ranibizumab treatment for high-risk proliferative diabetic retinopathy. Doc Ophthalmol Adv Ophthalmol. 2012;124:225–36. https://doi.org/10.1007/s10633-012-9322-5.

39. Unoki N, Nishijima K, Sakamoto A, et al. Retinal sensitivity loss and structural disturbance in areas of capillary nonperfusion of eyes with diabetic retinopathy. Am J Ophthalmol. 2007;144:755–60. https://doi.org/10.1016/j.ajo.2007.07.011.

40. Muqit MMK, Gray JCB, Marcellino GR, et al. In vivo laser-tissue interactions and healing responses from 20- vs 100-millisecond pulse Pascal photocoagulation burns. Arch Ophthalmol Chic Ill. 1960 2010;128:448–55. https://doi.org/10.1001/archophthalmol.2010.36.

41. Mendrinos E, Mangioris G, Papadopoulou DN, et al. Retinal vessel analyzer measurements of the effect of panretinal photocoagulation on the retinal arteriolar diameter in diabetic retinopathy. Retina Phila Pa. 2010;30:555–61. https://doi.org/10.1097/IAE.0b013e3181bd2f79.

42. Glaser BM. Extracellular modulating factors and the control of intraocular neovascularization. An overview. Arch Ophthalmol Chic Ill. 1960 1988;106:603–7.

43. Glaser BM, Campochiaro PA, Davis JL, et al. Retinal pigment epithelial cells release an inhibitor of neovascularization. Arch Ophthalmol Chic Ill. 1960 1985;103:1870–5.

44. Patz A. Retinal neovascularisation: early contributions of professor Michaelson and recent observations. Br J Ophthalmol. 1984;68:42–6.

45. Landers MB, Stefansson E, Wolbarsht ML. Panretinal photocoagulation and retinal oxygenation. Retina Phila Pa. 1982;2:167–75.

46. Photocoagulation treatment of proliferative diabetic retinopathy: the second report of diabetic retinopathy study findings. Ophthalmology. 1978;85:82–106.

47. Photocoagulation treatment of proliferative diabetic retinopathy. Clinical application of diabetic retinopathy study (DRS) findings, DRS report number 8. The Diabetic Retinopathy Study Research Group. Ophthalmology. 1981;88:583–600.

48. Early treatment diabetic retinopathy study design and baseline patient characteristics. ETDRS report number 7. Ophthalmology. 1991;98:741–56.

49. Preliminary report on effects of photocoagulation therapy. The Diabetic Retinopathy Study

Research Group. Am J Ophthalmol. 1976;81:383–96.

50. Four risk factors for severe visual loss in diabetic retinopathy. The third report from the diabetic retinopathy study. The Diabetic Retinopathy Study Research Group. Arch Ophthalmol Chic Ill. 1960 1979;97:654–5.

51. Effects of aspirin treatment on diabetic retinopathy. ETDRS report number 8. Early Treatment Diabetic Retinopathy Study Research Group. Ophthalmology. 1991;98:757–65.

52. Early photocoagulation for diabetic retinopathy. ETDRS report number 9. Early Treatment Diabetic Retinopathy Study Research Group. Ophthalmology. 1991;98:766–85.

53. Ferris F. Early photocoagulation in patients with either type I or type II diabetes. Trans Am Ophthalmol Soc. 1996;94:505–37.

54. Diabetic retinopathy. American Academy of Ophthalmology Retina Panel (2008) Preferred practice pattern® guidelines. www.aao.org/ppp. 2008.

55. Techniques for scatter and local photocoagulation treatment of diabetic retinopathy: Early Treatment Diabetic Retinopathy Study Report no. 3. The Early Treatment Diabetic Retinopathy Study Research Group. Int Ophthalmol Clin. 1987;27:254–64.

56. Doft BH, Blankenship GW. Single versus multiple treatment sessions of argon laser panretinal photocoagulation for proliferative diabetic retinopathy. Ophthalmology. 1982;89: 772–9.

57. Ferris FL, Podgor MJ, Davis MD. Macular edema in diabetic retinopathy study patients. Diabetic retinopathy study report number 12. Ophthalmology. 1987;94:754–60.

58. Bandello F, Polito A, Pognuz DR, et al. Triamcinolone as adjunctive treatment to laser panretinal photocoagulation for proliferative diabetic retinopathy. Arch Ophthalmol Chic Ill. 2006;124:643–50. https://doi.org/10.1001/archopht.124.5.643.

59. Blumenkranz MS, Yellachich D, Andersen DE, et al. Semiautomated patterned scanning laser for retinal photocoagulation. Retina Phila Pa. 2006;26:370–6.

60. Schuele G, Rumohr M, Huettmann G, et al. RPE damage thresholds and mechanisms for laser exposure in the microsecond-to-millisecond time regimen. Invest Ophthalmol Vis Sci. 2005;46:714–9. https://doi.org/10.1167/iovs.04-0136.

61. Sheth S, Lanzetta P, Veritti D, et al. Experience with the Pascal® photocoagulator: an analysis of over 1,200 laser procedures with regard to parameter refinement. Indian J Ophthalmol. 2011;59:87–91. https://doi.org/10.4103/0301-4738.77007.

62. Chappelow AV, Tan K, Waheed NK, et al. Panretinal photocoagulation for proliferative diabetic retinopathy: pattern scan laser versus argon laser. Am J Ophthalmol. 2012;153:137–42. e2. https://doi.org/10.1016/j.ajo.2011.05.035.

63. Muqit MMK, Marcellino GR, Henson DB, et al. Single-session vs multiple-session pattern scanning laser panretinal photocoagulation in proliferative diabetic retinopathy: the Manchester Pascal study. Arch Ophthalmol Chic Ill. 1960 2010;128:525–33. https://doi.org/10.1001/archophthalmol.2010.60.

64. Muraly P, Limbad P, Srinivasan K, et al. Single session of Pascal versus multiple sessions of conventional laser for panretinal photocoagulation in proliferative diabetic retinopathy: a comparitive study. Retina Phila Pa. 2011;31:1359–65. https://doi.org/10.1097/IAE.0b013e318203c140.

65. Kernt M, Cheuteu R, Vounotrypidis E, et al. Focal and panretinal photocoagulation with a navigated laser (NAVILAS®). Acta Ophthalmol. 2011;89:e662–4. https://doi.org/10.1111/j.1755-3768.2010.02017.x.

66. Chhablani J, Mathai A, Rani P, et al. Comparison of conventional pattern and novel navigated panretinal photocoagulation in proliferative diabetic retinopathy. Invest Ophthalmol Vis Sci. 2014;55:3432–8. https://doi.org/10.1167/iovs.14-13936.

67. Bandello F, Pognuz DR, Pirracchio A, et al. Intravitreal triamcinolone acetonide for florid proliferative diabetic retinopathy. Graefes Arch Clin Exp Ophthalmol Albrecht Von Graefes Arch Klin Exp Ophthalmol. 2004;242:1024–7. https://doi.org/10.1007/s00417-004-0911-1.

68. Jonas JB, Kreissig I, Degenring R. Intravitreal triamcinolone acetonide for treatment of intraocular proliferative, exudative, and neovascular diseases. Prog Retin Eye Res. 2005;24:587–611. https://doi.org/10.1016/j.preteyeres.2005.01.004.

69. Fischer S, Renz D, Schaper W, et al. In vitro effects of dexamethasone on hypoxia-induced hyperpermeability and expression of vascular endothelial growth factor. Eur J Pharmacol.

2001;411:231–43.

70. Nonaka A, Kiryu J, Tsujikawa A, et al. Inflammatory response after scatter laser photocoagulation in nonphotocoagulated retina. Invest Ophthalmol Vis Sci. 2002;43:1204–9.

71. Wilson CA, Berkowitz BA, Sato Y, et al. Treatment with intravitreal steroid reduces blood-retinal barrier breakdown due to retinal photocoagulation. Arch Ophthalmol Chic Ill. 1960 1992;110:1155–9.

72. Mirshahi A, Shenazandi H, Lashay A, et al. Intravitreal triamcinolone as an adjunct to standard laser therapy in coexisting high-risk proliferative diabetic retinopathy and clinically significant macular edema. Retina Phila Pa. 2010;30:254–9. https://doi.org/10.1097/IAE.0b013e3181b4f125.

73. Diabetic Retinopathy Clinical Research Network, Googe J, Brucker AJ, et al. Randomized trial evaluating short-term effects of intravitreal ranibizumab or triamcinolone acetonide on macular edema after focal/grid laser for diabetic macular edema in eyes also receiving panretinal photocoagulation. Retina Phila Pa. 2011;31:1009–27. https://doi.org/10.1097/IAE.0b013e318217d739.

74. Querques L, Parravano M, Sacconi R, et al. Ischemic index changes in diabetic retinopathy after intravitreal dexamethasone implant using ultra-widefield fluorescein angiography: a pilot study. Acta Diabetol. 2017;54:769–73. https://doi.org/10.1007/s00592-017-1010-1.

75. Iglicki M, Zur D, Busch C, et al. Progression of diabetic retinopathy severity after treatment with dexamethasone implant: a 24-month cohort study the "DR-Pro-DEX Study.". Acta Diabetol. 2018;55:541–7. https://doi.org/10.1007/s00592-018-1117-z.

76. Adamis AP, Miller JW, Bernal MT, et al. Increased vascular endothelial growth factor levels in the vitreous of eyes with proliferative diabetic retinopathy. Am J Ophthalmol. 1994;118:445–50.

77. Adamis AP, Shima DT, Tolentino MJ, et al. Inhibition of vascular endothelial growth factor prevents retinal ischemia-associated iris neovascularization in a nonhuman primate. Arch Ophthalmol Chic Ill. 1960 1996;114:66–71.

78. Adamis AP, Altaweel M, Bressler NM, et al. Changes in retinal neovascularization after pegaptanib (Macugen) therapy in diabetic individuals. Ophthalmology. 2006;113:23–8. https://doi.org/10.1016/j.ophtha.2005.10.012.

79. Avery RL. Regression of retinal and iris neovascularization after intravitreal bevacizumab (Avastin) treatment. Retina Phila Pa. 2006;26:352–4.

80. Jorge R, Costa RA, Calucci D, et al. Intravitreal bevacizumab (Avastin) for persistent new vessels in diabetic retinopathy (IBEPE study). Retina Phila Pa. 2006;26:1006–13. https://doi.org/10.1097/01.iae.0000246884.76018.63.

81. Martinez-Zapata MJ, Martí-Carvajal AJ, Solà I, et al. Anti-vascular endothelial growth factor for proliferative diabetic retinopathy. Cochrane Database Syst Rev. 2014;11:CD008721. https://doi.org/10.1002/14651858.CD008721.pub2.

82. Filho JAR, Messias A, Almeida FPP, et al. Panretinal photocoagulation (PRP) versus PRP plus intravitreal ranibizumab for high-risk proliferative diabetic retinopathy. Acta Ophthalmol. 2011;89:e567–72. https://doi.org/10.1111/j.1755-3768.2011.02184.x.

83. Writing Committee for the Diabetic Retinopathy Clinical Research Network, Gross JG, Glassman AR, et al. Panretinal photocoagulation vs intravitreous ranibizumab for proliferative diabetic retinopathy: a randomized clinical trial. JAMA. 2015;314:2137–46. https://doi.org/10.1001/jama.2015.15217.

84. Hutton DW, Stein JD, Bressler NM, et al. Cost-effectiveness of Intravitreous ranibizumab compared with panretinal photocoagulation for proliferative diabetic retinopathy: secondary analysis from a diabetic retinopathy clinical research network randomized clinical trial. JAMA Ophthalmol. 2017;135:576–84. https://doi.org/10.1001/jamaophthalmol.2017.0837.

85. Figueira J, Fletcher E, Massin P, et al. Ranibizumab plus panretinal photocoagulation versus panretinal photocoagulation alone for high-risk proliferative diabetic retinopathy (PROTEUS study). Ophthalmology. 2018;125:691–700. https://doi.org/10.1016/j.ophtha.2017.12.008.

86. Sivaprasad S, Prevost AT, Vasconcelos JC, et al. Clinical efficacy of intravitreal aflibercept versus panretinal photocoagulation for best corrected visual acuity in patients with proliferative diabetic retinopathy at 52 weeks (CLARITY): a multicentre, single-blinded, randomised, controlled, phase 2b, non-inferiority trial. Lancet Lond Engl. 2017;389:2193–203. https://

doi.org/10.1016/S0140-6736(17)31193-5.

87. Jeon S, Lee WK. Intravitreal bevacizumab increases intraocular interleukin-6 levels at 1 day after injection in patients with proliferative diabetic retinopathy. Cytokine. 2012;60:535–9. https://doi.org/10.1016/j.cyto.2012.07.005.

88. Ernst BJ, García-Aguirre G, Oliver SCN, et al. Intravitreal bevacizumab versus panretinal photocoagulation for treatment-naïve proliferative and severe nonproliferative diabetic retinopathy. Acta Ophthalmol. 2012;90:e573–4. https://doi.org/10.1111/j.1755-3768.2011.02364.x.

89. Arevalo JF, Maia M, Flynn HW, et al. Tractional retinal detachment following intravitreal bevacizumab (Avastin) in patients with severe proliferative diabetic retinopathy. Br J Ophthalmol. 2008;92:213–6. https://doi.org/10.1136/bjo.2007.127142.

90. El-Sabagh HA, Abdelghaffar W, Labib AM, et al. Preoperative intravitreal bevacizumab use as an adjuvant to diabetic vitrectomy: histopathologic findings and clinical implications. Ophthalmology. 2011;118:636–41. https://doi.org/10.1016/j.ophtha.2010.08.038.

91. Mirshahi A, Roohipoor R, Lashay A, et al. Bevacizumab-augmented retinal laser photocoagulation in proliferative diabetic retinopathy: a randomized double-masked clinical trial. Eur J Ophthalmol. 2008;18:263–9.

92. Cintra LP, Costa RA, Ribeiro JAS, et al. Intravitreal bevacizumab (Avastin) for persistent new vessels in diabetic retinopathy (IBEPE study): 1-year results. Retina Phila Pa. 2013;33:1109–16. https://doi.org/10.1097/IAE.0b013e31827b63f3.

93. Huang Y-H, Yeh P-T, Chen M-S, et al. Intravitreal bevacizumab and panretinal photocoagulation for proliferative diabetic retinopathy associated with vitreous hemorrhage. Retina Phila Pa. 2009;29:1134–40. https://doi.org/10.1097/IAE.0b013e3181b094b7.

94. Yang C-S, Hung K-C, Huang Y-M, et al. Intravitreal bevacizumab (Avastin) and panretinal photocoagulation in the treatment of high-risk proliferative diabetic retinopathy. J Ocul Pharmacol Ther Off J Assoc Ocul Pharmacol Ther. 2013;29:550–5. https://doi.org/10.1089/jop.2012.0202.

95. Nakao S, Ishikawa K, Yoshida S, et al. Altered vascular microenvironment by bevacizumab in diabetic fibrovascular membrane. Retina Phila Pa. 2013;33:957–63. https://doi.org/10.1097/IAE.0b013e3182753b41.

96. Cunningham ET, Adamis AP, Altaweel M, et al. A phase II randomized double-masked trial of pegaptanib, an anti-vascular endothelial growth factor aptamer, for diabetic macular edema. Ophthalmology. 2005;112:1747–57. https://doi.org/10.1016/j.ophtha.2005.06.007.

97. González VH, Giuliari GP, Banda RM, et al. Intravitreal injection of pegaptanib sodium for proliferative diabetic retinopathy. Br J Ophthalmol. 2009;93:1474–8. https://doi.org/10.1136/bjo.2008.155663.

98. Hornan D, Edmeades N, Krishnan R, et al. Use of pegaptanib for recurrent and non-clearing vitreous haemorrhage in proliferative diabetic retinopathy. Eye Lond Engl. 2010;24:1315–9. https://doi.org/10.1038/eye.2010.14.

99. Early vitrectomy for severe vitreous hemorrhage in diabetic retinopathy. Two-year results of a randomized trial. Diabetic Retinopathy Vitrectomy Study report 2. The Diabetic Retinopathy Vitrectomy Study Research Group. Arch Ophthalmol Chic Ill. 1960 1985;103:1644–52.

100. Early vitrectomy for severe proliferative diabetic retinopathy in eyes with useful vision. Clinical application of results of a randomized trial--Diabetic Retinopathy Vitrectomy Study Report 4. The Diabetic Retinopathy Vitrectomy Study Research Group. Ophthalmology. 1988;95:1321–34.

101. Early vitrectomy for severe proliferative diabetic retinopathy in eyes with useful vision. Results of a randomized trial--Diabetic Retinopathy Vitrectomy Study Report 3. The Diabetic Retinopathy Vitrectomy Study Research Group. Ophthalmology. 1988;95:1307–20.

102. Early vitrectomy for severe vitreous hemorrhage in diabetic retinopathy. Four-year results of a randomized trial: Diabetic retinopathy vitrectomy study report 5. Arch Ophthalmol Chic Ill. 1960 1990;108:958–64.

103. Codenotti M, Iuliano L, Maestranzi G. Surgical Management and Techniques. Dev Ophthalmol. 2017;60:143–59. https://doi.org/10.1159/000459702.

104. Avery RL, Pearlman J, Pieramici DJ, et al. Intravitreal bevacizumab (Avastin) in the treatment of proliferative diabetic retinopathy. Ophthalmology. 2006;113:1695.e1–15. https://doi.org/10.1016/j.ophtha.2006.05.064.

105. Smith JM, Steel DHW. Anti-vascular endothelial growth factor for prevention of postoperative vitreous cavity haemorrhage after vitrectomy for proliferative diabetic retinopathy. Cochrane Database Syst Rev. 2015;8:CD008214. https://doi.org/10.1002/14651858. CD008214.pub3.

106. Simunovic MP, Maberley DAL. Anti-vascular endothelial growth factor therapy for proliferative diabetic retinopathy: a systematic review and meta-analysis. Retina Phila Pa. 2015;35:1931–42. https://doi.org/10.1097/IAE.0000000000000723.

107. Charles S, Flinn CE. The natural history of diabetic extramacular traction retinal detachment. Arch Ophthalmol Chic Ill. 1960 1981;99:66–8.

108. Adamis AP, Berman AJ. Immunological mechanisms in the pathogenesis of diabetic retinopathy. Semin Immunopathol. 2008;30:65–84. https://doi.org/10.1007/s00281-008-0111-x.

109. Esser P, Bresgen M, Fischbach R, et al. Intercellular adhesion molecule-1 levels in plasma and vitreous from patients with vitreoretinal disorders. Ger J Ophthalmol. 1995;4:269–74.

110. Adamiec-Mroczek J, Oficjalska-Młyńczak J. Assessment of selected adhesion molecule and proinflammatory cytokine levels in the vitreous body of patients with type 2 diabetes--role of the inflammatory-immune process in the pathogenesis of proliferative diabetic retinopathy. Graefes Arch Clin Exp Ophthalmol Albrecht Von Graefes Arch Klin Exp Ophthalmol. 2008;246:1665–70. https://doi.org/10.1007/s00417-008-0868-6.

111. Intravitreal bevacizumab for proliferative diabetic retinopathy [ClinicalTrials.gov Identifier: NCT01724385] US National Institutes of Health, ClinicalTrials.gov. http://www.clinicaltrials.gov.

112. Prospective, randomized, multicenter, open label, phase II study to access efficacy and safety of Lucentis® monotherapy compared with Lucentis® plus panretinal photocoagulation (PRP) and PRP in the treatment of patients with high risk proliferative diabetic retinopathy [ClinicalTrials.gov Identifier: NCT01280929] US National Institutes of Health, ClinicalTrials.gov [online]. http://www.clinicaltrials.gov.

113. Multicenter 12 months clinical study to evaluate efficacy and safety of ranibizumab alone or in combination with laser photocoagulation vs. laser photocoagulation alone in proliferative diabetic retinopathy [ClinicalTrials.gov Identifier: NCT01594281] US National Institutes of Health, ClinicalTrials.gov. http://www.clinicaltrials.gov.

114. Prospective, randomized, open label, Phase II study to assess efficacy and safety of Macugen® (pegaptanib 0.3 mg intravitreal injections) plus panretinal photocoagulation (PRP) and PRP (monotherapy) in the treatment of patients with high risk proliferative diabetic retinopathy [ClinicalTrials.gov identifier: NCT01281098] US National Institutes of Health, ClinicalTrials.gov. http://www.clinicaltrials.gov.

115. Treatment with intravitreal aflibercept injection for proliferative diabetic retinopathy, The A.C.T study (ACT) [ClinicalTrials.gov Identifier: NCT01813773] US National Institutes of Health, ClinicalTrialsgov : http://www.clinicaltrials.gov.

116. Joussen AM, Poulaki V, Mitsiades N, et al. Nonsteroidal anti-inflammatory drugs prevent early diabetic retinopathy via TNF-alpha suppression. FASEB J Off Publ Fed Am Soc Exp Biol. 2002;16:438–40. https://doi.org/10.1096/fj.01-0707fje.

117. Hirano Y, Sakurai E, Matsubara A, et al. Suppression of ICAM-1 in retinal and choroidal endothelial cells by plasmid small-interfering RNAs in vivo. Invest Ophthalmol Vis Sci. 2010;51:508–15. https://doi.org/10.1167/iovs.09-3457.

118. Arita R, Hata Y, Nakao S, et al. Rho kinase inhibition by fasudil ameliorates diabetes-induced microvascular damage. Diabetes. 2009;58:215–26. https://doi.org/10.2337/db08-0762.

119. Elner SG, Elner VM, Bian ZM, et al. Human retinal pigment epithelial cell interleukin-8 and monocyte chemotactic protein-1 modulation by T-lymphocyte products. Invest Ophthalmol Vis Sci. 1997;38:446–55.

120. Limb GA, Hollifield RD, Webster L, et al. Soluble TNF receptors in vitreoretinal proliferative disease. Invest Ophthalmol Vis Sci. 2001;42:1586–91.

121. Tashimo A, Mitamura Y, Nagai S, et al. Aqueous levels of macrophage migration inhibitory factor and monocyte chemotactic protein-1 in patients with diabetic retinopathy. Diabet Med J Br Diabet Assoc. 2004;21:1292–7. https://doi.org/10.1111/j.1464-5491.2004.01334.x.

122. Parks WC, Wilson CL, López-Boado YS. Matrix metalloproteinases as modulators of inflammation and innate immunity. Nat Rev Immunol. 2004;4:617–29. https://doi.org/10.1038/nri1418.

123. Resveratrol mitigates rat retinal ischemic injury: the roles of matrix metalloprotcinasc-9, inducible nitric oxide, and heme oxygenase-1. - PubMed - NCBI. 2018. https://www.ncbi.nlm.nih.gov/pubmed/?term=1.%09J+Ocul+Pharmacol+Ther+29%3A33%E2%80%9340. Accessed 25 Mar 2018.

124. Stahel M, Becker M, Graf N, et al. Systemic interleukin 1β inhibition in proliferative diabetic retinopathy: a prospective open-label study using canakinumab. Retina Phila Pa. 2016;36:385–91. https://doi.org/10.1097/IAE.0000000000000701.

125. Campochiaro PA, Brown DM, Pearson A, et al. Long-term benefit of sustained-delivery fluocinolone acetonide vitreous inserts for diabetic macular edema. Ophthalmology. 2011;118:626–35.e2. https://doi.org/10.1016/j.ophtha.2010.12.028.

126. Bandello F, Gass JD, Lattanzio R, Brancato R. Spontaneous regression of neovascularization at the disk and elsewhere in diabetic retinopathy. Am J Ophthalmol. 1996;122:494–501.

第 **5** 章

增殖性糖尿病视网膜病变：治疗进展

Daniele Veritti，Valentina Sarao，Francesco Samassa，
Tommaso Gambato，Marco Attilio Zarbin，Paolo Lanzetta

5.1 新激光治疗

虽然全视网膜激光光凝治疗(PRP)可以有效预防因增殖性糖尿病视网膜病变(PDR)并发症导致的视力下降，但是传统的激光系统治疗可能会导致一些副作用，如中央和周边视力下降、周边视野丧失、对比敏感度降低、黄斑水肿恶化或进展[1-3]。由于这些并发症可能与视网膜组织的热破坏和相应的炎症反应有关，因此科学研究的重点是研发能够保留视网膜组织的治疗方法，同时达到同样的治疗效果，并减轻患者的痛苦和损伤。

5.1.1 模式化扫描激光

模式化扫描激光可以在预先选定的模式中应用多点激光[4]。Pascal(Topcon MedicalLaserSystems，SantaClara，California，USA)是第一个用于临床的模式化扫描激光。为了提供多点激光，与传统激光相比，它采用更短的单脉冲持续时间(用10~30ms 替代 100~200ms)，并具有更高的功率。减少曝光时间可使热扩散最小化，更有选择性地瞄准视网膜色素上皮细胞，减少对视网膜内和脉络膜下的损伤[5]。使用 Pascal 激光代替传统氩激光 PRP 治疗的主要优点是减少患者的不适。有研究表明，Pascal 激光可以在很少的几次甚至一次治疗中完成全部的 PRP，不仅其缩短了患者的整体治疗时间和不便，还减少了与治疗相关的疼痛[6-8]。

近期一项研究比较了 Pascal 和传统激光 PRP 对严重非增殖性糖尿病视网膜病变患者糖尿病性黄斑水肿和前房闪辉强度(AFI)进展的影响[9]。在不同的时间

点，Pascal 激光组视网膜中央厚度和 AFI 水平明显低于传统激光组。在同一项研究中检测兔眼玻璃体中 VEGF 和其他细胞因子的水平。结果表明，Pascal 激光组 VEGF、IL-6、MCP-1 水平明显低于传统激光组。因此，作者认为在严重的 NPDR 患者中，Pascal 激光对 DME 和 AFI 的进展具有更大的预防作用，并且比传统激光光凝治疗造成更少的炎症细胞因子上调。

Pascal 激光（532nm 或 577nm）是最广为人知的模式化扫描激光系统，此外也推出了其他设备：Array LaserLink（Lumenis Vision，Yokneam Illit，Israel）532nm、577nm 和 656nm；MC-500 Vixi（Nidek Co.，Ltd，Gamagori，Japan）532nm、577nm 和 647nm；Integre Pro Scan（Ellex Medical Lasers，Adelaide，Australia）532nm、561nm 和 670nm；Vitra Multispot 和 EasyRet（Quantel Medical，Cournon d'Auvergne，France）532nm 和 577nm；Visulas Trion（Carl Zeiss，Oberkochen，Germany）532nm、561nm 和 659nm；IQ 532nm 和 IQ 577（Iridex Corporation，Mountain View，California，USA）532nm 和 577nm 以及 Navilas 577（OD-OS GmbH，Teltow，Germany）577nm[10]。目前，现有的激光器提供了广泛的波长范围。最常见的是 532nm 绿色，561nm 或 577nm 黄色，660nm 或 670nm 红色和 810nm 红外线。虽然没有证据表明哪一种的特定波长比其他波长更有效，但由于特定的优势，某些波长可以在特殊情况下使用。例如，红色或红外线激光在玻璃体积血患者中有效，因为这些波长的光较少被血红蛋白吸收，而黄色的好处是较少被黄斑色素吸收[11]。

5.1.2 导航激光光凝

Navilas（OD-OS Teltav，Germany）是 2009 年推出的一种激光光凝器。它是一种 577nm 模式型激光器，将光凝系统与眼底成像（彩色、无红光、红外线和 FA）相结合[12,13]。通过该设备，医师可以在电脑屏幕上设计治疗方案，并在治疗过程中将其与实时图像叠加。与传统的裂隙灯激光系统相比，Navilas 提供了更高的精度和更大的重复性，并留存了治疗过程中的数字图像文档，以供将来参考[12,14]。虽然它被设计为治疗后极部，但 Navilas 也可用于 PRP。在这种情况下建议使用全视网膜镜，而后极部治疗可不使用。导航 PRP 可补偿眼球运动，并不断调整单点或多点激光模式的位置，直到视网膜远端边缘。因此，与传统模式的激光相比，导航 PRP 激光在视网膜上的烧灼更加均匀。此外，在导航 PRP 中，眼动跟踪系统可以根据 ETDRS 方案使用 100ms 脉冲持续时间，而其他模式激光系统通常使用更短的曝光时间[15]。

5.1.3 靶向视网膜光凝治疗

靶向视网膜光凝治疗(TRP)的基本原理是将激光治疗限制在视网膜毛细血管非灌注区,从而使得新生血管消退。通过这种方法,医师可以避免行完整的PRP。广角荧光素血管造影可用来确定导致新生血管的缺血区[16]。现有的证据尚不明确。虽然一些研究显示了良好的效果(改善视野敏感度,没有增加黄斑厚度,合理的新生血管消退率),但其他研究认为并无临床益处[17-19]。仍需更多随机临床试验来进一步评估 TRP 的有效性。

5.1.4 阈值下激光光凝治疗

传统激光光凝治疗被认为是通过破坏代谢活性光感受器来起作用,从而抑制低氧驱动下增加的 VEGF 产生[20]。然而,越来越多的证据表明,与热激光烧灼相邻存活的 RPE(灼烧中央 RPE 已经坏死)在调节血管生成和血管渗漏方面具有关键作用[21-23]。基于这一信息,新的激光光凝治疗模式已经开发出来,能够刺激 RPE细胞而不会造成永久性或可见的视网膜损伤。这种新的激光光凝治疗概念被称为阈值下激光光凝治疗。

5.1.4.1 阈值下二极管微脉冲激光

阈值下二极管微脉冲(SDM)激光是实现视网膜阈值下激光治疗的最成熟的方法。它使用多次重复微脉冲能量(通常为 100~300ms),并在每个脉冲间停止激光发射 1700~1900ms。"关闭"阶段使得组织在每个微脉冲之间散发热量[24,25]。目前有几个商用微脉冲或类微脉冲激光系统使用波长短于或等于这样的二极管激光:IQ532 和 IQ577(Iridex Corporation,Mountain View,California,USA)532nm 和 577nm,Supra Scan 577、EasyRet 和 Supra810 (Quantel Medical,Cournon d'Auvergne,France)577nm 和 810nm 以及 Navilas577(OD-OS GmbH,Teltow,Germany)577nm[26-28]。SDM 已被广泛用于治疗 DME, 一些随机临床试验研究表明,SDM 与传统的栅格样激光治疗效果相同或更有效,但与热激光光凝治疗相比,SDM 不损伤视网膜组织。值得注意的是,目前还没有直接将阈值下二极管微脉冲激光用于抗 VEGF 治疗的研究[29,30]。目前,只有一篇关于 SDM 全视网膜激光光凝治疗 PDR 的报道[31]。这项研究基于这样一个理论,即糖尿病视网膜病变的病理生理学机制在黄斑和周围视网膜中是相同的。因此,一种对 DME 有效的治疗方法也被假设对 PDR 有效。这项试验是一项回顾性的单盲研究。63 名(99 只眼睛)患者接受 SDM PRP 治疗,而非传统 PRP 治疗。治疗失败包括玻璃体积血进展或行玻璃体切割术。术后 1 年以上新玻璃体积血的发病率为 12.5%，行玻璃体切割术的概率为 14.6%。作者报道这些数据与既往使用氩激光 PRP 的研究结果相类似[32]。然而，由于缺乏对照组、样本量相对较小和随访时间较短，本研究的可信度有限。阈值下二极管微脉冲激光治疗 PDR 的有效性评估，还需要进一步的研究。

5.1.4.2 光热治疗

光热治疗(PTT)是一种基于"终端管理"的新阈值下激光释放方法，其算法能够调整功率和脉冲持续时间，以达到期望的热损伤水平，参考了在 20ms 脉冲持续时间内产生一个几乎不可见的损伤所需要的激光功率[33]。PTT 目前已有商品化，它使用的是 Pascal 532nm 或 577nm 激光。通常，30%的阈值用于实现阈值下激光治疗。PTT 已被用于治疗慢性中心性浆液性视网膜脉络膜病变[34]。检眼镜、OCT、检眼自发荧光和荧光素血管造影均未发现激光损伤。目前还没有证据表明 PTT 对 PDR 患者的疗效。

5.1.4.3 选择性视网膜治疗

选择性视网膜治疗于 1992 年推出。虽然它类似于微脉冲激光，但使用更短的微脉冲(1~2ms)[35]。这种激光模式选择性地作用于 RPE 的黑素体(主要的吸光结构)，使其爆炸汽化并形成空化泡，从而导致细胞死亡。邻近细胞增殖和迁移以修复缺损的 RPE 层。这一过程不会对邻近的结构，如感光器、Bruch 膜和脉络膜造成附带损害。目前关于 SRT 临床疗效的证据不多。在一项评估 SRT 对具有临床意义的 DME 疗效初步研究中，BCVA 在 6 个月的随访中改善有限 (虽然有统计学意义)，但在眼底荧光素血管造影中，视网膜厚度、硬性渗出和渗漏均无明显变化[36]。

5.2 抗 VEGF 与激光的比较

因糖尿病引起视网膜微血管损伤，导致视网膜缺血，使视网膜和玻璃体中 VEGF 的水平升高。随着持续缺血，VEGF 过度释放，形成异常的新生血管。未经治疗的 PDR 是糖尿病患者失明的主要原因[37]。

糖尿病视网膜病变研究小组将 PRP 确立为治疗 PDR 的标准。抗 VEGF 药物新近成为一种广泛应用于治疗 DME 的治疗方法，包括雷珠单抗和阿柏西普，以及非适应证使用的贝伐单抗；在许多大型干预性试验观察中发现，这些抗 VEGF 药物治疗可以改善 DR 的严重程度。研究表明，使用抗 VEGF 药物后，NPDR 向 PDR

的进展有所下降，甚至出现从 PDR 向 NPDR 的回退，这就提出了在 PDR 和 DR 的治疗中，是否应该考虑使用这些药物的问题[38]。

多中心试验 RISE 和 RIDE 评估了雷珠单抗在 DME 中的应用。患者随机接受玻璃体腔注射 0.3mg 或 0.5mg 雷珠单抗或安慰剂。除了证实雷珠单抗治疗 DME 的功效，一项次级分析显示在随访 36 个月时，每个月 0.3mg 或 0.5mg 注射雷珠单抗的患者中分别有 15% 和 13.2% 的患者，在糖尿病视网膜病变严重程度评分 (DRSS)中改善 3 阶以上，而在安慰剂组只有 3.3%。安慰剂组 PDR 的进展概率为 39%，而 0.3mg 组和 0.5mg 组分别为 18.3% 和 17.1%[39,40]。

一项非盲延期 RISE 和 RIDE 纳入了已完成了前期 36 个月随访的 500 名患者。根据预先确定的标准在需要时予以 0.5mg 雷珠单抗，并在 48 个月时进行检查。48 个月时，在初始剂量为 0.3mg 和 0.5mg 的患者中，分别有 11.2% 和 7.6% 的患者 DRSS 改善 3 阶及以上，安慰剂治疗组为 4.8%。48 个月时，初始 0.3mg 组和 0.5mg 组分别有 38% 和 36% 患者的 DRSS 改善 2 阶及以上，安慰剂组为 7%。接受雷珠单抗治疗的患者中，只有 2.5% 的患者病情恶化 2 阶及以上，而安慰剂组为 11.3%。最初随机分配到雷珠单抗组的患者总体上 PDR 发展风险低于安慰剂组，这一结果持续到第 54 个月[41]。

糖尿病视网膜病变临床研究方案 I 是一项随机试验，比较了局部激光(L)、曲安奈德联合局部激光(T+L)、雷珠单抗联合即时局部激光(R+pL)以及雷珠单抗联合延迟激光(R+dL)对 DME 的治疗。一项附加分析评估了玻璃体腔注射雷珠单抗和曲安奈德对糖尿病视网膜病变恶化的影响。在第 1 年末，在 R+pL 和 R+dL 联合组中，21% 的患者 DRSS 改善 2 阶及以上，而在 L+安慰剂组中，这一比例为 7%。36 个月后，无 PDR 的患者中视网膜病变的发病率为 R+dL 组 7%、R+pL 组 18%、安慰剂+L 组 23% 和 T+L 组 37%。而 PDR 患者中视网膜病变恶化的发病率在相同的分组中分别为 18%、21%、40%、12%。接受雷珠单抗或曲安奈德治疗的患者玻璃体积血的发病率较低，并且需要 PRP 激光光凝治疗概率较小[42]。DRCR 方案 S 首次前瞻性地证实了玻璃体腔注射 0.5mg 雷珠单抗可诱导 PDR 患者的糖尿病视网膜病变消退:在第 2 年随访时，47% 雷珠单抗治疗的患眼，出现了 DRSS 2 阶及 2 阶以上的倒退[43]。

VIVID 和 VISTA 是比较玻璃体腔注射阿柏西普和局部激光光凝治疗 DME 的大型多中心研究。患者随机接受局部激光治疗、每 4 周给予玻璃体腔注射阿柏西普 2mg 或者 5 个月负荷剂量后每 8 周给予玻璃体腔注射阿柏西普 2mg。接受阿柏西普治疗的患者视力改善优于接受局部激光光凝治疗的患者,DRSS 评分也更有可能提高 2 阶及 2 阶以上。两组阿柏西普患者 DRSS 改善 2 阶及 2 阶以上的可能性是激光光凝治疗组患者的 3 倍[44]。

DRCR 方案 S 比较了即时 PRP 与 0.5mg 雷珠单抗联合延迟 PRP 治疗高危 PDR 的疗效[43]。随机选取 305 名患者(394 只眼睛)进行 PRP 或玻璃体腔注射雷珠单抗。雷珠单抗组连续 3 个月,每月治疗 1 次,然后按月继续治疗直到 PDR 消退或根据临床评估连续 3 次保持稳定。新生血管复发需要额外注射雷珠单抗,直到再次达到稳定。2 年后的视力结果显示,雷珠单抗治疗组的平均视力变化为提高 2.8 个字母,PRP 治疗组的平均视力变化为提高 0.2 个字母, 与雷珠单抗和 PRP 的非劣效性结果对比一致。

次级结果也表明雷珠单抗的效果更好。使用 Humphrey 30-2 和 60-4 程序测量的视野损失在雷珠单抗组中明显较低,平均损失为-23 分贝,而 PRP 组为-422 分贝。预先计划的曲线下面积(AUC)分析雷珠单抗组(提高 4.5 个字母)比 PRP 组(提高 0.3 个字母)效果更好。考虑到雷珠单抗对 DME 的已知效果,雷珠单抗组中 OCT 检测的中央亚场厚度(CST)降低更多,并且在研究的 2 年时间内发展为 DME 概率更少(雷珠单抗组 9%,PRP 组 28%)。此外,玻璃体切割术的发病率在雷珠单抗组为 4%,而在 PRP 组为 15%。两组患者的全身和眼部的副作用相似。未发现不良事件的特殊表现。不良事件发病率与之前发表的大型临床试验相似。然而必须指出的是,这项研究并未检测低频风险。雷珠单抗组发生 1 例眼内炎。综上所述,方案 S 表明,雷珠单抗的治疗效果在视力方面不低于 PRP。此外,雷珠单抗治疗的 PDR 患者对周围视力的影响更小,中央黄斑厚度的改善更为明显,而且与 PRP 治疗的患者相比,接受玻璃体切割术的可能性更小[44]。根据方案 S 的结果,雷珠单抗在 2017 年被 FDA 批准用于治疗所有形式的 DR 患者,无论是否存在 DME。

目前,FDA 批准阿柏西普用于存在 DME 的 DR。CLARITY 研究(一项 Ⅱb 期随机对照试验)的数据表明,与 PRP 相比,玻璃体腔注射阿柏西普治疗 PDR 的效果更好。随机分配 232 名初治或经 PRP 治疗的 PDR 患者接受玻璃体腔注射阿柏西普或行 PRP 52 周。在第 1 年,阿柏西普单一治疗与 PRP 效果不相上下。空白治疗组(3.9 个字母,$P<0.0001$)和方案治疗组(4.0 个字母,$P<0.0001$)的视力均有显著提高。平均 4 次注射达到治疗效果,其中包括强制的 3 次负荷注射,不管 PDR 风险状况和以前的治疗历史。阿柏西普组约 90% 的患者在 52 周时无黄斑水肿,而接受 PRP 治疗组为 71%。阿柏西普组视网膜新生血管消退率也高于 30%($P<0.0001$)。无明显的安全问题[45]。

3 期 PANORAMA 试验的初步结果表明,阿柏西普能够使无 DME 的中重度

NPDR 患者的病情进展逆转。402 名患者被随机分为观察安慰剂注射组和阿柏西普治疗组。治疗组的患者予以阿柏西普的初始剂量为每月 3~5 次,然后每 8 周注射一次。在 24 周时,58%接受阿柏西普治疗患者的 DRSS 评分相较于初期有 2 阶及 2 阶以上的改善,而观察组的患者只有 6%。在研究期间,患者平均接受 4.4 次阿柏西普的注射。

尽管随机临床试验的结果显示,抗 VEGF 治疗 PDR 效果尚佳,但广泛应用抗 VEGF 药物治疗 PDR 可能仍然存在障碍。具体来说,主要问题是可能难以坚持多次玻璃体腔注射,以及接受 VEGF 抑制剂治疗的患者,未能及时随访导致存在病情恶化的风险。尽管治疗的连续性对其成功至关重要,但对于复发性新生血管和出血,注射抗 VEGF 药物的依从性仍是目前的公认问题。在方案 S 试验中,12%抗 VEGF 组的参与者在 2 年内未能完成所有随访,而在 CLARITY 试验中,9%阿柏西普组的患者失访。一项跟踪随访记录显示 PRP 可导致长期稳定的 PDR 回退,大多数眼睛在激光光凝治疗后可保持长达 15 年,不需要额外治疗。迄今为止,方案 S 和 CLARITY 试验的结果, 并没有提供关于使用抗 VEGF 药物治疗的 PDR 在 2年后长期稳定性的数据。此外,费用问题是 PDR 抗 VEGF 治疗的另一个主要障碍,它明显高于 PRP 治疗。虽然方案 S 显示 PRP 组和雷珠单抗组在 PDR 回退方面没有劣效性, 但多次注射的费用约为 20 000 美元, 而两次 PRP 的费用仅为 3750 美元[46]。这一价格差异导致出现一个问题,即尽管在方案 S 中雷珠单抗组显示出更低的 DME 风险、视野缺损和玻璃体切割的需要,但雷珠单抗联合延迟激光光凝治疗显著提高的成本与 PRP 的等效疗效是否充分平衡。

综上所述,抗 VEGF 药物可诱导视网膜新生血管消退;保存周围视野、视网膜对比度和色觉敏感度;不会诱发夜盲症。与接受 PRP 治疗的 PDR 患者相比,使用抗 VEGF 药物治疗的患者发生 DME 和玻璃体切割术的可能性更小。为了达到上述效果,需要患者对随访的依从性。如果随访得不到保证,或者患者负担不起持续抗 VEGF 治疗的费用,则建议行 PRP,因为其相对更便宜且随访次数更少,并且治疗效果可超过 10 年。此外,玻璃体腔内抗 VEGF 治疗有眼内炎的风险和潜在的全身副作用,尤其是近期发生脑血管意外或心肌梗死的患者。目前正在开发和(或)临床批准的长效抗 VEGF 药物的引入,可能会降低治疗成本,减少注射和随访次数,提高患者的依从性[48,49]。

5.3 抗 VEGF 的作用及对糖尿病性黄斑水肿的潜在影响

DME 和 PDR 的进展是影响视力的 DR 并发症。这两种情况都涉及 VEGF 和其他促血管生成和促炎症细胞因子地过表达,为特征的致病过程,两者共存的情况并不少见。PRP 是 PDR 的一种有效治疗方法。然而,它的一个公认的副作用是加重现有的中央 DME,这可能导致进一步的视力丧失[50]。

方案 S 和 CLARITY 提供了关于在使用抗 VEGF 药物或 PRP 治疗 PDR 时,诱发 DME 的可能性的有价值的信息。在方案 S 中,雷珠单抗组和 PRP 组出现中央 DME 初始比例分别为 22% 和 23%。在雷珠单抗组中,入组时有 DME 眼(36 名)在 2 年内平均接受 14 次注射,而在无 DME 眼(133 名)平均接受 10 次注射。在最初被分配至雷珠单抗治疗 PDR 组中,只有 6% 的眼在 2 年内接受了 PRP 治疗,通常是在玻璃体切割术期间。在 PRP 组中,98% 的眼根据方案接受了初次 PRP,45%的眼在平均 7 个月时,接受了二次 PRP 以治疗 PDR 恶化。在 PRP 组中,55% 的患者在 2 年的随访中至少接受了一次雷珠单抗注射。入组初始有 DME 的 PRP 眼(42 名)在 2 年内平均接受 9 次注射,而入组时无 DME 眼(135 名)平均注射次数为 0。在入组时有中央 DME 眼中雷珠单抗组的视力明显提高,尽管都接受了雷珠单抗注射以治疗 DME,但雷珠单抗组患者 ETDRS 提高了 8 个字母,而 PRP 组只提高了 2 个字母[43]。

CLARITY 试验纳入了无 DME 的 PDR 患者。本研究显示,与 PRP 治疗相比,阿柏西普能更好改善患者的视力。值得注意的是,与接受 PRP 治疗的眼相比,阿柏西普治疗组 DME 的发病率显著降低。在 52 周时,PRP 组 104 名患者中无 DME 的患者为 74 名(71%)。相比之下,阿柏西普组 105 名患者中,无 DME 的患者为 93 名(89%)。此外,与阿柏西普组相比,PRP 组患者的视网膜中央厚度明显增加[45]。

5.4 联合治疗的作用

目前,PDR 有两种已批准的治疗方案:PRP 和玻璃体腔注射抗 VEGF 药物。两者都有优点和局限性。PRP 的作用是永久性的, 可以在几次少量的疗程内完成,而且价格划算,但由于 DME 的进展或恶化以及周边视野的改变,其可能导致视力下降[51]。抗 VEGF 药物正在成为一种有前景广阔的 PRP 替代疗法。它对视网膜新生血管和 DME 的治疗均有效,但价格昂贵,通常需要多次注射。基于这些考虑,联合治疗可以利用这两种选择的优点,同时避开部分缺点。

最近的一项研究评估了玻璃体腔注射贝伐单抗联合 PRP 与单独 PRP 的疗效[52]。将 50 名(76 只眼睛)PDR 和 DME 患者分为两组。第一组患者接受了 3 次(1个月 1 次)Pascal 激光进行 PRP 治疗,联合治疗组在 PRP 激光治疗后 1 天接受玻璃体腔注射贝伐单抗治疗。联合治疗组的视力和解剖结构改善均较好,平均BCVA 增加(0.22±0.4)LogMAR[PRP 组(0.09±0.15)LogMAR],平均中央黄斑厚度减少(117.50±93.82)μm[PRP 组(77.44±90.30)μm]。一项既往研究得到相似的结果,该研究纳入 41 只眼睛高风险 PDR,行单独 PRP 治疗或与首次 PRP 术前一周联合玻璃体腔注射贝伐单抗注射[53]。在单独 PRP 组,3 个月后的最佳矫正视力明显下降,中央黄斑厚度无明显变化。在 PRP 联合贝伐单抗治疗组,BCVA 保持稳定,1 个月和 3 个月时的中央黄斑厚度下降。而且,在联合治疗组中发生玻璃体积血的比例显著降低:单独 PRP 组为 9.8%,联合治疗组为 0(P=0.023)。在另一项研究中,PRP 联合玻璃体腔注射贝伐单抗对中央黄斑厚度似乎没有影响;但是,与单独 PRP 组相比,PRP 联合贝伐单抗组 BCVA 有明显改善,荧光素渗漏的总面积显著减少[54]。一项前瞻性研究纳入了 22 名(30 只眼睛)高危 PDR 患者,探究 PRP联合玻璃体腔注射贝伐单抗对荧光素渗漏的影响[55]。在该项研究中,两组间 BC-VA 无显著差异,而与单独 PRP 组相比,PRP 联合贝伐单抗治疗组的总荧光素渗漏面积显著减少。

关于将雷珠单抗作为 PRP 的辅助药物也有相似的报道。一项前瞻性研究评估了雷珠单抗联合 PRP 与单独 PRP 的效果[56]。高危 PDR 患者以及未接受过激光治疗的患者被纳入研究。PRP 进行两个疗程,联合治疗组患者在第一个激光治疗后给予玻璃体腔注射雷珠单抗。PRP 联合雷珠单抗组的荧光素渗漏面积明显减小。单独 PRP 组中观察到平均 BCVA 下降,而在另一组中没有观察到显著的BCVA 变化。单独 PRP 组的中央黄斑厚度显著增加,而联合治疗组的中央黄斑厚度显著减少。在一项早期的前瞻性研究中,30 名(60 只眼睛)未经治疗的非高危双侧 PDR 患者被随机分为两组:单独 PRP 组和 PRP 联合两次玻璃体腔注射雷珠单抗组[57]。在 PRP 联合雷珠单抗组中,6 个月时 BCVA 有明显好转,单独 PRP 组平均 BCVA 下降。联合治疗组 6 个月时的中央黄斑厚度明显降低,而对照组未见明显改变。一项纳入 75 只眼睛 PDR 伴或不伴 DME 的前瞻性研究证实了雷珠单抗联合 PRP 的优点[58]。3 个月和 6 个月时,与单独 PRP 组相比,联合治疗组 BCVA较高,中央黄斑厚度较低。1 个月和 3 个月时,联合治疗组黄斑渗漏的面积明显较小,但 6 个月时的两组黄斑渗漏的面积相似。PROTEUS 研究(雷珠单抗联合全视网膜激光光凝治疗与单独全视网膜激光光凝治疗高危增殖性糖尿病视网膜病变）纳入 87 名患者随机接受 PRP 联合雷珠单抗（每月 1 次，共注射 3 次）或单独 PRP 治疗[59]。主要结果是从最初入组到第 12 个月，患者的新生血管面积（黄斑和其他部位）减少。BCVA 和黄斑厚度变化是次要结果。NV 复发、需要 DME 治疗、需要玻璃体切割术治疗玻璃体积血和其他并发症，如视网膜脱离和药物相关不良事件，也被认为是次要结果。在第 12 个月时，92.7%的雷珠单抗联合 PRP 组患者和 70.5%的单独 PRP 组患者观察到总 NV 减少（P=0.009）。第 12 个月时，雷珠单抗联合 PRP 组的 BCVA 稍高，但无统计学差异意义[分别为（−0.91±2.1）个字母和（−5.8±15.1）个字母；P=0.104]。雷珠单抗联合 PRP 组黄斑厚度显著降低，但仅出现在第 3 个月和第 7 个月。单独 PRP 组 4.4%的患者需要 DME 治疗。两组间玻璃体切割术、视网膜脱离和其他并发症的治疗需要没有显著差异。

作为抗 VEGF 药物的替代选择，玻璃体腔注射曲安奈德（IVTA）已与 PRP 联用。一项干预实验中纳入了 9 名（18 只眼睛）双侧 PDR 患者，在 12 个月时，PRP+IVTA 组的荧光素渗漏面积减少了 88%，单独 PRP 组减少了 50%。此外，注射组的 BCVA 略有改善，而另一组则有所恶化[60]。2012 年的一项荟萃分析证实了 PRP 联合 IVTA 的优势，即 BCVA 改善和中央黄斑厚度减少[61]。值得注意的是，纳入荟萃分析的研究患者同时患有 PDR 和 DME。另一项研究比较了 PRP 联合雷珠单抗或 IVTA 的效果[62]。两种联合治疗与单纯的 PRP 治疗相比，NV 的降低幅度更大，尽管两组之间没有显著差异。一些报道已经记录了与 IVTA 相关的不良事件，例如 IOP 升高和白内障的发生或进展，这会限制其使用。使用抗 VEGF 可能产生相似的疗效，同时又有更好的眼部安全性[63,64]。

5.4.1 选择性 PRP 联合抗 VEGF 治疗

目前还没有关于选择性 PRP（以前称为"靶向视网膜光凝"，TRP）联合玻璃体腔注射抗 VEGF 药物的数据。如前文所述，单独 TRP 治疗的临床疗效的现有证据尚未明确[17-19]。主要问题是与"经典"PRP 相比，选择性 PRP 可能导致令人不满意的新生血管消退。另一方面，TRP 至少可以保留部分周边视野，这对患者的生活质量有重要影响。例如，在许多国家，充足的视野是驾驶视力的要求之一。选择性 PRP 联合玻璃体腔注射抗 VEGF 治疗可充分发挥这两种治疗方法的优点。与单纯 TRP 治疗相比，这种治疗方法可能具有更好的 NV 消退率，同时，与接受全 PRP 治疗但仍需要激光光凝治疗提供长期疗效的患者相比，这种方法能保留视野范围。

总之，PRP 联合玻璃体腔注射抗 VEGF 是一个更好地治疗 PDR 有希望的策

略 , 至少可以避免部分副作用或单一治疗方法的局限性。然而 , 需要进一步的研究来建立一个明确和可共享的治疗方案。

（陈倩　康红花　李秋玉　闵幼兰　武俊怡　叶蕾　译　苏婷　校）

参考文献

1. Frank RN. Visual fields and electroretinography following extensive photocoagulation. Arch Ophthalmol. 1975;93(8):591–8.

2. Mcdonald HR, Schatz H. Visual loss following panretinal photocoagulation for proliferative diabetic retinopathy. Ophthalmology. 1985;92(3):388–93.

3. Mcdonald HR, Schatz H. Macular edema following panretinal photocoagulation. Retina. 1985;5(1):5–10.

4. Blumenkranz MS, Yellachich D, Andersen DE, et al. Semiautomated patterned scanning laser for retinal photocoagulation. Retina. 2006;26(3):370–6.

5. Schuele G, Rumohr M, Huettmann G, Brinkmann R. RPE damage thresholds and mechanisms for laser exposure in the microsecond-to-millisecond time regimen. Invest Ophthalmol Vis Sci. 2005;46(2):714–9.

6. Nagpal M, Marlecha S, Nagpal K. Comparison of laser photocoagulation for diabetic retinopathy using 532-nm standard laser versus multispot pattern scan laser. Retina. 2010;30(3):452–8.

7. Sanghvi C, Mclauchlan R, Delgado C, et al. Initial experience with the Pascal photocoagulator: a pilot study of 75 procedures. Br J Ophthalmol. 2008;92(8):1061–4.

8. Sheth S, Lanzetta P, Veritti D, Zucchiatti I, Savorgnani C, Bandello F. Experience with the Pascal® photocoagulator: an analysis of over 1,200 laser procedures with regard to parameter refinement. Indian J Ophthalmol. 2011;59(2):87–91.

9. Takamura Y, Arimura S, Miyake S, et al. Panretinal photocoagulation using short-pulse laser induces less inflammation and macular thickening in patients with diabetic retinopathy. J Ophthalmol. 2017;2017:8530261.

10. Agrawal KK, Gentile RC. Evolution of retinal laser photocoagulation: pattern, navigated, and micropulse. Ret Phys. 2015;12:22–7.

11. Ober MD, Hariprasad SM. Retinal lasers: past, present, and future. Ret Phys. 2009;6(1):36–9.

12. Kozak I, Oster SF, Cortes MA, et al. Clinical evaluation and treatment accuracy in diabetic macular edema using navigated laser photocoagulator NAVILAS. Ophthalmology. 2011;118(6):1119–24.

13. Kernt M, Cheuteu R, Vounotrypidis E, et al. Focal and panretinal photocoagulation with a navigated laser (NAVILAS®). Acta Ophthalmol. 2011;89(8):e662–4.

14. Kozak I, Kim JS, Oster SF, Chhablani J, Freeman WR. Focal navigated laser photocoagulation in retinovascular disease: clinical results in initial case series. Retina. 2012;32(5):930–5.

15. Chhablani J, Mathai A, Rani P, Gupta V, Arevalo JF, Kozak I. Comparison of conventional pattern and novel navigated panretinal photocoagulation in proliferative diabetic retinopathy. Invest Ophthalmol Vis Sci. 2014;55(6):3432–8.

16. Reddy S, Hu A, Schwartz SD. Ultra wide field fluorescein angiography guided targeted retinal photocoagulation (TRP). Semin Ophthalmol. 2009;24(1):9–14.

17. Muqit MM, Young LB, Mckenzie R, et al. Pilot randomised clinical trial of Pascal TargETEd retinal versus variable fluence PANretinal 20 ms laser in diabetic retinopathy: PETER PAN study. Br J Ophthalmol. 2013;97(2):220–7.

18. Muqit MM, Marcellino GR, Henson DB, et al. Optos-guided pattern scan laser (Pascal)-targeted retinal photocoagulation in proliferative diabetic retinopathy. Acta Ophthalmol. 2013;91(3):251–8.

19. Spaide RF. Prospective study of peripheral panretinal photocoagulation of areas of nonperfusion in central retinal vein occlusion. Retina. 2013;33(1):56–62.

20. Funatsu H, Hori S, Yamashita H, Kitano S. Effective mechanisms of laser photocoagulation for neovascularization in diabetic retinopathy. Nippon Ganka Gakkai Zasshi. 1996;100(5):339–49.
21. Flaxel C, Bradle J, Acott T, Samples JR. Retinal pigment epithelium produces matrix metalloproteinases after laser treatment. Retina. 2007;27(5):629–34.
22. Hattenbach LO, Beck KF, Pfeilschifter J, Koch F, Ohrloff C, Schacke W. Pigment-epithelium-derived factor is upregulated in photocoagulated human retinal pigment epithelial cells. Ophthalmic Res. 2005;37(6):341–6.
23. Quin GJ, Lyons B, Len AC, Madigan MC, Gillies MC. Proteome changes induced by laser in diabetic retinopathy. Clin Exp Ophthalmol. 2015;43(2):180–7.
24. Dorin G. Subthreshold and micropulse diode laser photocoagulation. Semin Ophthalmol. 2003;18(3):147–53.
25. Lanzetta P, Dorin G, Pirracchio A, Bandello F. Theoretical bases of non-ophthalmoscopically visible endpoint photocoagulation. Semin Ophthalmol. 2001;16(1):8–11.
26. Su D, Hubschman JP. A review of subthreshold micropulse laser and recent advances in retinal laser technology. Ophthalmol Ther. 2017;6(1):1–6.
27. Lanzetta P, Polito A, Veritti D. Subthreshold laser. Ophthalmology. 2008;115(1):216–216.e1.
28. Lanzetta P, Furlan F, Morgante L, Veritti D, Bandello F. Nonvisible subthreshold micropulse diode laser (810 nm) treatment of central serous chorioretinopathy. A pilot study. Eur J Ophthalmol. 2008;18(6):934–40.
29. Laursen ML, Moeller F, Sander B, Sjoelie AK. Subthreshold micropulse diode laser treatment in diabetic macular oedema. Br J Ophthalmol. 2004;88(9):1173–9.
30. Figueira J, Khan J, Nunes S, et al. Prospective randomised controlled trial comparing subthreshold micropulse diode laser photocoagulation and conventional green laser for clinically significant diabetic macular oedema. Br J Ophthalmol. 2009;93(10):1341–4.
31. Luttrull JK, Musch DC, Spink CA. Subthreshold diode micropulse panretinal photocoagulation for proliferative diabetic retinopathy. Eye (Lond). 2008;22(5):607–12.
32. Kaiser RS, Maguire MG, Grunwald JE, et al. One-year outcomes of panretinal photocoagulation in proliferative diabetic retinopathy. Am J Ophthalmol. 2000;129(2):178–85.
33. Lavinsky D, Sramek C, Wang J, et al. Subvisible retinal laser therapy: titration algorithm and tissue response. Retina. 2014;34(1):87–97.
34. Lavinsky D, Palanker D. Nondamaging photothermal therapy for the retina: initial clinical experience with chronic central serous retinopathy. Retina. 2015;35(2):213–22.
35. Brinkmann R, Roider J, Birngruber R. Selective retina therapy (SRT): a review on methods, techniques, preclinical and first clinical results. Bull Soc Belge Ophtalmol. 2006;302:51–69.
36. Roider J, Liew SH, Klatt C, et al. Selective retina therapy (SRT) for clinically significant diabetic macular edema. Graefes Arch Clin Exp Ophthalmol. 2010;248(9):1263–72.
37. Arevalo JF, Garcia-amaris RA. Intravitreal bevacizumab for diabetic retinopathy. Curr Diabetes Rev. 2009;5(1):39–46.
38. Li X, Zarbin MA, Bhagat N. Anti-vascular endothelial growth factor injections: the new standard of care in proliferative diabetic retinopathy? Dev Ophthalmol. 2017;60:131–42.
39. Nguyen QD, Brown DM, Marcus DM, et al. Ranibizumab for diabetic macular edema: results from 2 phase III randomized trials: RISE and RIDE. Ophthalmology. 2012;119(4):789–801.
40. Ip MS, Domalpally A, Hopkins JJ, Wong P, Ehrlich JS. Long-term effects of ranibizumab on diabetic retinopathy severity and progression. Arch Ophthalmol. 2012;130(9):1145–52.
41. Wykoff CC, Elman MJ, Regillo CD, Ding B, Lu N, Stoilov I. Predictors of diabetic macular edema treatment frequency with ranibizumab during the open-label extension of the RIDE and RISE trials. Ophthalmology. 2016;123(8):1716–21.
42. Elman MJ, Aiello LP, Beck RW, et al. Randomized trial evaluating ranibizumab plus prompt or deferred laser or triamcinolone plus prompt laser for diabetic macular edema. Ophthalmology. 2010;117(6):1064–1077.e35.
43. Gross JG, Glassman AR, Jampol LM, et al. Panretinal photocoagulation vs intravitreous ranibizumab for proliferative diabetic retinopathy: a randomized clinical trial. JAMA. 2015;314(20):2137–46.
44. Korobelnik JF, Do DV, Schmidt-erfurth U, et al. Intravitreal aflibercept for diabetic macular edema. Ophthalmology. 2014;121(11):2247–54.
45. Sivaprasad S, Prevost AT, Vasconcelos JC, et al. Clinical efficacy of intravitreal aflibercept versus panretinal photocoagulation for best corrected visual acuity in patients with prolifera-

tive diabetic retinopathy at 52 weeks (CLARITY): a multicentre, single-blinded, randomised, controlled, phase 2b, non-inferiority trial. Lancet. 2017;389(10085):2193–203.

46. Hutton DW, Stein JD, Bressler NM, et al. Cost-effectiveness of intravitreous ranibizumab compared with panretinal photocoagulation for proliferative diabetic retinopathy: secondary analysis from a diabetic retinopathy clinical research network randomized clinical trial. JAMA Ophthalmol. 2017;135(6):576–84.

47. Avery RL, Gordon GM. Systemic safety of prolonged monthly anti-vascular endothelial growth factor therapy for diabetic macular edema: a systematic review and meta-analysis. JAMA Ophthalmol. 2016;134(1):21–9.

48. Stewart MW. Treatment of diabetic retinopathy: recent advances and unresolved challenges. World J Diabetes. 2016;7(16):333–41.

49. Dugel PU, Jaffe GJ, Sallstig P, et al. Brolucizumab versus aflibercept in participants with neovascular age-related macular degeneration: a randomized trial. Ophthalmology. 2017;124(9):1296–304.

50. Googe J, Brucker AJ, Bressler NM, et al. Randomized trial evaluating short-term effects of intravitreal ranibizumab or triamcinolone acetonide on macular edema after focal/grid laser for diabetic macular edema in eyes also receiving panretinal photocoagulation. Retina. 2011;31(6):1009–27.

51. Soman M, Ganekal S, Nair U, Nair K. Effect of panretinal photocoagulation on macular morphology and thickness in eyes with proliferative diabetic retinopathy without clinically significant macular edema. Clin Ophthalmol. 2012;6:2013–7.

52. Sameen M, Khan MS, Mukhtar A, Yaqub MA, Ishaq M. Efficacy of intravitreal bevacizumab combined with pan retinal photocoagulation versus panretinal photocoagulation alone in treatment of proliferative diabetic retinopathy. Pak J Med Sci. 2017;33(1):142–5.

53. Cho WB, Oh SB, Moon JW, Kim HC. Panretinal photocoagulation combined with intravitreal bevacizumab in high-risk proliferative diabetic retinopathy. Retina. 2009;29(4):516–22.

54. Zhou AY, Zhou CJ, Yao J, Quan YL, Ren BC, Wang JM. Panretinal photocoagulation versus panretinal photocoagulation plus intravitreal bevacizumab for high-risk proliferative diabetic retinopathy. Int J Ophthalmol. 2016;9(12):1772–8.

55. Tonello M, Costa RA, Almeida FP, Barbosa JC, Scott IU, Jorge R. Panretinal photocoagulation versus PRP plus intravitreal bevacizumab for high-risk proliferative diabetic retinopathy (IBeHi study). Acta Ophthalmol. 2008;86(4):385–9.

56. Filho JA, Messias A, Almeida FP, et al. Panretinal photocoagulation (PRP) versus PRP plus intravitreal ranibizumab for high-risk proliferative diabetic retinopathy. Acta Ophthalmol. 2011;89(7):e567–72.

57. Ferraz DA, Vasquez LM, Preti RC, et al. A randomized controlled trial of panretinal photocoagulation with and without intravitreal ranibizumab in treatment-naive eyes with non-high-risk proliferative diabetic retinopathy. Retina. 2015;35(2):280–7.

58. Yan P, Qian C, Wang W, Dong Y, Wan G, Chen Y. Clinical effects and safety of treating diabetic macular edema with intravitreal injection of ranibizumab combined with retinal photocoagulation. Ther Clin Risk Manag. 2016;12:527–33.

59. Figueira J, Fletcher E, Massin P, et al. Ranibizumab plus panretinal photocoagulation versus panretinal photocoagulation alone for high-risk proliferative diabetic retinopathy (PROTEUS Study). Ophthalmology. 2018;125(5):691–700.

60. Bandello F, Polito A, Pognuz DR, Monaco P, Dimastrogiovanni A, Paissios J. Triamcinolone as adjunctive treatment to laser panretinal photocoagulation for proliferative diabetic retinopathy. Arch Ophthalmol. 2006;124(5):643–50.

61. Liu L, Wu X, Geng J, Yuan Z, Chen L. IVTA as adjunctive treatment to PRP and MPC for PDR and macular edema: a meta-analysis. PLoS One. 2012;7(9):e44683.

62. Lopez-lopez F, Gomez-ulla F, Rodriguez-cid MJ, Arias L. Triamcinolone and bevacizumab as adjunctive therapies to panretinal photocoagulation for proliferative diabetic retinopathy. ISRN Ophthalmol. 2012;2012:267643.

63. Gillies MC, Simpson JM, Billson FA, et al. Safety of an intravitreal injection of triamcinolone: results from a randomized clinical trial. Arch Ophthalmol. 2004;122(3):336–40.

64. Gillies MC, Kuzniarz M, Craig J, Ball M, Luo W, Simpson JM. Intravitreal triamcinolone-induced elevated intraocular pressure is associated with the development of posterior subcapsular cataract. Ophthalmology. 2005;112(1):139–43.

第 6 章

晚期增殖性糖尿病视网膜病变

Neelakshi Bhagat, Marco Attilio Zarbin

6.1 引言

　　糖尿病视网膜病变是糖尿病的一种慢性眼部并发症,约 1/3 的糖尿病患者存在一定程度的糖尿病视网膜病变[1-3]。约 1/3 糖尿病视网膜病变患者有威胁视力的视网膜病变(例如,糖尿病性黄斑水肿、严重的非增殖性糖尿病视网膜病变或增殖性糖尿病视网膜病变)[4]。病程、血糖控制、高血压和遗传因素均会影响病情的进展速度。增殖性糖尿病视网膜病变可由视网膜或视盘新生血管的存在而确诊,这是视网膜缺血的结果。威斯康星州糖尿病视网膜病变流行病学研究(WESDR)报道称,在 1 型糖尿病患者中,DR 和 PDR 的 25 年累积患病率分别为 83% 和 42%。总的来说,在近 20 年里,PDR 的进展速度和严重的视力丧失已经下降,这很可能是由于糖尿病的治疗有改善[5,6]。晚期 PDR 不仅以视网膜新生血管形成和玻璃体积血(VH)为特征,还可包括虹膜红变、新生血管性青光眼、牵拉性视网膜脱离(TRD)的视网膜前纤维膜的形成、黄斑牵拉,有时合并牵拉性孔源性视网膜脱离。其他表现可能包括前部玻璃体纤维血管增生,这可导致睫状体炎性假膜形成、RD 和 IOP。这种情况下通常需要接受经睫状体扁平部玻璃体切割术(PPV)。在某些情况低下 ,抗血管生成辅助药物治疗用于治疗糖尿病相关的 VH 和新生血管。晚期 PDR 的进展风险与其直接相关。血糖指标(如 HbA1c、糖尿病持续时间)、高血压、心血管疾病事件、蛋白尿,与糖尿病诊断年龄成反比,令人惊讶的是,还有吸烟。意大利 RIACE 多中心研究发现, 如果受试者接受胰岛素治疗 (含或不含口服降糖药),患晚期 DR 的风险将增加 7~9 倍[7]。严重的视力丧失通常发生在晚期 PDR 患者中[8]。

6.2 病理生理学

眼部缺血不仅是糖尿病相关微血管损伤和灌注减少的结果,还是视网膜和虹膜新生血管形成的主要刺激因素。血管内皮生长因子在糖尿病视网膜病变的病理过程中起着重要作用,包括黄斑水肿和视网膜新生血管。VEGF-A 和 VEGF-B 都参与血管生成,由 3 种酪氨酸激酶受体介导:KDR(VEGFR-2)、Flt-1(VEGFR-1)和 Flt-4(VEGFR-3)[9]。缺氧促进 VEGF-AmRNA 的表达。VEGF 刺激血管的通透性和内皮细胞的增殖,还可激活金属蛋白酶,同时溶解细胞外基质,并为新血管的生长提供空间[9,10]。

PDR 患者玻璃体中 VEGF 的水平升高[10,11]。PDR 的严重程度与玻璃体腔VEGF浓度呈高度相关。个体间 VEGF 的表达有一定差异,并存在多种不同的基因多态性。多态性可以解释 DR 敏感度的个体差异[12,13]。

神经胶质细胞是外周纤维细胞位于中枢神经系统的对应物,在缺氧的条件下,神经胶质细胞也会发生活化和增殖(胶质增生)伴随视网膜新生血管的形成。OCT 的研究显示,在临床前期和早期糖尿病视网膜病变的患者中,视网膜神经纤维层厚度减少和内核层/外丛状层厚度增加,与这一概念相一致[14]。胶质细胞增殖(如星形胶质细胞、小胶质细胞和穆勒胶质细胞)导致纤维血管膜的形成[15]。当这些膜收缩时,就形成 TRD。转化生长因子-β2(TGF-β2)是玻璃体中的主要亚型,在 PDR 患者的玻璃体中过表达。此外,其表达与眼内纤维化的存在相关[16]。PDR 从血管生成阶段向纤维化阶段转变的确切机制,称为血管纤维化转变,目前尚不清楚。VEGF 抑制和视网膜新生血管的消退与玻璃体中结缔组织生长因子 CTGF 的表达增加有关,后者导致玻璃体视网膜纤维化。VEGF 上调 CTGF,而 VEGF-CTGF 复合物抑制 VEGF 诱导的血管生成。Kuiper 等提出假说,玻璃体中 VEGF 和 CTGF 水平之间的平衡调节 PDR 从血管生成期向纤维化期的转变[17]。当新生血管形成时,眼睛中 VEGF 的水平急剧下降会抑制血管生成,导致 VEGF/CTGF 的水平失衡,并暂时性的增加纤维化。CTGF 存在于肌成纤维细胞和周细胞中,其中周细胞可转化为肌成纤维细胞。激活人的玻璃体细胞和 Müller 细胞也可以产生CTGF[17]。内皮细胞、胶质细胞、神经节细胞和视网膜色素上皮在缺血反应中产生的 VEGF,在视网膜疾病向 PDR 进展中起着重要作用。甘油醛介导的晚期糖基化终末产物(glycer-AGE)和 VEGF 在 DR 的进展过程中也起着重要作用。在严重的晚期 DR 中，有虹膜红变和纤维血管膜存在时，玻璃体内的 VEGF 和 glycer-AGE 水平都很高[18,19]。未来的研究有望为理解各种玻璃体 AGE 水平与 DR 临床表现之间的关系提供一些线索。

6.3　新生血管性青光眼

新生血管性青光眼(NVG)是晚期 PDR 的严重后遗症。在过去的 20 年中，随着糖尿病更好的治疗和全视网膜(PRP)激光光凝治疗的应用，其发病率有所下降。

VEGF 在前房内的扩散是虹膜红变和前房角新生血管形成的主要原因。虹膜红变和 NVG 患者的前房中 VEGF 水平升高，且高于仅有 PDR 的眼睛[20,21]。白内障摘除或 YAG 晶状体后囊切开术后，后囊膜受损的眼睛中，眼前节并发症的风险更高，因为血管生成因子更容易从玻璃体进入前房[22,23]。FA 比裂隙灯检查能更早的发现虹膜红变[24]。

随着糖尿病相关虹膜红变的恶化，新生血管一直延伸至房角，导致小梁网阻塞和 NVG。早期，在瞳孔边缘或虹膜周切术边缘可见细小的新生血管丛。这些血管向虹膜基底部呈放射状生长。无论瞳孔边缘或虹膜横上的血管生长如何，房角的新生血管都可能发生。因此，高危眼中应行房角镜检查。最后随着房角纤维血管膜与新生血管生长，一旦小梁网的大部分被膜阻塞，IOP 就会升高。这种继发性开角型新生血管性青光眼通常对早期的药物(如抗 VEGF)治疗有效。然而，随着纤维血管膜的收缩，广泛的外周虹膜前粘连(PAS)形成，伴随房角关闭。这种类型的青光眼很难通过药物治疗，控制 IOP 大多需要进行青光眼手术。

总之，NVG 的治疗是通过调节导致房角新生血管的刺激因子(缺血诱导升高的 VEGF 水平)来进行治疗，其次是治疗升高的 IOP。

6.4　牵拉性视网膜脱离

随着 PDR 的进展，在视网膜前新生血管膜中成纤维细胞的收缩会导致牵拉性视网膜脱离(TRD)、黄斑牵拉，有时还会导致合并牵拉性裂孔性视网膜脱离。严重的视网膜前新生血管形成导致周围视网膜和睫状体牵拉性脱离的病例，还出现了前玻璃样纤维血管增生伴睫状体炎性假膜的额外表现。许多这样的情况下可能会发生 IOP 低[25]。

不清楚的 VH、双侧 VH 和（或）TRD 威胁或涉及黄斑的眼睛，通常需要接受 PPV。不论黄斑的情况如何，合并牵拉性裂孔性视网膜脱离是 PPV 的另一个指征。手术治疗的结果取决于玻璃体后脱离的程度、范围（如病灶与范围）、位置（如赤道前与赤道后）、玻璃体视网膜粘连的严重程度和缺血诱导的视网膜变薄程度。在一些缺血严重的眼睛中，抗血管生成辅助性玻璃体腔药物治疗可用于治疗糖尿病相关的 VH、视网膜新生血管、虹膜红变和 NVG。扁平部玻璃体切割术可能并非在所有眼睛中都成功，一些眼睛会出现广泛的术后纤维增生、NVG 和前玻璃样纤维血管增生。在这些眼睛中，玻璃体内的细胞因子 MCP-1、IL-6 和 IL-8 的平均水平显著升高[26,27]。

6.5　治疗

6.5.1　全视网膜激光光凝治疗

在世界范围内，治疗 PRP 是治疗严重非增殖性和增殖性 DR 的标准[28]。通过 PRP 可使得严重视力丧失（例如，连续两次检查的最佳矫正视力小于 5/200）的风险至少降低 50%[28,29]。DRS 确定了导致严重视力丧失的 4 个危险因素：①任何视网膜 NV；②NV 位于视盘或 1 个视盘直径以内；③NV 的严重程度[视盘 NV>标准摄影 10A 处（1/4~1/3 个视盘面积），其他地方 NV≥1/2 个视盘面积]；④玻璃体或下腔出血。有 3~4 个危险因素的眼睛有高风险 PDR，因为在 5 年随访中，未治疗组严重视力丧失的风险是 50%。PRP 的益处在高危 PDR 患者中最为明显。

DRS 和 ETDRS 都表明，在严重的 NPDR 情况下，PRP 可降低严重视力丧失的风险。当患者为严重 NPDR 或非高危 PDR，尤其是无黄斑水肿的 2 型糖尿病，以及由于 PDR 而导致对侧眼视力明显下降或不能进行可靠后续治疗的患者，应该考虑行 PRP[30]。高危 PDR 特征形成前的 PRP 与 PRP 后第一年中度视力丧失风险的增加有关，但它与治疗后 2~5 年风险降低相关。

PRP 技术为非连续的适度白色激光烧灼后赤道部视网膜前到颞侧血管弓（治疗区域距黄斑中心 3 个视盘直径以上）和视神经（治疗区域距视神经乳头 500μm 以上）。治疗后 3 周内出现代表性的 NV 消退。一种被提出的作用机制是 PRP 烧灼视网膜，从而显著减少上调的 VEGF 和其他血管生成促进因子。另一种不互相排斥的假设是 PRP 可以改善剩余视网膜的氧合。促血管生成因子（如 VEGF、促红细胞生成素）与抗血管生成因子（如色素上皮衍生因子）比值的增加促进了新生血管的形成。激光光凝治疗后这一比例有所降低[17]。

　　PRP 的副作用包括视野收缩、夜盲症、色觉改变、浆液性视网膜和脉络膜脱离、睫状肌麻痹和黄斑水肿加重。在一项研究中，约 8% 的患者由于持续的黄斑水肿导致中心视力下降大于 2 行[31]。双周治疗可以降低这种风险[32,33]。在 PRP 后也有可能立即视力下降。据 DRS 报道，10%~23% 的患者在 PRP 后 6 周内视力下降 2~4 行，而对照组为 6%[34]。严重的视力下降通常与使用氪激光光凝治疗有关，但这种模式已不再使用，部分原因是难以操作的系统，也可能是由于较大的光斑引起的视野缺陷。

　　在必须快速进行全 PRP 治疗的情况下（例如，1~2 次治疗期），可以局部应用皮质类固醇和睫状肌麻痹治疗（例如，1 天 4 次 1% 醋酸泼尼松龙和 1 天 2 次 1% 阿托品），以防止脉络膜脱离和继发性闭角型青光眼的发生。在合并 CSME 和高危 PDR 的情况下，可以通过在 PRP 前行 Tenon 囊下注射曲安奈德[35]或在 PRP 之前或之后不久给予玻璃体腔注射雷珠单抗或贝伐单抗[36]来预防 DME 的恶化。如果存在明显的 NV，尤其是存在大面积视网膜无灌注区且以前未行 PRP 时，玻璃体腔内注射抗 VEGF 药物可减缓 RD 的发生或进展[37,38]。相反，DRS 显示 PRP 不会加重或减缓 PDR 中牵拉性视网膜脱离。

　　在早期的 NVG 病例中，眼后节视野清晰，PRP 是主要的治疗手段；治疗可能通过降低氧需求量和降低与缺血相关的 VEGF 水平，从而导致新生血管的回退。然而，在存在屈光介质混浊的情况下，如显著可见的白内障、前房积血、角膜水肿或玻璃体积血，可以考虑注射抗 VEGF。虽然注射的效果可能是暂时的，但它们能迅速引起新生血管组织的消退。PRP 诱导的 NV 回退需要时间，可能在数周内不会立刻发生。

　　如果已经发生粘连性房角关闭，PRP 和抗 VEGF 药物可能对 IOP 没有显著效果。为了控制 IOP，需要考虑手术干预（滤过性手术或引流阀植入）。

6.5.2　经睫状体扁平部玻璃体切割术和眼内激光光凝治疗

　　经睫状体扁平部玻璃体切割术用于治疗晚期 DR，包括 PDR 伴不清楚的 VH 和 TRD，尤其是涉及或威胁到黄斑。术中可行全视网膜激光光凝治疗。对于虹膜红变和前房角新生血管的眼睛，应广泛应用激光，从血管弓外到锯齿缘的前缘。治疗区域应距黄斑中心颞侧 3 个视盘直径以上。

　　糖尿病视网膜病变玻璃体切割术研究（DRVS）清楚地表明，在 1 型糖尿病患者中，早期接受 PPV 治疗 VH 的眼睛恢复 VA ≥ 20/40 的概率更高（随访 2 年时

PPV 早期组为 25%,延迟组为 15%,*P*=0.01)[39]。DRVS 也证实了早期玻璃体切割术对伴有严重活跃的纤维血管增生眼的益处。术中未行 PRP。该研究报道了在 4 年随访时,早期玻璃体切割术组 44% 的患者最终视力≥20/40,常规治疗组为 28%(*P*<0.05)[40]。常规治疗包括观察、PRP、玻璃体切割术以治疗涉及黄斑的 RD 或持续 6 个月或 6 个月以上严重的 VH。早期玻璃体切割对纤维血管增生最严重的眼睛效果最好[41]。在临床中,基于研究结果,这些"早期"干预并没有对Ⅱ型糖尿病患者保留。相反,患有严重不清楚的 VH 和(或)严重纤维血管增生的糖尿病患者,无论他们是 1 型或 2 型糖尿病,都可以接受早期手术干预。

　　早期玻璃体切割术适用于累及或威胁黄斑的 TRD、合并牵拉性-孔源性 RD 患者以及黄斑前出血未消退的患者。通常可观察到黄斑外 TRD 的进展非常缓慢[42]。近年来由于能够更有效地进行膜分离,以及手术器械和玻璃体切割机器方面的发展提高了糖尿病 TRD 手术的解剖成功率。初次玻璃体切割术后重复玻璃体切割术的发病率达 7%~22%[43,44]。解剖失败的主要原因是纤维增生、NVG 和前玻璃体纤维组织的增生。

　　糖尿病玻璃体切割术后的视力很难预测,因为黄斑缺血有时会导致术后意想不到的视力结果。糖尿病患者可以保持相对良好的视力,尽管中央凹无血管区明显扩大。目前,约 75% 的患者在糖尿病玻璃体切割术后视力改善≥2 行,约 10% 的患者视力恶化[26]。功能性成功的预测因素包括术前视力、黄斑的解剖状态、复杂纤维血管膜剥离(医源性视网膜裂孔、使用长时间的眼内填塞)和虹膜新生血管[26]。

　　抗 VEGF 辅助药物联合 PRP 和 PPV 治疗在一些研究中显示出良好的前景[36]。Ocriplasmin 是一种被批准用于玻璃体黄斑粘连(VMA)的新药[45],也可能是一种有希望的辅助手段,以减轻一些糖尿病 TRD 患者的玻璃体视网膜牵拉。研究正在进行中,以评估其对糖尿病 TRD 的有效性。采用混合规格玻璃体切割术(27G 的玻切头通过 23G 或 25G 的套管)25G 和 27G 玻切头的小切口玻璃体切割术正在革新 TRD 的手术修复[46]。在晚期 PDR 中可见联合牵拉性和孔源性视网膜脱离的复杂病例。在避免医源性损伤的同时,很难从脱离的视网膜剥离厚的纤维血管组织。萎缩的薄视网膜在牵引力很小的情况下, 即容易发生视网膜裂孔。最近引进的 27G PPV 系统具有更高的切割速率,可以切除非常接近视网膜的玻璃体,以减少并发症的发生。玻切头的开口更接近轴的末端,由于其较小的尺寸可以操作切割极度粘连的视网膜上纤维血管膜[47]。照明的双手分离操作是一种新的附加技术,被越来越多地使用在复杂病例中。

6.5.3 抗 VEGF 治疗

PDR 中药物诱导视网膜新生血管的消退，首先由 Macugen 糖尿病视网膜病变研究组[48]和 Gonzalez 及其同事[49]研究发现。从那时起，许多病例系列描述抗 VEGF 治疗后视网膜和虹膜新血管短暂但稳健的消退[50-53]。

PRP 激光对虹膜和视网膜新生血管的影响，可能需要 2~3 周才能观察到。相反，虹膜新血管的快速且稳健的消退在抗 VEGF 玻璃体腔注射后数天内发生。

在一项回顾性研究中，Avery 等[36]研究发现 44 名 PDR 患者玻璃体腔注射贝伐单抗后 1 周内 FA 显示视盘新生血管渗漏完全或部分减少。73%的眼睛新生血管完全消退[36]。

DRCR.net 方案 S 在 2 年的随访中清晰地表明，无论 DME 状态如何，玻璃体腔注射雷珠单抗治疗的视力稳定性都不逊于 PRP 治疗[53]。此外，注射雷珠单抗比使用 PRP 治疗更能保留周边视野。雷珠单抗组中较少需要行玻璃体切割术，并且 DME 的进展减少。为期 5 年的随访将对这些研究结果的可持续性进行进一步了解。

抗 VEGF 治疗的效果持续时间有限，增殖性变化可能会再次发生，有时需要多次注射。在无法定期进行随访的情况下，玻璃体腔注射抗 VEGF 治疗可能不是理想的治疗方法。与 1~3 次 PRP 相比，重复注射的成本是一个考虑因素，尽管如果同时存在 DME 和 PDR，使用雷珠单抗行玻璃体腔注射抗 VEGF 治疗具有成本效益[54,55]。PRP 是一种极具成本效益的治疗方法。然而，它可能与周边视野减弱、视力下降、夜间驾驶困难以及色觉减弱有关。如上所述，在并发 DME 存在的情况下，成本效益可能更易接受[54]。

6.5.3.1 抗 VEGF 治疗作为 PRP 的辅助治疗

在 80 名 PDR 患者的前瞻性研究中，Mirshahi 等[56]在首次 PRP 激光光凝治疗中给予 1.25mg IVB，发现 87.5%的贝伐单抗治疗眼和 25%安慰剂注射眼在 6 周时出现新生血管完全消退（$P<0.005$）。然而，回退率在第 16 周时相同。Cho 等[57]研究报道，与仅接受 PRP 相比，联合 1.25mg 贝伐单抗和 PRP 治疗患者中 VH 的发病率较低。

抗 VEGF 治疗的效果非常迅速。有时候会在数天内出现回退[56,58,59]。如前所述，当可能需要新生血管迅速消退（例如，新生血管性青光眼）或在患 PDR 眼睛中眼底视野受损且妨碍充分的 PRP 时[52,60,61]，抗 VEGF 治疗可被用作 PRP 的辅助治疗。

NVG 眼可能很难完成 PRP,并且可能需要分多次进行。这些眼睛经常出现由于虹膜红变引起的前房积血和角膜水肿、房角新生血管以及由此导致的 IOP 高。抗 VEGF 治疗可使得虹膜和房角的新生血管消退,有助于控制眼压高[62]。然而,即使由于虹膜粘连形成引起闭角型青光眼的房角新生血管的消退,通过小梁网的流出也是有限的。联合抗 VEGF 和 PRP 治疗可明显降低 IOP,并延迟青光眼手术治疗时机[63,64]。

抗 VEGF 注射已被用于患有 VH 的糖尿病患者,以诱导 PDR 消退,促进 VH 更快吸收,并且可能预防玻璃体切割[65]。糖尿病视网膜病变临床研究网络(DRCR. net)比较了玻璃体腔注射雷珠单抗(0.5mg)(125 名)和玻璃体腔注射生理盐水(136 名) 对 VH 和 PDR 的效果。两组的玻璃体切割率在 16 周时没有显著临床差异。PPV 的累积概率分别为 12% 和 17%。然而在前 16 周 VH 的复发率较低的是雷珠单抗组[66]。

一些研究报道糖尿病患者在 PPV 后辅助使用贝伐单抗,VH 发病率较低[67,68]。Parikh 及其同事提出,在 PDR 导致的 VH 眼中,通过 1~2 次注射抗 VEGF 可能避免行 PPV[69]。

正在进行的 DRCR 网络方案 AB 正在比较玻璃体腔注射阿柏西普与玻璃体切割术和 PRP 治疗 PDR 中 VH 的效果。这项为期 2 年的研究可能指导我们更好地治疗伴 VH 的糖尿病眼。

6.5.3.2　围术期使用抗 VEGF 治疗 PDR

对一些严重的伴 VH 的 PDR 患者,伴或不伴 TRD,玻璃体腔注射贝伐单抗也被用作 PPV 之前的术前辅助治疗,以减少术中出血的并发症[58,70]。Huang 等[71]在 40 只伴 VH 的 PDR 眼中注射 IVB,然后行 PRP;持续 VH 4~6 周后给予第二次 IVB。如果 VH 持续超过 12 周则行 PPV。贝伐单抗治疗组中 VH 的清除平均时间为 11.9 周,对照组 18.1 周(P=0.02)。只有 10% 的 IVB 治疗眼接受了 PPV,而对照组有 45%(P=0.01)。TRD 眼未纳入此研究。

6 项随机对照试验和一项对比研究的 Meta 分析比较了单独使用 PPV(142 只眼)和 PPV 前行 IVB 预处理对 VH 和 PDR 眼睛的治疗效果[72]。IVB 组术中出血明显小于 PPV 组。联合 IVB-PPV 方法可以使视网膜视野更清晰,并降低切割期间医源性视网膜撕裂的可能性。用贝伐单抗预处理的眼中术后复发 VH 的发病率较低。此外,这些眼中术后 VH 吸收的时间明显缩短。

抗 VEGF 药物已被用作 PPV 术前辅助治疗 TRD，以降低膜分离期间术中出血的风险[70,73]。Chen 等[50]报道，在 PPV 前 1 周行 1.25mg IVB，术中视网膜新生血管广泛消退和膜分离期间出血最少。此外，从技术上讲，这种分离更容易。Ribeiro 等[53]在一项 3 个月的前瞻性研究中纳入了 19 名累及黄斑的糖尿病性 TRD 患者(无 VH)，评估了玻璃体腔注射雷珠单抗对 23G PPV 术中出血的影响，这项研究对 19 只眼睛进行了长达 3 个月的 VH 治疗。9 只眼睛在 PPV 前 1 周给予玻璃体腔注射雷珠单抗，9 只眼睛给予注射安慰剂。玻璃体腔注射雷珠单抗组中手术结束时红细胞计数比对照组低 65%。然而，在玻璃体腔注射雷珠单抗注射的一周内，在一只眼睛中观察到 TRD 进展[73]。最近的一项研究表明，在手术前 1 周行玻璃体腔注射雷珠单抗可在 12 周时获得较高的平均视力以及较低的术中出血评分和较低的持续性 VH 发病率，统计学差异并不显著，但具有一定趋势。本研究中的所有患者以前都接受过 PRP 治疗 PDR[74]。

玻璃体腔注射抗 VEGF 和 PPV 之间的间隔时间仍然存在争议。研究表明，如果注射和玻璃体切割术之间的时间间隔很长，纤维组织会逐渐收缩导致 TRD[37,38]。许多视网膜专家认为，玻璃体腔注射抗 VEGF 和 PPV 之间的时间间隔应小于 7~10 天，以减少在活动性 PDR 的眼睛中进展性 TRD 随着纤维化增加、新生血管消退的机会[70,75]。随着时间的推移，视网膜前膜的分离变得更加困难，导致医源性视网膜破裂的风险更高。

组织学研究显示血管内皮细胞凋亡和平滑肌肌动蛋白的过表达对 IVB 的反应[76]。El-Sabag 等[77]报道注射 IVB 后 10 天视网膜新生血管明显减少，以及收缩元素、平滑肌肌动蛋白和胶原生长最小化。

尽管 PPV 将抗 VEGF 药物从玻璃体腔中去除，但是玻璃体腔注射 1 天后药物会渗透至视网膜和脉络膜，即使在 PPV 后也可能继续抑制 VEGF，包括玻璃体切割术后的眼睛用硅油[78,79]。

6.5.4　硅油填充物

尽管 PPV 可有效治疗 DR 的严重并发症，但仍会出现明显的手术和围术期并发症，包括纤维血管增生引起的复发性 RD、新生血管性青光眼进展、前部玻璃体纤维血管增生[25,80]伴睫状体膜形成和眼球痨、以及纤维素样综合征。纤维素样综合征的特征是玻璃体腔中纤维蛋白链的形成，由于视网膜表面纤维蛋白原材料的聚集，最终发展为混悬玻璃体凝胶(或液体，曾行玻璃体切割术的眼睛)，并且通常是进行性的 TRD[81]。其他特征包括新生血管性青光眼、瞳孔阻滞型青光眼、复发性出血、白内障和睫状体脱离伴 IOP 低。因 PDR 并发症行玻璃体切割术的患者中纤维素样综合征的发病率约为 8%[25]。硅油可通过提供延长的视网膜填塞来促进视网膜复位(表 6.1)。眼内气体具有更大的表面张力,但它会自发地重吸收,这在一些患者中可能导致复发性网脱或进展性前部玻璃体纤维血管增生和(或)NVG。此外,硅油可以通过延缓血管生成物质向眼前节的扩散来进行分隔[98],从而防止进展性虹膜红变和 NVG。硅油也可以作为氧气的对流屏障,因为它可以防止行晶状体切除术和玻璃体切割术的猫的前房氧分压下降[99]。

数项研究结果表明,PPV 和硅油灌注可以在另一眼睛预后不良时挽救有效视力[82,85,86,88,89,94-96,100]。尽管有这些优点,硅油填充并不总是成功的,它可能与角膜失代偿、白内障、青光眼和硅油周围增生等并发症有关,后者可能是由于视网膜来源的血管生成物质限制在视网膜表面和硅油泡之间[101]。在多种情况下应考虑在糖尿病眼睛中使用硅油填充物(表 6.2)。例如,在前部玻璃体纤维血管增生的情况下,可能需要进行 360°视网膜切除术,以便充分减轻视网膜的牵拉力(图 6.1)。在这种情况下,硅油填充通常用于维持长期视网膜复位和预防虹膜红变(通过眼内隔离)和眼压低[102]。虽然解剖成功率在使用硅油填充时还可以,但功能成功率通常很差。这很可能与使用硅油填充的这些晚期病例中潜在的视网膜缺血有关,而不是手术或使用硅油本身的影响。

6.5.4.1　黏弹剂分离

黏弹剂分离[103]能够辅助视网膜前膜剥离。该技术包括在视网膜和视网膜前组织之间注射黏性液体(例如,Healon®),通常使用 27G 套管和尖端弯曲的注射器或使用黏弹剂分离器(BDVisitec® 20G×1 英寸套管,30G×3/16 英寸尖端延伸)(图 6.2)。可使用多种黏弹性材料,包括 1%甲基纤维素、Healon®和 Healon®GV[104-106]。Healon®的平均分子量为 $4×10^6$Da,含有 10mg/mL 透明质酸钠溶解在生理氯化钠磷酸盐缓冲液中。Healon®GV 含有 14mg/mL 透明质酸钠,平均分子量为 $5×10^6$Da,黏度比 Healon®高 10 倍。通常优先选择较低分子量的制剂,因为在分离期间液压性视网膜穿孔的风险较小。在迄今为止发表的最大的黏弹剂分离研究中,Grigorian 等[106]发现与常规膜剥离相比,尽管在进行黏弹剂分离的病例中的复杂性更高,黏弹剂分离与视网膜破裂的频率显著增加无关。此外,视网膜复位率和视力提高率在黏弹剂分离和常规膜剥离组中相似。尽管在手术结束时会使用主动抽吸去除眼内 Healon®,黏弹剂分离(使用 Healon®)与术后眼压升高的发病率相关。当存在牵拉性-孔源性视网膜脱离时,黏弹剂分离可能特别有帮助,其中没有或仅有限

表 6.1 严重增殖性糖尿病视网膜病变患者输注硅油后的结果和术后并发症

	解剖成功率	功能成功率	RI/NVG 回退率	并发症[a]
Lean 等 (13 只眼睛)[82]	31%	7.7%	未报道	未报道
McLeod(42 只眼睛)[83]	35%/52.4% 黄斑粘连	38%	约 58%,数据不允许进行准确计算	C 68.8%,CD 4.5%, G 4.5% IMD 9%,NVG 9%, RI 28.6% SE 4.5%
De Corral 和 Peyman (7 只眼睛)[84]	71%	29%	14.5%(虹膜红变血管变薄)	未报道
Yeo 等 (23 只眼睛)[85]	70%	22%	25%	C 22%,CD 9%,G 4%,RFVP 26%, RI 22%
Lucke 等 (106 只眼睛)[86]	73%	62%	未报道	C 1 只眼睛(人工晶状体眼未报道), MP1.9%,ON/RA 8.5%
Heimann 等 (106 只眼睛)[87]	64%	未标明	46.4%	C 68%,CD 3%, IOP↑23%,RI 13%,SAC 5%
Brourman 等 (37 只眼睛)[88]	70%	24%	36.4%	C 100%,CD 24%, G 19%,H 8%, RFVP 32%,RI 8%
McCuen 和 Rinkoff (18 只眼睛)[89]	56%	28%	83%	CD 5.5%,RI 11%
Gonvers(132 只眼睛)[90]	62%	62%	未标明	未标明
Riedel 等 (157 只眼睛)[91]	未报道	未报道	未报道	CD 3%,IOP↑8%, RFVP 31%,SAC 13%,SSR 2%
Karel 和 Kalvodova (110 只眼睛)[92]	57%	32%	3%	C 95%,CD 9%,G 44%,RI 34%, SAC 29%
Fisk 和 Cairns(5 只眼睛)[93]	40%	20%	此亚组未标明	此亚组未标明
Azen 等 (359 只眼睛)[94]	57%/74% 黄斑粘连	24%	未报道	C 79%,CD 29%,G 10%,H 20%, SOE 3%

(待续)

表 6.1(续)

	解剖成功率	功能成功率	RI/NVG 回退率	并发症
Scott 等(132 只眼睛)[95]	初次手术 48% 再次手术 53%	初次手术 50% 再次手术 37%	未报道	未报道
Castellarin 等(23 只眼睛)[96]	初次手术 88% 再次手术 56%	82.4%	71%/67%	C 18%, CD 6%, FR 6%, H 18%, RI 6%, SAC 18%

缩略语:C,白内障;CD,角膜失代偿;FR,纤维蛋白样反应;G,青光眼;H,眼压低;IOP↑,眼压升高;IMD,不可逆性黄斑损伤;MP,黄斑褶皱;NVG,新生血管性青光眼;ON/RA,视神经和视网膜萎缩;RFVP,再增殖 FVP;RI,虹膜红变;SAC,前房硅油;SE,硅油乳化;SSR,视网膜下间隙硅油。

a From Grigorian et al.[97] Reprinted by permission of the publisher (Taylor & Francis Ltd, http://www.tandfonline.com/)

表 6.2　在严重糖尿病视网膜病变眼睛中使用硅油填充物的一些潜在的适应证

适应证
功能性独眼患者需要视网膜填充
纤维素样综合征行玻璃体切割术
大量的视网膜裂孔需要视网膜填充,或者不是所有视网膜裂孔可以通过视网膜固定术完全治疗
分隔后节,以减少虹膜红变或 NVG 的发生或进展
前部玻璃体纤维血管增生型玻璃体切割术(以减少临床显著术后的低血压)

的预先存在玻璃体与下面脱离的视网膜和萎缩的视网膜分离以及相对牢固地附着于视网膜的后部玻璃体。在小切口手术中难以进行分离的情况下,黏弹剂分离可能是开始分层剥离的特别有用的工具。

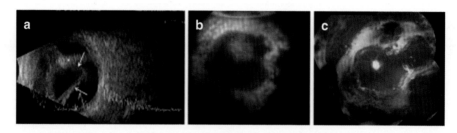

图 6.1 用于治疗糖尿病视网膜病变严重并发症的视网膜切除术和硅油填充。一名 67 岁女性在其他地方接受了玻璃体切割术治疗增殖性糖尿病视网膜病变的并发症，并诊断为全视网膜脱离、前部玻璃体纤维血管增生、增殖性玻璃体视网膜病变和玻璃体积血。视力为光感。患者行经睫状体扁平部玻璃体切割术、膜剥离术、360°视网膜切除术、全视网膜激光光凝治疗和硅油填充术。(a) 术前 B 超扫描显示后部闭合漏斗状视网膜脱离（箭头所示），伴继发于前部玻璃体纤维血管增生的牵拉。图像伪影（星号）是由于人工晶状体造成的。(b) 术后 1 周的眼底照相显示视网膜重新贴附和新鲜的激光治疗烧灼。(c) 术后 1 个月的眼底照片显示视网膜复位，伴轻度视盘周围出血。视网膜持续贴附超过 1 年，伴手动视力。

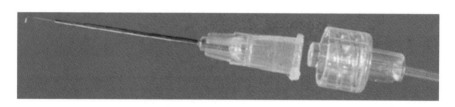

图 6.2 黏弹剂分离器。粘弹剂分离器（BD Visitec®20G×1 英寸套管，30G×3/16 英寸尖端延伸）可用于通过黏性溶液，例如 Healon®将后部玻璃体和纤维血管组织与下方视网膜分离，其含有 10mg/mL 透明质酸钠溶解于生理氯化钠磷酸盐缓冲液中；黏弹剂是透明的，并具有相对好的黏度。Healon®可以通过手术助手所持注射器连接的黏弹剂分离器套管注入纤维血管增生和视网膜之间。

总结

PPV 的手术干预已成为治疗活动性 PDR 眼睛的主要手段。随着药物制剂（包括抗 VEGF 药物和抗纤维蛋白溶酶）的出现，未来活性 PDR 将发生变化。联合治疗可能是最佳选择。然而，各种药物作为 PPV 辅助治疗的类型、剂量、时机、频率和使用顺序等，还应通过前瞻性随机临床试验进行评估。

（黎彪 林启 谭钢 佟莉杨 王怡欣 魏红 徐三华 张艳艳 钟菁 译 苏婷 校）

参考文献

1. Cheung N, Mitchell P, Wong TY. Diabetic retinopathy. Lancet. 2010;376(9735):124–36.
2. Zhang G, Chen H, Chen W, Zhang M. Prevalence and risk factors for diabetic retinopathy in China: a multi-hospital-based cross-sectional study. Br J Ophthalmol. 2017;101(12):1591–5.
3. Zheng Y, Lamoureux EL, Lavanya R, Wu R, Ikram MK, Wang JJ, et al. Prevalence and risk factors of diabetic retinopathy in migrant Indians in an urbanized society in Asia: the Singapore Indian eye study. Ophthalmology. 2012;119(10):2119–24.
4. Yau JW, Rogers SL, Kawasaki R, Lamoureux EL, Kowalski JW, Bek T, et al. Global prevalence and major risk factors of diabetic retinopathy. Diabetes Care. 2017;35(3):556–64.
5. Klein R, Knudtson MD, Lee KE, Gangnon R, Klein BE. The Wisconsin epidemiologic study of diabetic retinopathy: XXII the twenty-five-year progression of retinopathy in persons with type 1 diabetes. Ophthalmology. 2008;115:1859–68.
6. Wong TY, Mwamburi M, Klein R, et al. Rates of progression in diabetic retinopathy during different time periods: a systematic review and meta-analysis. Diabetes Care. 2009;32:2307–13.
7. Pugliese G, Solini A, Zoppini G, Renal Insufficiency and Cardiovascular Events (RIACE) Study Group, et al. High prevalence of advanced retinopathy in patients with type 2 diabetes from the Renal Insufficiency and Cardiovascular Events (RIACE) Italian Multicenter Study. Diabetes Res Clin Pract. 2012;98(2):329–37.
8. Fong DS, Ferris FL 3rd, Davis MD, Chew EY. Causes of severe visual loss in the early treatment diabetic retinopathy study: ETDRS report no. 24. Early Treatment Diabetic Retinopathy Study Research Group. Am J Ophthalmol. 1999;127:137–41.
9. Witmer AN, Vrensen GF, Van Noorden CJ, Schlingemann RO. Vascular endothelial growth factors and angiogenesis in eye disease. Prog Retin Eye Res. 2003;22:1–29.
10. Aiello LP, Avery RL, Arrigg PG, et al. Vascular endothelial growth factor in ocular fluid of patients with diabetic retinopathy and other retinal disorders. N Engl J Med. 1994;331:1480–7.
11. Watanabe D, Suzuma K, Suzuma I, et al. Vitreous levels of angiopoietin 2 and vascular endothelial growth factor in patients with proliferative diabetic retinopathy. Am J Ophthalmol. 2005;139:476–81.
12. Watson CJ, Webb NJ, Bottomley MJ, Brenchley PE. Identification of polymorphisms within the vascular endothelial growth factor (VEGF) gene: correlation with variation in VEGF protein production. Cytokine. 2000;12:1232–5.
13. Qiu M, Xiong W, Liao H, Li F. VEGF -634G>C polymorphism and diabetic retinopathy risk: a meta-analysis. Gene. 2013;518:310–5.
14. Vujosevic S, Midena E. Retinal layers changes in human preclinical and early clinical diabetic retinopathy support early retinal neuronal and Muller cells alterations. J Diabetes Res. 2013;905058:1. https://doi.org/10.1155/2013/905058.
15. Friedlander M. Fibrosis and diseases of the eye. J Clin Invest. 2007;117:576–86.
16. Kawahara S, Hata Y, Kita T, et al. Potent inhibition of cicatricial contraction in proliferative vitreoretinal diseases by statins. Diabetes. 2008;57:2784–93.
17. Kuiper EJ, Van Nieuwenhoven FA, de Smet MD, et al. The angio-fibrotic switch of VEGF and CTGF in proliferative diabetic retinopathy. PLoS One. 2008;3:e2675.
18. Yokoi M, Yamagishi S, Takeuchi M, Ohgami K, Okamoto T, et al. Elevations of AGE and vascular endothelial growth factor with decreased total antioxidant status in the vitreous fluid of diabetic patients with retinopathy. Br J Ophthalmol. 2005;89(6):673–5.
19. Katagiri M, Shoji J, Inada N, Kato S, Kitano S, Uchigata Y. Evaluation of vitreous levels of advanced glycation end products and angiogenic factors as biomarkers for severity of diabetic retinopathy. Int Ophthalmol. 2017; https://doi.org/10.1007/s10792–017–0499-1. (Epub ahead of print).
20. Tripathi RC, Li J, Tripathi BJ, et al. Increased level of vascular endothelial growth factor

in aqueous humor of patients with neovascular glaucoma. Ophthalmology. 1998;105(2): 232–7.

21. Sone H, Okuda Y, Kawakami Y, et al. Vascular endothelial growth factor level in aqueous humor of diabetic patients with rubeotic glaucoma is markedly elevated (letter). Diabetes Care. 1996;19(11):1306–7.

22. Aiello LM, Wand M, Liang G. Neovascular glaucoma and vitreous hemorrhage following cataract surgery in patients with diabetes mellitus. Ophthalmology. 1983;90(7):814–20.

23. Rice TA, Michels RG, Maguire MG, Rice EF. The effect of lensectomy on the incidence of iris neovascularization and neovascular glaucoma after vitrectomy in diabetic retinopathy. Am J Ophthalmol. 1983;95:1–11.

24. Sanborn GE, Symes DJ, Margargal LE. Fundus-iris fluorescein angiography: evaluation of its use in the diagnosis of rubeosis iridis. Ann Ophthalmol. 1986;18(2):52–8.

25. Lewis H, Abrams GW, Williams GA. Anterior hyaloidal fibrovascular proliferation after diabetic vitrectomy. Am J Ophthalmol. 1987;104:607–13.

26. Yorston D, Wickham L, Benson S, Bunce C, Sheard R, Charteris D. Predictive clinical features and outcomes of vitrectomy for proliferative diabetic retinopathy. Br J Ophthalmol. 2008;92(3):365–8.

27. Yoshida S, Kobayashi Y, Nakao S, Sassa Y, Hisatomi T, Ikeda Y, et al. Differential association of elevated inflammatory cytokines with postoperative fibrous proliferation and neovascularization after unsuccessful vitrectomy in eyes with proliferative diabetic retinopathy. Clin Ophthalmol. 2017;19(11):1697–705.

28. Photocoagulation treatment of proliferative diabetic retinopathy: the second report of diabetic retinopathy study findings. Ophthalmology. 1978;85:82–106.

29. Photocoagulation in treatment of diabetic maculopathy. Interim report of a multicentre controlled study. Lancet. 1975;2:1110–3.

30. Ferris F. Early photocoagulation in patients with either type I or type II diabetes. Trans Am Ophthalmol Soc. 1996;94:505–37.

31. McDonald HR, Schatz H. Macular edema following panretinal photocoagulation. Retina. 1985;5:5–10.

32. Lee SB, Yun YJ, Kim SH, Kim JY. Changes in macular thickness after panretinal photocoagulation in patients with severe diabetic retinopathy and no macular edema. Retina. 2010;30:756–60.

33. Shimura M, Yasuda K, Nakazawa T, Kano T, Ohta S, Tamai M. Quantifying alterations of macular thickness before and after panretinal photocoagulation in patients with severe diabetic retinopathy and good vision. Ophthalmology. 2003;110:2386–94.

34. Aiello LM. Perspectives on diabetic retinopathy. Am J Ophthalmol. 2003;136:122–35.

35. Unoki N, Nishijima K, Kita M, et al. Randomised controlled trial of posterior sub-Tenon triamcinolone as adjunct to panretinal photocoagulation for treatment of diabetic retinopathy. Br J Ophthalmol. 2009;93:765–70.

36. Avery RL, Pearlman J, Pieramici DJ, et al. Intravitreal bevacizumab (Avastin) in the treatment of proliferative diabetic retinopathy. Ophthalmology. 2006;113.:1695.e1–1695.e15:1695.

37. Moradian S, Ahmadieh H, Malihi M, Soheilian M, Dehghan MH, Azarmina M. Intravitreal bevacizumab in active progressive proliferative diabetic retinopathy. Graefes Arch Clin Exp Ophthalmol. 2008;246:1699–705.

38. Arevalo JF, Maia M, Flynn HW Jr, et al. Tractional retinal detachment following intravitreal bevacizumab (Avastin) in patients with severe proliferative diabetic retinopathy. Br J Ophthalmol. 2008;92:213–6.

39. Early vitrectomy for severe vitreous hemorrhage in diabetic retinopathy. Four-year results of a randomized trial: Diabetic retinopathy vitrectomy study report 5. Arch Ophthalmol. 1990;108:958–64.

40. Early vitrectomy for severe proliferative diabetic retinopathy in eyes with useful vision. Results of a randomized trial – Diabetic Retinopathy Vitrectomy Study Report 3. The diabetic retinopathy vitrectomy study research group. Ophthalmology 1988;95:1307–1320.

41. Early vitrectomy for severe proliferative diabetic retinopathy in eyes with useful vision. Clinical application of results of a randomized trial – Diabetic Retinopathy Vitrectomy Study Report 4. The diabetic retinopathy vitrectomy study research group. Ophthalmology 1988;95:1321–1334.

42. Charles S, Flinn CE. The natural history of diabetic extramacular traction retinal detachment. Arch Ophthalmol. 1981;99:66–8.

43. Schiff WM, Barile GR, Hwang JC, Tseng JJ, Cekiç O, Del Priore LV, et al. Diabetic vitrectomy: influence of lens status upon anatomic and visual outcomes. Ophthalmology. 2007;114(3):544–50.

44. Oshima Y, Shima C, Wakabayashi T, Kusaka S, Shiraga F, Ohji M, et al. Microincision vitrectomy surgery and intravitreal bevacizumab as a surgical adjunct to treat diabetic traction retinal detachment. Ophthalmology. 2009;116(5):927–38.

45. Stalmans P, Benz MS, Gandorfer A, et al. Enzymatic vitreolysis with ocriplasmin for vitreomacular traction and macular holes. N Engl J Med. 2012;367:606–15.

46. Walter SD, Mahmoud TH. Hybrid gauge and mixed-gauge microincisional vitrectomy surgery. Int Ophthalmol Clin. 2016;56(4):85–95.

47. Cruz-Inigo YJ, Berrocal MH. Twenty-seven-gauge vitrectomy for combined tractional and rhegmatogenous retinal detachment involving the macula associated with proliferative diabetic retinopathy. Int J Retina Vitreous. 2017;3:38.

48. Altaweel MM, Macugen Diabetic Retinopathy Study Group. Changes in severity of diabetic retinopathy following pegaptanib (Macugen®) therapy. Poster presented at: annual meeting of Association for Research in Vision and Ophthalmology, Fort Lauderdale, 11 Apr 2006.

49. Gonzalez VH, Vann, Banda RM, Guel DA, and Macugen. Use of pegaptanib sodium (Macugen®) for the regression of proliferative diabetic retinopathy. Poster session presented at: annual meeting of Association for Research in Vision and Ophthalmology, Fort Lauderdale, 1 May 2006.

50. Oshima Y, Sakaguchi H, Gomi F, Tano Y. Regression of iris neovascularization after intravitreal injection of bevacizumab in patients with proliferative diabetic retinopathy. Am J Ophthalmol. 2006;142:155–8.

51. Isaacs TW, Barry C. Rapid resolution of severe disc new vessels in proliferative diabetic retinopathy following a single intravitreal injection of bevacizumab (Avastin). Clin Exp Ophthalmol. 2006;34:802–3.

52. Tu Y, Fay C, Guo S, Zarbin MA, Marcus E, Bhagat N. Ranibizumab in patients with dense cataract and proliferative diabetic retinopathy with rubeosis. Oman J Ophthalmol. 2012;5:161–5.

53. Writing Committee for the Diabetic Retinopathy Clinical Research Network. Panretinal photocoagulation vs intravitreous ranibizumab for proliferative diabetic retinopathy: a randomized clinical trial. JAMA. 2015;314(20):2137–46.

54. Hutton DW, Stein JD, Bressler NM, et al. Cost-effectiveness of Intravitreous Ranibizumab compared with Panretinal photocoagulation for proliferative diabetic retinopathy: secondary analysis from a diabetic retinopathy clinical research network randomized clinical trial. JAMA Ophthalmol. 2017;135(6):576–84.

55. Javitt JC, Canner JK, Sommer A. Cost effectiveness of current approaches to the control of retinopathy in type I diabetics. Ophthalmology. 1989;96(2):255–64.

56. Mirshahi A, Roohipoor R, Lashay A, Mohammadi SF, Abdoallahi A, Faghihi H. Bevacizumab-augmented retinal laser photocoagulation in proliferative diabetic retinopathy: a randomized double-masked clinical trial. Eur J Ophthalmol. 2008;18:263–9.

57. Cho WB, Oh SB, Moon JW, Kim HC. Panretinal photocoagulation combined with intravitreal bevacizumab in high-risk proliferative diabetic retinopathy. Retina. 2009;29:516–22.

58. Rizzo S, Genovesi-Ebert F, Di Bartolo E, Vento A, Miniaci S, Williams G. Injection of intravitreal bevacizumab (Avastin) as a preoperative adjunct before vitrectomy surgery in the treatment of severe proliferative diabetic retinopathy (PDR). Graefes Arch Clin Exp Ophthalmol. 2008;246:837–42.

59. Marcus E, Zarbin MA, Fay C, Bhagat N. Rubeosis study: a pilot study to evaluate the safety and efficacy of Lucentis in diabetic eyes with rubeosis and advanced cataract. Poster session presented at: annual meeting of Association for Research in Vision and Ophthalmology, Fort Lauderdale, 11 Apr 2010.

60. Kahook MY, Schuman JS, Noecker RJ. Intravitreal bevacizumab in a patient with neovascular glaucoma. Ophthalmic Surg Lasers Imaging. 2006;37:144–6.

61. Mason JO 3rd, Yunker JJ, Vail R, McGwin G Jr. Intravitreal bevacizumab (Avastin) preven-

tion of panretinal photocoagulation-induced complications in patients with severe proliferative diabetic retinopathy. Retina. 2008;28:1319–24.

62. Simha A, Braganza A, Abraham L, et al. Anti-VEGF for neovascular glaucoma. Cochrane Database Syst Rev. 2013;2(10):CD007920.

63. Olmos LC, Syed MS, Moraczewski AL, Gedde SJ, Rosenfeld PJ, Shi W, et al. Long term outcomes of neovascular glaucoma treated with and without intravitreal bevacizumab. Eye. 2016;30:463–72.

64. Ehlers JP, Spirn MJ, Lam A, Sivalingam A, Samuel MA, Tasman W. Combination intravitreal bevacizumab/pan retinal photocoagulation versus PRP alone in the treatment of neovascular glaucoma. Retina. 2008;28(5):696–702.

65. Spaide RF, Fisher YL. Intravitreal bevacizumab (Avastin) treatment of proliferative diabetic retinopathy complicated by vitreous hemorrhage. Retina. 2006;26:275–8.

66. Diabetic Retinopathy Clinical Research Network. Randomized clinical trial evaluating intravitreal ranibizumab or saline for vitreous hemorrhage from proliferative diabetic retinopathy. JAMA Ophthalmol. 2013;131:283–93.

67. Yeung L, Liu L, Wu WC, et al. Reducing the incidence of early postoperative vitreous haemorrhage by preoperative intravitreal bevacizumab in vitrectomy for diabetic tractional retinal detachment. Acta Ophthalmol. 2010;88:635–40.

68. Ahmadieh H, Shoeibi N, Entezari M, Monshizadeh R. Intravitreal bevacizumab for prevention of early postvitrectomy hemorrhage in diabetic patients: a randomized clinical trial. Ophthalmology. 2009;116:1943–8.

69. Parikh AN, Traband A, Kolomeyer AM, et al. Intravitreal bevacizumab for the treatment of vitreous hemorrhage due to proliferative diabetic retinopathy. Am J Ophthalmolol. 2017;176:194–202.

70. Chen E, Park CH. Use of intravitreal bevacizumab as a preoperative adjunct for tractional retinal detachment repair in severe proliferative diabetic retinopathy. Retina. 2006;26:699–700.

71. Huang YH, Yeh PT, Chen MS, Yang CH, Yang CM. Intravitreal bevacizumab and panretinal photocoagulation for proliferative diabetic retinopathy associated with vitreous hemorrhage. Retina. 2009;29:1134–40.

72. Zhao LQ, Zhu H, Zhao PQ, Hu YQ. A systematic review and meta-analysis of clinical outcomes of vitrectomy with or without intravitreal bevacizumab pretreatment for severe diabetic retinopathy. Br J Ophthalmol. 2011;95:1216–22.

73. Ribeiro JA, Messias A, de Almeida FP, et al. The effect of intravitreal ranibizumab on intraoperative bleeding during pars plana vitrectomy for diabetic traction retinal detachment. Br J Ophthalmol. 2011;95:1337–9.

74. Comyn O, Wickham L, Charteris DG, Sullivan PM, et al. Ranibizumab pretreatment in diabetic vitrectomy: a pilot randomised controlled trial (the RaDiVit study). Eye. 2017;31(9):1253–8.

75. Ishikawa K, Honda S, Tsukahara Y, Negi A. Preferable use of intravitreal bevacizumab as a pretreatment of vitrectomy for severe proliferative diabetic retinopathy. Eye (Lond). 2009;23:108–11.

76. Kohno R, Hata Y, Mochizuki Y, et al. Histopathology of neovascular tissue from eyes with proliferative diabetic retinopathy after intravitreal bevacizumab injection. Am J Ophthalmol. 2010;150:223–229.e1.

77. El-Sabagh HA, Abdelghaffar W, Labib AM, et al. Preoperative intravitreal bevacizumab use as an adjuvant to diabetic vitrectomy: histopathologic findings and clinical implications. Ophthalmology. 2011;118:636–41.

78. Heiduschka P, Fietz H, Hofmeister S, et al. Penetration of bevacizumab through the retina after intravitreal injection in the monkey. Invest Ophthalmol Vis Sci. 2007;48:2814–23.

79. Falavarjani K, Modarres M, Nazari H. Therapeutic effect of bevacizumab injected into the silicone oil in eyes with neovascular glaucoma after vitrectomy for advanced diabetic retinopathy. Eye. 2010;24(4):717–9.

80. Han DP, Lewandowski M, Mieler WF. Echographic diagnosis of anterior hyaloidal fibrovascular proliferation. Arch Ophthalmol. 1991;109:842–6.

81. Schepens CL. Clinical and research aspects of subtotal open-sky vitrectomy. XXXVII Edward Jackson Memorial Lecture. Am J Ophthalmol. 1981;91:143–71.

82. Lean JS, Leaver PK, Cooling RJ, McLeod D. Management of complex retinal detachments by

vitrectomy and fluid/silicone exchange. Trans Ophthalmol Soc U K. 1982;102.(Pt 1:203–5.
83. McLeod D. Silicone-oil injection during closed microsurgery for diabetic retinal detachment. Graefes Arch Clin Exp Ophthalmol. 1986;224:55–9.
84. de Corral LR, Peyman GA. Pars plana vitrectomy and intravitreal silicone oil injection in eyes with rubeosis iridis. Can J Ophthalmol. 1986;21:10–2.
85. Yeo JH, Glaser BM, Michels RG. Silicone oil in the treatment of complicated retinal detachments. Ophthalmology. 1987;94:1109–13.
86. Lucke KH, Foerster MH, Laqua H. Long-term results of vitrectomy and silicone oil in 500 cases of complicated retinal detachments. Am J Ophthalmol. 1987;104:624–33.
87. Heimann K, Dahl B, Dimopoulos S, Lemmen KD. Pars plana vitrectomy and silicone oil injection in proliferative diabetic retinopathy. Graefes Arch Clin Exp Ophthalmol. 1989;227:152–6.
88. Brourman ND, Blumenkranz MS, Cox MS, Trese MT. Silicone oil for the treatment of severe proliferative diabetic retinopathy. Ophthalmology. 1989;96:759–64.
89. McCuen BW 2nd, Rinkoff JS. Silicone oil for progressive anterior ocular neovascularization after failed diabetic vitrectomy. Arch Ophthalmol. 1989;107:677–82.
90. Gonvers M. Temporary silicone oil tamponade in the treatment of complicated diabetic retinal detachments. Graefes Arch Clin Exp Ophthalmol. 1990;228:415–22.
91. Riedel KG, Gabel VP, Neubauer L, Kampik A, Lund OE. Intravitreal silicone oil injection: complications and treatment of 415 consecutive patients. Graefes Arch Clin Exp Ophthalmol. 1990;228:19–23.
92. Karel I, Kalvodova B. Long-term results of pars plana vitrectomy and silicone oil for complications of diabetic retinopathy. Eur J Ophthalmol. 1994;4:52–8.
93. Fisk MJ, Cairns JD. Silicone oil insertion. A review of 127 consecutive cases. Aust N Z J Ophthalmol. 1995;23:25–32.
94. Azen SP, Scott IU, Flynn HW Jr, et al. Silicone oil in the repair of complex retinal detachments. A prospective observational multicenter study. Ophthalmology. 1998;105:1587–97.
95. Scott IU, Flynn HW, Lai M, Chang S, Azen SP. First operation anatomic success and other predictors of postoperative vision after complex retinal detachment repair with vitrectomy and silicone oil tamponade. Am J Ophthalmol. 2000;130:745–50.
96. Castellarin A, Grigorian R, Bhagat N, Del Priore L, Zarbin MA. Vitrectomy with silicone oil infusion in severe diabetic retinopathy. Br J Ophthalmol. 2003;87:318–21.
97. Grigorian RA, Castellarin A, Bhagat N, Del Priore L, Von Hagen S, Zarbin MA. Use of viscodissection and silicone oil in vitrectomy for severe diabetic retinopathy. Semin Ophthalmol. 2003;18:121–6.
98. Charles S. Vitreous surgery. 2nd ed. Baltimore: Williams and Wilkins; 1987.
99. de Juan E Jr, Hardy M, Hatchell DL, Hatchell MC. The effect of intraocular silicone oil on anterior chamber oxygen pressure in cats. Arch Ophthalmol. 1986;104:1063–4.
100. Rinkoff JS, de Juan E Jr, BW MC 2nd. Silicone oil for retinal detachment with advanced proliferative vitreoretinopathy following failed vitrectomy for proliferative diabetic retinopathy. Am J Ophthalmol. 1986;101:181–6.
101. Glaser BM, D'Amore PA, Michels RG, Patz A, Fenselau A. Demonstration of vasoproliferative activity from mammalian retina. J Cell Biol. 1980;84:298–304.
102. Kolomeyer AM, Grigorian RA, Mostafavi D, Bhagat N, Zarbin MA. 360 degrees retinectomy for the treatment of complex retinal detachment. Retina. 2011;31:266–74.
103. Stenkula S, Ivert L, Gislason I, Tornquist R, Weijdegard L. The use of sodium-hyaluronate (Healon) in the treatment of retinal detachment. Ophthalmic Surg. 1981;12:435–7.
104. McLeod D, James CR. Viscodelamination at the vitreoretinal juncture in severe diabetic eye disease. Br J Ophthalmol. 1988;72:413–9.
105. Crafoord S, Stenkula S. Healon GV in posterior segment surgery. Acta Ophthalmol. 1993;71:560–1.
106. Grigorian RA, Castellarin A, Fegan R, et al. Epiretinal membrane removal in diabetic eyes: comparison of viscodissection with conventional methods of membrane peeling. Br J Ophthalmol. 2003;87:737–41.

缩略语

AAO　美国眼科学会

ACCORD　糖尿病控制心血管风险行动

ACE　血管紧张素转换酶

ADA　美国糖尿病协会

AFI　前房闪辉强度

AGE　晚期糖基化终末产物

AION　前部缺血性视神经病变

AMD　年龄相关性黄斑变性

AMPK　磷酸腺苷活化蛋白激酶

AOA　美国视光协会

AOSLO　自适应光学扫描激光检眼镜

ARB　血管紧张素受体阻滞剂

AUC　曲线下面积

BCVA　最佳矫正视力

BEVORDEX　贝伐单抗或地塞米松植
　　　　　入物

BMI　体重指数

BOLT　贝伐单抗或激光光凝治疗研究

BRB　血-视网膜屏障

CARDS　联合阿托伐他丁糖尿病研究

CAT　联合抗氧化治疗

CC　脉络膜毛细血管丛

CHMP　人用医疗产品委员会

CME　黄斑水肿

CMT　黄斑中央厚度

CRAE　视网膜中央动脉当量

CRT　中央视网膜厚度

CRVE　视网膜中央静脉当量

CSME　有临床意义的黄斑水肿

CT　脉络膜厚度

CTGF　结缔组织生长因子

CVD　心血管疾病

DA VINCI　DME 和 VEGF 在眼部应用
　　　　　的临床影响研究

DCCT　糖尿病控制和并发症试验

DCP　深层毛细血管丛

DEGAS　玻璃体内应用 siRNAPF-
　　　　04523655 治疗糖尿病性黄
　　　　斑水肿剂量范围的研究

DEX　地塞米松

DEX-DDS　地塞米松药物释放系统

DIRECT　糖尿病视网膜病变坎地沙坦
　　　　试验

DiVFuSS　糖尿病视功能补充研究

DM　糖尿病

DME　糖尿病性黄斑水肿

DP　糖尿病视盘病变

DR　糖尿病视网膜病变

DRCR.net　糖尿病视网膜病变临床研
　　　　　究网络

DRIL　视网膜内层结构紊乱

DRS　糖尿病视网膜病变研究

DRSS　糖尿病视网膜病变严重程度量
　　　表

DRVS　糖尿病视网膜病变玻璃体切割
　　　术研究

EC 水肿性毛细血管病变

EDI 增强深度成像

EDIC 糖尿病干预和并发症流行病学研究

ELM 外界膜

ENDURANCE 完成 VISTA DME 试验者的玻璃体腔内注射 Aflibercept 治疗 DME 的长期疗效和安全性

ERG 视网膜电图

ERM 视网膜前膜

ETDRS 糖尿病视网膜病变早期治疗研究

EU 欧洲联盟

EUCLID 欧洲糖尿病协会对赖诺普利在胰岛素依赖型糖尿病中的对照实验

EUROCONDOR 欧洲糖尿病视网膜病变早期治疗协会

EWDR 糖尿病视网膜病变早期恶化

FA 荧光素血管造影

FAF 眼底自发荧光

FAME 氟轻松治疗糖尿病性黄斑水肿研究

FAZ 中央凹无血管区

FDA 美国食品药品监督管理局

FDR 糖尿病视网膜病变

FIELD 非诺贝特干预和糖尿病事件降低

GCC 神经节细胞复合体

GCL 神经节细胞层

GIP 葡萄糖依赖型促胰岛素肽

GLP-1 胰高血糖素样肽 1

HbA1c 糖化血红蛋白

HF 高反射病灶

HDL 高密度脂蛋白

HDL-C 高密度脂蛋白胆固醇

HRF 高反射病灶

IBEME 玻璃体腔注射曲安奈德与贝伐单抗治疗难治性糖尿病性黄斑水肿的研究

IBEPE 玻璃体腔注射贝伐单抗（Avastin）治疗糖尿病视网膜病变新生血管

ICAM-1 细胞间黏附分子-1

ICGA 吲哚青绿血管造影

IL-6 白介素-6

ILM 内界膜

IPL 内丛状层

IOP 眼内压

IRMA 视网膜内微血管异常

ISI 缺血指数

IS/OS 内/外节层

IVA 阿柏西普玻璃体腔注射

IVB 玻璃体腔注射贝伐单抗

IVFA 玻璃体腔注射氟轻松

IVP 哌加他尼玻璃体腔注射

IVR 雷珠单抗玻璃体腔注射

IVTA 玻璃体腔注射曲安奈德

LDL 低密度脂蛋白

LDL-C 低密度脂蛋白胆固醇

LPO 脂质过氧化

MA 微动脉瘤

MATISSE 评估 PF-04523655 加/不加

雷珠单抗治疗糖尿病性黄斑水肿的剂量递增试验研究

MCP-1 单核细胞趋化蛋白-1

MEAD 黄斑水肿:植入性地塞米松治疗糖尿病的评估

mETDRS 改良糖尿病视网膜病变早期治疗研究

mfERG 多焦视网膜电图

MHz 兆赫

MLP 黄斑激光光凝治疗

MMG 轻度黄斑栅格样激光光凝治疗

MMP-9 基质金属蛋白酶-9

MMP 金属蛋白酶

MPC 黄斑光凝

MVL 中度视力丧失

NFL 神经纤维层

NPDR 非增殖性糖尿病视网膜病变

NPRP 导航全视网膜光凝术

NSAID 非甾体消炎药

NV/NV 新生血管

NVD 视盘新生血管

NVE 其他部位新生血管

NVI 虹膜新生血管

NVG 新生血管性青光眼

OCT 光学相干断层扫描

OCTA 光学相干断层扫描血管造影

OFT 外层视网膜中央凹厚度

OLE 非盲延期

ONL 外核层

OPL 外丛状层

PASCAL 模式激光扫描

PDR 增殖性糖尿病视网膜病变

PEA 十六酰胺乙醇

PEDF 色素上皮衍生因子

P-VEP 模式视觉诱发电位

PGF 胎盘生长因子

PKC 蛋白激酶 C

PKC-DRS 蛋白激酶 Cβ 抑制剂糖尿病视网膜病变研究

PKC-DRS2 蛋白激酶 C 糖尿病视网膜病变研究 2

PKC-β β 型 PKC

POC1 概念 1 的验证

POC2 概念 2 的验证

PPAR 过氧化物酶体增殖物激活受体

PPV 经睫状体扁平部玻璃体切割术

PRN 随机

PROS 光感受器外段

PRP 全视网膜激光光凝治疗

PTT 光热治疗

PVD 玻璃体后脱离

PVL 外周血管渗漏

RAGE 晚期糖基化终产物受体

RAS 肾素-血管紧张素系统

RASS 肾素-血管紧张素系统研究

RBX 鲁伯斯塔

RCT 随机临床试验

RD 视网膜脱离

READ-1 雷珠单抗治疗糖尿病性黄斑水肿 1 期研究

READ-2 雷珠单抗治疗糖尿病性黄斑水肿 2 期研究

RELDEX 植入地塞米松治疗糖尿病

性黄斑水肿的实际研究

RESOLVE　雷珠单抗治疗糖尿病性黄斑水肿的安全性和有效性的中心参与研究

RESTORE　雷珠单抗单独治疗或联合激光与激光单独治疗糖尿病性黄斑水肿研究

RIDE　雷珠单抗注射治疗糖尿病继发有临床意义的黄斑水肿研究

RISE　雷珠单抗注射治疗糖尿病继发有临床意义的黄斑水肿研究

RNFL　视网膜神经纤维层

ROCK　RhoA/Rho 激酶

RPE　视网膜色素上皮

SAFODEX　玻璃体腔地塞米松植入的安全性

SCP　浅表毛细血管丛

SD-OCT　频域光学相干断层扫描

SDM　阈值下二极管微脉冲

SDRT　海绵状弥漫性视网膜增厚

siRNA　小干扰 RNA

SLO　扫描激光检眼镜

SMVL　中重度视力受损

SND　中心凹下神经视网膜脱离

sRAGE　可溶性晚期糖基化终产物受体

SRD　浆液性视网膜脱离

SRT　选择性视网膜治疗

SSAE　全身严重不良事件

SS-OCT　扫频光学相干断层扫描

SVL　重度视力丧失

T1DM　1 型糖尿病

T2DM　2 型糖尿病

TGF-β2　转化生长因子-β2

TNF　肿瘤坏死因子

TNF-α　肿瘤坏死因子-α

TPPV　三孔经睫状体扁平部玻璃体切割术

TRD　牵拉性视网膜脱离

TRP　靶向视网膜光凝治疗

UDBASA　Udine-Bari-Sassari 研究

UKPDS　英国前瞻性糖尿病研究

US　超声

UWF　超广角

UWFA　超广角荧光素血管造影

VAS　视觉模拟量表

VCAM-1　血管细胞黏附分子-1

VEGF　血管内皮生长因子

VEGFR　血管内皮生长因子受体

VH　玻璃体积血

VISTA　玻璃体腔注射阿柏西普治疗糖尿病性黄斑水肿的研究

VIVID　玻璃体腔注射阿柏西普治疗 DME 引起的视力受损

VLDL　极低密度脂蛋白

VMA　玻璃体黄斑粘连

VMT　玻璃体黄斑牵拉

VTDR　威胁视力的糖尿病视网膜病变

WESDR　威斯康星州糖尿病视网膜病变流行病学研究

索 引